U0337361

备急千金要方

附：千金翼方

[唐] 孙思邈 撰

【第三册】

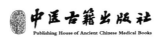

中医古籍出版社
Publishing House of Ancient Chinese Medical Books

分目录

第三册

千金翼方

卷之七十九　食治

序论第一

仲景曰：人体平和，唯须好将养，勿妄服药。药势偏有所助，令人脏气不平，易受外患。夫含气之类，未有不资食以存生，而不知食之有成败，百姓日用而不知，水火至近而难识。余慨其如此。聊因笔墨之暇，撰五味损益食治篇，以启童稚，庶勤而行之，有如影响耳。

河东卫泛记曰：扁鹊云：人之所依者，形也；乱于和气者，病也；理于烦毒者，药也；济命扶危者，医也。安身之本，必资于食；救疾之速，必凭于药。不知食宜者，不足以存生也；不明药忌者，不能以除病也。此之二事，有灵之所要也，若忽而不学，诚可悲夫！是故食能排邪而安脏腑，悦神爽志以资血气。若能用食平疴，释情遣疾者，可谓良工。长年饵老之奇法，极养生之术也。

夫为医者，当须先洞晓病源，知其所犯，以食治之。食疗不愈，然后命药。药性刚烈，犹若御兵。兵之猛暴，岂容妄发？发用乖宜，损伤处众。药之投疾，殃滥亦然。高平王熙称：食不欲杂，杂则或有所犯，有所犯者或有所伤，或当时虽无灾苦，积久为人作患。又食啖鲑肴，务令简少。鱼肉果实，取益人者而食之。凡常饮食，每令节俭。若贪味多餐，临盘大饱，食讫觉腹中膨胀短气，或致暴疾，仍为霍乱。又夏至以后迄至秋分，必须慎肥腻饼臛酥油之属，此物与酒浆瓜果理极相妨。夫在身所以多疾者,皆由春夏取冷太过,饮食不节故也。又鱼鲙诸腥冷之物,多损于人,断之益善。乳酪酥等常食之,令人有筋力,胆干,肌体润泽。卒多食之,亦令胪胀泄利,渐渐自已。

黄帝曰:五味入于口也,各有所走,各有所病。酸走筋,多食酸,令人癃,不知何以然?少俞曰:酸入胃也,其气涩以收也,上走两焦,两焦之气涩,不能出入,不出即流于胃中,胃中和温,即下注膀胱,膀胱走胞,胞薄以软,得酸则缩卷,约而不通,水道不利,故癃也。阴者,积一作精筋之所终聚也,故酸入胃,走于筋也。

咸走血,多食咸,令人渴,何也?答曰:咸入胃也,其气走中焦,注于诸脉,脉者血之所走也,与咸相得即血凝,凝则胃中汁泣,汁泣则胃中干竭。《甲乙》云:凝则胃中汁注之,注之则胃中竭。竭则咽路焦,焦故舌干喜渴。血脉者,中焦之道也,故咸入胃,走于血。皇甫士安云:肾合三焦,血脉虽属肝心,而为中焦之道,故咸入而走血也。

辛走气,多食辛,令人愠心,何也?答曰:辛入胃也,其气走于上焦,上焦者受使诸气而荣诸阳者也,姜韭之气熏至荣卫,不时受之,却溜于心下,故愠。愠,痛也。辛者与气俱行,故辛入胃而走气,与气俱出,故气盛也。

苦走骨,多食苦,令人变呕,何也?答曰:苦入胃也,其气燥而涌泄,五谷之气皆不胜苦,苦入下脘,下脘者三焦之道,皆闭则不通,不通,故气变呕也。齿者骨之所终也,故苦入胃而走骨,入而复出,齿必黧疏。皇甫士安云:水火相济,故骨气通于心。

甘走肉,多食甘,令人恶心,何也?答曰:甘入胃也,其气弱劣,不能上进于上焦,而与谷俱留于胃中。甘入则柔缓,柔缓则蛔动,蛔动则令人恶心。其气外通于肉,故甘走肉,则肉多粟起而胝。皇甫士安云:其气外通于皮,故曰甘入走皮矣。皮者肉之盖,皮虽属肺,与肉连体,故甘润肌肉,并于皮也。

黄帝问曰:谷之五味所主,可得闻乎? 伯高对曰:夫食风者则有灵而轻举,食气者则和静而延寿,食谷者则有智而劳神,食草者则愚痴而多力,食肉者则勇猛而多嗔。是以肝木青色宜酸,心火赤色宜苦,脾土黄色宜甘,肺金白色宜辛,肾水黑色宜咸。内为五脏,外主五行,色配五方。

五脏所合法:肝合筋,其荣爪;心合脉,其荣色;脾合肉,其荣唇;肺合皮,其荣毛;肾合骨,其荣发。

五脏不可食忌法:多食酸,则皮槁而毛夭;多食苦,则筋缩而爪枯;多食甘,则骨痛而发落;多食辛,则肉胝而唇褰;多食咸,则脉凝泣而色变。

五脏所宜食法:肝病,宜食麻犬肉李韭;心病,宜食麦羊肉杏薤;脾病,宜食稗米牛肉枣葵;肺病,宜食黄黍鸡肉桃葱;肾病,宜食大豆黄卷豕肉栗藿。《素问》云:肝色青,宜食甘,粳米牛肉枣葵皆甘;心色赤,宜食酸,小豆犬肉李韭皆酸;肺色白,宜食苦,麦羊肉杏薤皆苦;脾色黄,宜食咸,大豆豕肉栗藿皆咸;肾色黑,宜食辛,黄黍鸡肉桃葱皆辛。

五味动病法:酸走筋,筋病勿食酸;苦走骨,骨病勿食苦;甘走肉,肉病勿食甘;辛走气,气病勿食辛;咸走血,血病勿食咸。

五味所配方:

米饭甘,《素问》云:粳米甘。麻酸,《素问》云:小豆酸。大豆咸,麦苦,枣甘,李酸,粟咸,杏苦,桃辛,黄黍辛,葵甘,韭酸,藿咸,薤苦,葱辛,牛甘,犬酸,豕咸,羊苦,鸡辛。

五脏病五味对治法：肝苦急，急食甘以缓之。肝欲散，急食辛以散之，用酸泻之。禁当风。心苦缓，急食酸以收之。心欲软，急食咸以软之，用甘泻之。禁温食厚衣。脾苦湿，急食苦以燥之。脾欲缓，急食甘以缓之，用苦泻之。禁温食饱食、湿地濡衣。肺苦气上逆息者，急食苦以泄之。肺欲收，急食酸以收之，用辛泻之。禁无寒饮食寒衣。肾苦燥，急食辛以润之，开腠理，润致津液，通气也。肾欲坚，急食苦以结之，用咸泻之。无犯焠煐，无热衣温食。是以毒药攻邪，五谷为养，五肉为益，五果为助，五菜为充。精以食气，气养精以荣色；形以食味，味养形以生力。此之谓也。

神藏有五，五五二十五种，形藏有四方、四时、四季、四肢，共为五九四十五，以此辅神，可长生久视也。精顺五气以为灵也，若食气相恶则伤精也；形受味以成也，若食味不调则损形也。是以圣人先用食禁以存性，后制药以防命也。故形不足者，温之以气；精不足者，补之以味。气味温补，以存形精。

岐伯曰：阳为气，阴为味，味归形，形归气，气归精，精归化。精食气，形食味，化生精，气生形。味伤形，气伤精。精化为气，气伤于味。阴味出下窍，阳气出上窍。味厚者为阴，味薄者为阴之阳；气厚者为阳，气薄者为阳之阴。味厚则泄，薄则通流；气薄则发泄，厚则闭塞。壮火之气衰，少火之气壮。壮火食气，气食少火。壮火散气，少火生气。味辛甘发散为阳，酸苦涌泄为阴。阴胜则阳病，阳盛则阴病。阴阳调和，则平安。春七十二日省酸增甘，以养脾气；夏七十二日省苦增辛，以养肺气；秋七十二日省辛增酸，以养肝气；冬七十二日省咸增苦，以养心气；季月各十八日省甘增咸，以养肾气。

果实第二二十九条

槟榔 味辛温涩,无毒。消谷逐水,除痰癖,杀三虫,去伏尸,治寸白。

豆蔻 味辛温涩,无毒。温中,主心腹痛,止吐呕,去口气臭。

蒲桃 味甘辛平,无毒。主筋骨湿痹,益气倍力,强志,令人肥健,耐饥,忍风寒,久食轻身不老延年。治肠间水,调中。可作酒常饮,益人,逐水,利小便。

覆盆子 味甘辛平,无毒。益气轻身,令发不白。

大枣 味甘辛热滑,无毒。主心腹邪气,安中,养脾气,助十二经,平胃气,通九窍,补少气津液,身中不足,大惊,四肢重。可和百药,补中益气,强志,除烦闷,心下悬,治肠癖。久服轻身长年,不饥神仙。

生枣 味甘辛。多食令人热渴气胀。若寒热羸瘦者,弥不可食,伤人。

藕实 味甘苦寒,无毒。食之令人心欢,止渴去热,补中养神,益气力,除百病,久服轻身耐老,不饥延年。一名水芝。生根寒,止热渴,破留血。

鸡头实 味甘平,无毒。主湿痹,腰脊膝痛,补中,除暴疾,益精气,强志意,耳目聪明,久服轻身不饥,耐老神仙。

芰实 味甘辛平,无毒。安中,补五脏,不饥轻身。一名菱。黄帝云:七月勿食生菱芰,作蛲虫。

栗子 味咸温,无毒。益气,厚肠胃,补肾气,令人耐饥。生食之,甚治腰脚不遂。

樱桃 味甘平涩。调中益气，可多食，令人好颜色，美志意。

橘柚 味辛温，无毒。主胸中瘕满逆气，利水谷，下气，止呕咳，除膀胱留热停水，破五淋，利小便，治脾不能消谷，却胸中吐逆霍乱，止泻利，去寸白，久服去口臭，下气通神，轻身长年。一名橘皮。陈久者良。

津符子 味苦平滑。多食令人口爽，不知五味。

梅实 味酸平涩，无毒。下气，除热烦满，安心，止肢体痛，偏枯不仁，死肌，去青黑痣，恶疾，止下利，好唾口干，利筋脉。多食坏人齿。

柿 味甘寒涩，无毒。通和五气，主肠澼不足，及火疮金疮，止痛。

木瓜实 味酸咸温涩，无毒。主湿痹气，霍乱大吐下后脚转筋不止。其生树皮无毒，亦可煮用。

樝实 味甘平，无毒。主五痔，去三虫，杀蛊毒鬼疰恶毒。

甘蔗 味甘平涩，无毒。下气和中，补脾气，利大肠，止渴去烦，解酒毒。

软枣 味苦冷涩，无毒。多食动宿病，益冷气，发咳嗽。

芋 味辛平滑，有毒。宽肠胃，充肌肤，滑中。一名土芝。不可多食，动宿冷。

乌芋 味苦甘微寒滑，无毒。主消渴痹热，益气。一名藉姑，一名水萍。三月采。

杏核仁 味甘苦温，冷而利，有毒。主咳逆上气，肠中雷鸣，喉痹下气，产乳金疮，寒心奔肫，惊痫，心下烦热，风气去来，时行头痛，解肌，消心下急，杀狗毒。五月采之。其一核两仁者害人，宜去之。杏实尚生,味极酸,其中核犹未硬者,采之曝干,以食甚止渴,去冷热毒。扁鹊云:杏仁不可久服,令人目盲,眉发落,动一切宿病。

桃核仁　味苦甘辛平,无毒。破瘀血,血闭瘕邪气,杀小虫,治咳逆上气,消心下硬,除卒暴击血,破癥瘕,通月水,止心痛。七月采。凡一切桃核中有两仁者并害人,亦不在用。其实味酸,无毒。多食令人有热,黄帝云:饱食桃,入水浴,成淋病。

李核仁　味苦平,无毒。主僵仆跻,瘀血骨痛。实:味苦酸微温涩,无毒。除固热,调中,宜心。不可多食,令人虚。黄帝云:李子不可和白蜜食,蚀人五内。

梨　味甘微酸寒涩,有毒。除客热气,止心烦。不可多食,令人寒中。金疮产妇勿食,令人萎困寒中。

林檎　味酸苦平涩,无毒。止渴好睡。不可多食,令人百脉弱。

柰子　味酸苦寒涩,无毒。耐饥,益心气。不可多食,令人胪胀。久病人食之,其病尤甚。

安石榴　味甘酸涩,无毒。止咽燥渴。不可多食,损人肺。

枇杷叶　味苦平,无毒。主哕不止,下气。正尔,削取生树皮嚼之,少少咽汁。亦可煮汁,冷服,大佳。

胡桃　味甘冷滑,无毒。不可多食,动痰饮,令人恶心,吐水吐食。

菜蔬第三五十八条

枸杞叶　味苦平涩,无毒。补虚赢,益精髓。谚云:去家千里,勿食萝藦枸杞。此则言强阳道资阴气速疾也。

萝藦　味甘平,无毒,一名苦丸。其叶厚大作藤,生摘之有白汁出,人家所种。亦可生啖,亦可蒸煮食之,补益与枸杞叶同。

瓜子 味甘平寒,无毒。令人光泽,好颜色,益气,不饥,久服轻身耐老,又除胸满,心不乐。久食寒中。可作面脂。一名水芝,一名白瓜子,即冬瓜仁也。八月采。

白冬瓜 味甘微寒,无毒。除小腹水胀,利小便,止消渴。

凡冬瓜 味甘寒滑,无毒。去渴。多食令阴下痒湿生疮,发黄疸。黄帝云:九月勿食被霜瓜,向冬发寒热及温病,初食时即令欲吐也,食竟,心内作停水,不能自消,或为反胃。凡瓜入水沉者,食之得冷病,终身不瘥。

越瓜 味甘平,无毒。不可久食,益肠胃。

胡瓜 味甘寒,有毒。不可多食,动寒热,多疟病,积瘀血热。

早青瓜 味甘寒,无毒。食之去热烦。不可久食,令人多忘。

冬葵子 味甘寒,无毒。主五脏六腑寒热羸瘦,破五淋,利小便,妇人乳难,血闭,久服坚骨,长肌肉,轻身延年。十二月采。叶:甘寒滑,无毒。宜脾,久食利胃气。其心伤人,百药忌食心,心有毒。黄帝云:霜葵陈者生食之,动五种流饮,饮盛则吐水。凡葵菜和鲤鱼鲊食之,害人。四季之月土王时,勿食生葵菜,令人饮食不化,发宿病。

苋菜实 味甘寒涩,无毒。主青盲白翳,明目,除邪气,利大小便,去寒热,杀蛔虫,久服益气力,不饥轻身。一名马苋,一名莫实,即马齿苋菜也。治反花疮。

小苋菜 味甘大寒滑,无毒。可久食,益气力,除热。不可共鳖肉食,成鳖瘕。蕨菜亦成鳖瘕。

邪蒿 味辛温涩,无毒。主胸膈中臭恶气,利肠胃。

苦菜　味苦大寒滑,无毒。主五脏邪气,厌谷,胃痹肠澼,大渴热中,暴疾恶疮,久食安心益气,聪察少卧,轻身耐老,耐饥寒。一名荼草,一名选,一名游冬。冬不死。四月上旬采。

荠菜　味甘温涩,无毒。利肝气,和中,杀诸毒。其子主明目,目痛泪出。其根主目涩痛。

芜菁及芦服菜　味苦冷涩,无毒。利五脏,轻身益气,宜久食。芜菁子明目,九蒸曝,疗黄疸,利小便,久服神仙。根主消风热毒肿。不可久食,令人气胀。

菘菜　味甘温涩,无毒。久食通利肠胃,除胸中烦,解消渴。本是蔓菁也,种之江南即化为菘,亦如枳橘所生,土地随变。

芥菜　味辛温,无毒。归鼻,除肾邪,大破咳逆,下气,利九窍,明目聪耳,安中,久食温中,又云寒中。其子味辛,辛亦归鼻,有毒。主喉痹,去一切风毒肿。黄帝云:芥菜不可共兔肉食,成恶邪病。

苜蓿　味苦平涩,无毒。安中,利人四体,可久食。

荏子　味辛温,无毒。主咳逆,下气,温中补髓。其叶主调中,去臭气。九月采,阴干用之。油亦可作油衣。

蓼实　味辛温,无毒。明目温中,解肌,耐风寒,下水气,面目浮肿,却痈疽。其叶辛,归舌,治大小肠邪气,利中益志。黄帝云:蓼食过多,有毒,发心痛。和生鱼食之,令人脱气,阴核疼痛求死。妇人月事来,不用食蓼及蒜,喜为血淋带下。二月勿食蓼,伤人肾。扁鹊云:蓼久食,令人寒热,损骨髓,杀丈夫阴气,少精。

葱实　味辛温,无毒。宜肺,辛归头,明目,补中不足。其茎白平滑,可作汤,主伤寒寒热,骨肉碎痛,能出汗,治中风,面目浮肿,喉痹不通,安胎,杀桂。其青叶温辛,归目,除肝中邪气,安中,利五脏,益目精,发黄疸,杀百药毒。其根须平。主伤寒头痛。葱中涕及生葱汁平滑。止尿血,解藜芦及桂毒。黄帝云:食生葱即啖蜜,变作下利。食烧葱并啖蜜,拥气而死。正月不得食生葱,令人面上起游风。

楼葱 味辛微温,无毒。除瘴气恶毒,久食益胆气,强志。其子主泄精。

薤 味苦辛温滑,无毒。宜心,辛归骨,主金疮疮败,能生肌肉,轻身不饥,耐老,菜芝也,除寒热,去水气,温中,散结气,利产妇病人。诸疮中风寒,水肿,生捣傅之。哽骨在咽不下者,食之则去。黄帝云:薤不可共牛肉作羹食之,成瘕疾。韭亦然。十月十一月十二月勿食生薤,令人多涕唾。

韭 味辛酸温涩,无毒。辛归心,宜肝,可久食,安五脏,除胃中热。不利病人,其心腹有痼冷者食之,必加剧。其子主梦泄精,尿色白。根煮汁,以养发。黄帝云:霜韭冻不可生食,动宿饮,饮盛必吐水。五月勿食韭,损人滋味,令人乏气力。二月三月宜食韭,大益人心。

白蘘荷 味辛微温涩,无毒。主中蛊及疟病,捣汁,服二合,日二。生根主诸疮。

蘩菜 味甘苦大寒,无毒。主时行壮热,解风热恶毒。

紫苏 味辛微温,无毒。下气,除寒中。其子尤善。

鸡苏 味辛微温涩,无毒。主吐血,下气。一名水苏也。

罗勒 味苦辛温平涩,无毒。消停水,散毒气。不可久食,涩荣卫诸气。

芜荑 味辛平热滑,无毒。主五内邪气,散皮肤骨节中淫淫温行毒,去三虫,能化宿食不消,逐寸白,散腹中温温喘息。一名无姑,一名蕨蓲。盛器物中,甚辟水蛭。其气甚臭,此即山榆子作之。

凡榆叶　味甘平滑,无毒。主小儿痫,小便不利,伤暑热困闷,煮汁冷服。生榆白皮味甘冷,无毒。利小便,破石淋。花主小儿头疮。

胡荽子　味酸平,无毒。消谷,能复食味。叶不可久食,令人多忘。华佗云:葫荽菜,患胡臭人,患口气臭䘌齿人,食之加剧。腹内患邪气者,弥不得食,食之发宿病,金疮尤忌。

海藻　咸寒滑,无毒。主瘿瘤结气,散颈下鞭核痛者,肠内上下雷鸣,下十二水肿,利小便,起男子阴气。

昆布　味咸寒滑,无毒。下十二水肿,瘿瘤结气,瘘疮,破积聚。

茼蒿　味辛平,无毒。安心气,养脾胃,消痰饮。

白蒿　味苦辛平,无毒。养五脏,补中益气,长毛发,久食不死。白兔食之仙。

吴葵　一名蜀葵。味甘微寒滑,无毒。花:定心气。叶除客热,利肠胃。不可久食,钝人志性。若食之被狗啮者,疮永不瘥。

蘿　味咸寒涩,无毒。宜肾,主大小便数,去烦热。

香菜　味辛微温。主霍乱腹痛吐下,散水肿烦心,去热。

甜瓠　味甘平滑,无毒。主消渴恶疮,鼻口中肉烂痛。其叶味甘平,主耐饥。扁鹊云:患脚气虚胀者不得食之,患永不除。

蓴　味甘寒滑,无毒。主消渴热痹。多食动痔病。

落葵　味酸寒,无毒。滑中,散热实,悦泽人面。一名天葵。

繁蒌　味酸平,无毒。主积年恶疮痔不愈者。五月五日日中采之,即名湿草,一名鸡肠草。干之,烧作焦灰用。扁鹊云:丈夫患恶疮,阴头及茎作疮,脓烂疼痛,不可堪忍,久不瘥者,以灰一分,蚯蚓新出屎泥二分,以少水和研,缓如煎饼面,以泥疮上,干则易之。禁酒面五辛并热食等。黄帝云:繁蒌合鲴鲊食之,发消渴病,令人多忘。别有一种近水渠中温湿处,冬生,其状类胡荽,亦名鸡肠菜,可以疗痔病。一名天胡荽。

蕺 味辛微温,有小毒。主蝹蝼尿疮。多食令人气喘,不利人脚,多食脚痛。

葫 味辛温,有毒。辛归五脏,散痈疽,治蜃疮,除风邪,杀蛊毒气。独子者最良。黄帝云:生葫合青鱼鲊食之,令人腹内生疮,肠中肿,又成疝瘕。多食生葫行房,伤肝气,令人面无色。四月八月勿食葫,伤人神,损胆气,令人喘悸,胁肋气急,口味多爽。

小蒜 味辛温,无毒。辛归脾肾,主霍乱,腹中不安,消谷,理胃气,温中,除邪痹毒气。五月五日采,曝干。叶主心烦痛,解诸毒,小儿丹疹。不可久食,损人心力。黄帝云:食小蒜,啖生鱼,令人夺气,阴核疼求死。三月勿食小蒜,伤人志性。

茗叶 味苦咸酸冷,无毒。可久食,令人有力,悦志。微动气。黄帝云:不可共韭食,令人身重。

蕃荷叶 味苦辛温,无毒。可久食,却肾气,令人口气香洁,主辟邪毒,除劳弊。形瘦疲倦者不可久食,动消渴病。

苍耳子 味苦甘温。叶味苦辛微寒涩,有小毒。主风头寒痛,风湿痹,四肢拘急挛痛,去恶肉死肌,膝痛溪毒,久服益气,耳目聪明,强志轻身。一名胡菜,一名地葵,一名蒧,一名常思,蜀人名羊负来,秦名苍耳,魏人名只刺。黄帝云:戴甲苍耳不可共猪肉食,害人。食甜粥,复以苍耳甲下之,成走注,又患两胁。立秋后忌食之。

食茱萸 味辛苦大温,无毒。九月采。停陈久者良,其子闭口者有毒,不在用。止痛下气,除咳逆,去五脏中寒冷,温中,诸冷实不消。其生白皮主中恶腹痛,止齿疼。其根细者去三虫、寸白。黄帝云:七月六月勿食茱萸,伤神气,令人起伏气,咽喉不通彻。贼风中人,口僻不能语者,取茱萸一升,去黑子及合口者,好豉三升,二物以清酒和煮四五沸,取汁,冷服半升,日三,得小汗瘥。虿螫人,嚼茱萸封上,止。

蜀椒　味辛大热,有毒。主邪气,温中下气,留饮宿食,能使痛者痒,痒者痛,久食令人乏气,失明。主咳逆,逐皮肤中寒冷,去死肌,湿痹痛,心下冷气,除五脏六腑寒,百骨节中积冷,温疟大风,汗自出者,上下利,散风邪。合口者害人。其中黑子有小毒,下水。仲景云:熬用之。黄帝云:十月勿食椒,损人心,伤血脉。

干姜　味辛热,无毒。主胸中满,咳逆上气,温中,止漏血出汗,返风湿痹,肠澼下利,寒冷腹痛,中恶,霍乱胀满,风邪诸毒,皮肤间结气,止唾血。生者尤良。

生姜　味辛微温,无毒。辛归五脏,主伤寒头痛,去痰,下气通汗,除鼻中塞,咳逆上气,止呕吐,去胸膈上臭气,通神明。黄帝云:八月九月勿食姜,伤人神,损寿。胡居士云:姜杀腹中长虫。久服令人少志少智,伤心性。

堇葵　味苦平,无毒。久服除人心烦急,动痰冷,身重,懈惰。

芸苔　味辛寒,无毒。主腰脚痹。若旧患腰脚痛者,不可食,必加剧。又治油肿丹毒,益胡臭,解禁咒之辈。出《五明经》。其子主梦中泄精,与鬼交者。胡居士云:世人呼为寒菜,甚辣。胡臭人食之,病加剧。陇西氐羌中多种食之。

竹笋　味甘微寒,无毒。主消渴,利水道,益气力,可久食。患冷人食之心痛。

野苣 味苦平，无毒。久服轻身少睡。黄帝云：不可共蜜食之，作痔。又**白苣** 味苦平，无毒。益筋力。黄帝云：不可共酪食，必作虫。

茴香菜 味苦辛微寒涩，无毒。主霍乱，辟热，除口气。臭肉和水煮，下少许即无臭气，故曰茴香。酱臭，末中亦香。其子主蛇咬疮久不瘥者，捣傅之。又治九种瘘。

蕈菜 味苦寒，无毒。主小儿火丹，诸毒肿，去暴热。

蓝菜 味甘平，无毒。久食大益肾，填髓脑，利五脏，调六腑。胡居士云：河东陇西羌胡多种食之，汉地鲜有。其叶长大厚，煮肉甘美。经冬不死，春亦有英，其花黄，生角结子。甚治人多睡。

萹竹叶 味苦平涩，无毒。主浸淫疥瘙疽痔，杀三虫，女人阴蚀。扁鹊云：煮汁，与小儿冷服，治蛔虫。

蕲菜 味苦酸冷涩，无毒。益筋力，去伏热，治五种黄病，生捣绞汁，冷服一升，日二。黄帝云：五月五日勿食一切菜，发百病。凡一切菜熟煮热食。时病瘥后，食一切肉并蒜，食竟行房，病发必死。时病瘥后未健，食生青菜者，手足必青肿。时病瘥未健，食青菜竟行房，病更发，必死。十月勿食被霜菜，令人面上无光泽，目涩痛，又疟发心痛腰疼，或致心疟，发时手足十指爪皆青，困痿。

卷之八十　食治

谷米第四

薏苡仁　味甘温，无毒。主筋拘挛不可屈伸，久风湿痹，下气，久服轻身益力。其生根下三虫。名医云：薏苡仁除筋骨中邪气不仁，利肠胃，消水肿，令人能食。一名蘵，一名感米。蜀人多种食之。

胡麻　味甘平，无毒。主伤中虚羸，补五内，益气力，长肌肉，填髓脑，坚筋骨，疗金疮，止痛，及伤寒温疟，大吐下后虚热困乏，久服轻身不老，聪明耳目，耐寒暑，延年。作油微寒，主利大肠，产妇胞衣不落。生者摩疮肿，生秃发，去头面游风。一名巨胜，一名狗虱，一名方茎，一名鸿藏。叶名青蘘，主伤暑热。花主生秃发。七月采最上标头者，阴干用之。

白麻子　味甘平，无毒。宜肝，补中益气，肥健不老，治中风汗出，逐水，利小便，破积血，风毒肿，复血脉，产后乳余疾，能长发，可为沐药，久服神仙。

粔　味甘微温，无毒。补虚冷，益气力，止肠鸣咽痛，除唾血，却卒嗽。

大豆黄卷　味甘平，无毒。主久风湿痹，筋挛膝痛，除五脏胃气结积，益气止毒，去黑痣面黚，润泽皮毛，宜肾。

生大豆　味甘平冷，无毒。生捣，醇醋和涂之，治一切毒肿，并止痛。煮汁，冷服之，杀鬼毒，逐水胀，除胃中热，却风痹，伤中淋露,下瘀血,散五脏结积内寒,杀乌头三建,解百药毒。不可久服,令人身重。其熬屑味甘温平,无毒。主胃中热,去身肿,除痹消谷,止腹胀。九月采。黄帝云:服大豆屑,忌食猪肉。炒豆,不得与一岁已上十岁已下小儿食,食竟啖猪肉,必拥气死。

赤小豆　味甘咸平冷,无毒。下水肿,排脓血。一名赤豆。不可久服,令人枯燥。

青小豆　味甘咸温平涩,无毒。主寒热,热中消渴,止泄利,利小便,除吐逆卒澼,下腹胀满。一名麻累,一名胡豆。黄帝云:青小豆合鲤鱼鲊食之,令人眼黄,五年成干痟病。

大豆豉　味苦甘寒涩,无毒。主伤寒头疼寒热,辟瘴气恶毒,烦躁满闷,虚劳喘吸,两脚疼冷,杀六畜胎子诸毒。

藊豆　味甘微温,无毒。和中下气。其叶平,主霍乱吐下不止。

乔麦　味酸微寒,无毒。食之难消,动大热风。其叶生食,动刺风,令人身痒。黄帝云:作面,和猪羊肉热食之,不过八九顿,作热风,令人眉须落,又还生仍希少。泾邠已北,多患此疾。

大麦　味咸微寒滑,无毒。宜心,主消渴,除热,久食令人多力健行。作蘖温,消食和中。熬末令赤黑,捣作麨,止泄利,和清醋浆服之,日三夜一。

小麦　味甘微寒,无毒。养肝气,去客热,止烦渴咽燥,利小便,止漏血唾血,令女人孕必得易。作曲,六月作者温,无毒。主小儿痫,食不消,下五痔虫,平胃气,消谷止利。作面,温,无毒,不能消热止烦。不可多食,长宿澼,加客热,难治。

青粱米　味甘微寒,无毒。主胃痹热中,除消渴,止泄利,利小便,益气力,补中,轻身长年。

　　黄粱米　味甘平,无毒。益气和中,止泄利。人呼为竹根米。
又却当风卧湿寒中者。

　　白粱米　味甘微寒,无毒。除热益气。

　　粟米　味咸微寒,无毒。养肾气,去骨痹、热中,益气也。

　　陈粟米　味苦寒,无毒。主胃中热,消渴,利小便。

　　丹黍米　味苦微温,无毒。主咳逆上气,霍乱,止泄利,除热,
去烦渴。又**白黍米**　味甘辛温,无毒。宜肺,补中益气。不可久
食,多热,令人烦。黄帝云:五种黍米合葵食之,令人成痼疾。又以
脯腊着五种黍米中藏储食之,亦令人闭气。

　　陈廪米　味咸酸微寒,无毒。除烦热,下气调胃,止泄利。黄
帝云:久藏脯腊安米中满三月,人不知,食之害人。

　　糵米　味苦微温,无毒。主寒中,下气除热。

　　秫米　味甘微寒,无毒。主寒热,利大肠,治漆疮。

　　酒　味苦甘辛大热,有毒。行药势,杀百邪恶气。黄帝云:暴
下后饮酒者,膈上变为伏热。食生菜饮酒,莫灸腹,令人肠结。扁
鹊云:久饮酒者腐肠烂胃,渍髓蒸筋,伤神损寿。醉,当风卧,以扇
自扇,成恶风。醉,以冷水洗浴,成疼痹。大醉汗出,当以粉粉身,
令其自干。发成风痹,常日未没食讫,即莫饮酒,终身不干呕。饱
食讫,多饮水及酒,成痞澼。

　　稷米　味甘平,无毒。益气安中,补虚,和胃宜脾。

　　粳米　味辛苦平,无毒。主心烦,断下利,平胃气,长肌肉。温
中。又云生者冷,燔者热。

　　糯米　味苦温,无毒。温中,令人能食。多热,大便硬。

　　醋　味酸温涩,无毒。消痈肿,散水气,杀邪毒血运。扁鹊云:

多食醋,损人骨。能理诸药,消毒。

盐 味咸温,无毒。杀鬼蛊邪注毒气,下部䘌疮,伤寒寒热,能吐胸中痰澼,止心腹卒痛,坚肌骨。不可多食,伤肺喜咳,令人色肤黑,损筋力。扁鹊云:盐能除一切大风疾痛者,炒,熨之。黄帝云:食甜粥竟,食盐即吐,或成霍乱。

鸟兽第五

人乳汁 味甘平,无毒。补五脏,令人肥白悦泽。

马乳汁 味辛温,无毒。止渴。

牛乳汁 味甘微寒,无毒。补虚羸,止渴。入生姜、葱白,止小儿吐乳,补劳。

羊乳汁 味甘微温,无毒。补寒冷虚乏,少血色。令人热中。

驴乳 味酸寒,一云大寒,无毒。主大热黄疸,止渴。

母猪乳 味平,无毒。主小儿惊痫,以饮之,神妙。

马牛羊酪 味甘酸微寒,无毒。补肺脏,利大肠。黄帝云:食甜酪竟,即食大醋者,变作血瘕及尿血。华佗云:马牛羊酪,蚰蜒入耳者灌之,即出也。

沙牛及白羊酥 味甘微寒,无毒。除胸中客气,利大小肠,治口疮。

牝牛酥 味甘平,无毒。去诸风湿痹,除热,利大便,去宿食。

醍醐 味甘平,无毒。补虚,去诸风痹,百炼乃佳,甚去月蚀疮,添髓,补中填骨,久服增年。

熊肉 味甘微寒微温,无毒。主风痹不仁,筋急五缓。若腹中有积聚,寒热羸瘦者,食熊肉,病永不除。其脂味甘微寒,治法与肉同,又去头疡白秃,面䵟黵,食饮呕吐,久服强志,不饥,轻身长年。黄帝云:一切诸肉煮不熟生不敛者,食之成瘕。熊及猪二种脂不可作灯,其烟气入人目,失明,不能远视。

羖羊角　味酸苦温微寒,无毒。主青盲,明目,杀疥虫,止寒泄,心畏惊悸,除百节中结气及风伤,蛊毒吐血,妇人产后余痛。烧之杀鬼魅,辟虎狼,久服安心,益气轻身。勿令中湿,有毒。髓味甘温,无毒。主男子女人伤中,阴阳气不足,却风热,止毒,利血脉,益经气,以酒和服之,亦可久服,不损人。

青羊胆汁　冷,无毒。主诸疮,能生人身脉,治青盲,明目。肺,平,补肺,治嗽止渴,多小便,伤中,止虚,补不足,去风邪。肝,补肝明目。心,主忧恚,膈中逆气。肾,补肾气虚弱,益精髓。头骨,主小儿惊痫,煮以浴之。蹄肉,平,主丈夫五劳七伤。肉,味苦甘大热,无毒,主缓中止痛,字乳余疾,及头脑中大风,汗自出,虚劳寒冷,能补中,益气力,安心,止惊,利产妇,不利时患人。头肉,平,主风眩癫疾,小儿惊痫,丈夫五劳七伤。其骨热,主虚劳,寒中羸瘦,其宿有热者不可食。生脂,止下利脱肛,去风毒,妇人产后腹中绞痛。肚,主胃反,治虚羸,小便数,止虚汗。黄帝云:羊肉共醋食之,伤人心。亦不可共生鱼酪和食之,害人。凡一切羊蹄甲中有珠子白者,名羊悬筋,食之令人癫。白羊黑头,食其脑,作肠痈。羊肚共饭饮常食,久久成反胃,作噎病。甜粥共肚食之,令人多唾,喜吐清水。羊脑猪脑,男子食之损精气,少子。若欲食者,烂研如粉,和醋食之,然终不若不食为佳。青羊肝和小豆食之,令人目少明。一切羊肝生共椒食之,破人五脏,伤心,最损小儿,弥忌。水中柳木及白杨木不得铜器中煮羖羊肉食之,丈夫损阳,女子绝阴。暴下后不可食羊肉髓及骨汁，成烦热难解，还动利。凡六畜五脏着草自动摇，及得咸醋不变色，又堕地不污，又与犬，犬不食者，皆有毒，杀人。六月勿食羊肉，伤人神气。

沙牛 髓味甘温，无毒。安五脏，平胃气，通十二经脉，理三焦，约温骨髓，补中，续绝伤，益气力，止泄利，去消渴，皆以清酒和，暖服之。肝，明目。胆，可丸百药，味苦大寒，无毒，除心腹热渴，止下利，去口焦燥，益目精。心，主虚忘。肾，主湿痹，补肾气，益精。齿，主小儿牛痫。肉，味甘平，无毒，主消渴，止唾涎出，安中，益气力，养脾胃气。不可常食，发宿病。自死者不在食。喉咙，主小儿呷也。

黄犍、沙牛、黑牯牛尿 味苦辛微温平，无毒。主水肿腹脚俱满者，利小便。黄帝云：乌牛自死北首者，食其肉害人。一切牛盛热时卒死者，总不堪食，食之作肠痈。患甲蹄牛，食其蹄中拒筋，令人作肉刺。独肝牛肉食之杀人，牛食蛇者独肝。患疥牛马肉食之，令人身体痒。牛肉共猪肉食之，必作寸白虫。直尔黍米白酒生牛肉共食，亦作寸白，虫大忌。人下利者食自死牛肉，必加剧。一切牛马乳汁及酪共生鱼食之，成鱼瘕。六畜脾，人一生莫食。十二月勿食牛肉，伤人神气。

马 心主喜忘。肺，主寒热茎痿。肉，味辛苦平冷，无毒，主伤中，除热下气，长筋，强腰脊，壮健，强志利意，轻身不饥。黄帝云：白马自死，食其肉害人。白马玄头，食其脑令人癫。白马鞍下乌色彻肉里者，食之伤人五脏。下利者，食马肉必加剧。白马青蹄，肉不可食。一切马汗气及毛不可入食中，害人。诸食马肉心烦闷者，饮以美酒则解，白酒则剧。五月勿食马肉，伤人神气。

野马阴茎 味酸咸温，无毒。主男子阴痿缩，少精。肉，辛平，无毒,主人马痫,筋脉不能自收,周痹,肌不仁。病死者不任用。

驴肉　味酸平,无毒。主风狂,愁忧不乐,能安心气。病死者不任用。其头烧却毛,煮取汁,以浸曲酿酒,甚治大风动摇不伏者。皮胶,亦治大风。

狗阴茎　味酸平,无毒。主伤中,丈夫阴痿不起。

脑　主头风痹,下部䘌疮,疮中息肉。肉,味酸咸温,无毒,宜肾,安五脏,补绝伤劳损,久病大虚者服之,轻身,益气力。黄帝云:白犬合海鮋食之,必得恶病。白犬自死不出舌者,食之害人。犬春月多狂,若鼻赤起而燥者,此欲狂,其肉不任食。九月勿食犬肉,伤人神气。

肫卵　味甘温,无毒。除阴茎中疼,惊痫,鬼气蛊毒,除寒热奔豚,五癃邪气,挛缩。一名豚颠,阴干,勿令败。豚肉,味辛平,有小毒。不可久食,令人遍体筋肉碎痛,乏气。大猪后脚悬蹄甲,无毒,主五痔,伏热在腹中,肠痈内蚀,取酒浸半日,炙焦用之。四蹄,小寒,无毒,主伤挞,诸败疮。母猪蹄,寒,无毒,煮汁服之,下乳汁,甚解石药毒。大猪头肉,平,无毒,补虚乏气力,去惊痫鬼毒,寒热五癃。脑,主风眩。心,平,无毒,主惊邪忧恚,虚悸气逆,妇人产后中风,聚血气,惊恐。肾,平,无毒,除冷利,理肾气,通膀胱。肝,味苦平,无毒,主明目。猪肺,微寒,无毒,主冻疮痛痒。肚,微寒,无毒,补中益气,止渴,断暴利虚弱。肠,微寒,无毒,主消渴,小便数,补下焦虚竭。其肉间脂肪,平,无毒,主煎诸膏药,破冷结,散宿血,解斑蝥、元青毒。猪洞肠,平,无毒,主洞肠挺出血多者。

豭猪肉　味苦酸冷,无毒。主狂病多日不愈。

凡猪肉　味苦微寒,宜肾,有小毒。补肾气虚竭。不可久食,令人少子精,发宿病,弱筋骨,闭血脉,虚人肌,有金疮者食之,疮尤甚。猪血,平涩,无毒。主卒下血不止,美酒清者和炒服之,又主中风绝伤,头中风眩,及诸淋露,奔肫暴气。黄帝云:凡猪肝肺共鱼鲙食之,作痈疽。猪肝共鲤鱼肠鱼子食之,伤人神。豚脑损男子阳道,临房不能行事。八月勿食猪肺,及粕和食之,至冬发疸。十月勿食猪肉,损人神气。

鹿 头肉平,主消渴,多梦妄见者。生血,治痈肿。茎筋,主劳损。蹄肉,平,主脚膝骨中疼痛,不能践地。骨,主内虚,续绝伤,补骨,可作酒。髓,味甘温,主丈夫妇人伤中脉绝,筋急痛,咳逆,以酒和服。肾,平,主补肾气。肉,味苦温,无毒,补中,强五脏,益气力。肉生者主中风,口僻不正,细细剉碎,以薄僻上。华佗云:和生椒捣,薄之,使一人专看,正则急去之,不尔复牵向不僻处。角,镑取屑一升,白蜜五升渍之,微火熬令小变色,曝干,更捣筛,服方寸匕,日三,令人轻身,益气力,强骨髓,补绝伤。黄帝云:鹿胆白者,食其肉害人。白鹿肉不可和蒲白作羹食,发恶疮。五月勿食鹿肉,伤人神气。胡居士云:鹿性惊烈,多别良草,恒食九物,余者不尝,群处必依山冈,产归下泽,飧神用其肉者,以其性烈清净故也。凡饵药之人,不可食鹿肉,服药必不得力。所以然者,以鹿常食解毒之草,是故能制毒散诸药故也。九草,葛叶花、鹿葱、鹿药、白蒿、水芹、甘草、齐头、蒿山苍耳、荠苨。

獐骨 微温,无毒。主虚损泄精。肉,味甘温,无毒,补益五脏。髓,益气力,悦泽人面。獐无胆,所以怯弱多惊恐。黄帝云:五月勿食獐肉,伤人神气也。

麋脂 味辛温,无毒。主痈肿恶疮,死肌寒热,风寒湿痹,四肢拘缓不收,风头肿气,通腠理,柔皮肤。不可近男子阴,令痿。一名宫脂。十月取。黄帝云:生麋肉共虾汁合食之,令人心痛。生麋肉共雉肉食之,作痼疾。

虎肉　味酸,无毒。主恶心欲呕,益气力,止多唾。不可热食,坏人齿。虎头骨,治风邪。虎眼睛,主惊痫也。

豹肉　味酸温,无毒。宜肾,安五脏,补绝伤,轻身益气,冬食利人。

狸肉　温,无毒。补中,轻身益气,亦治诸注。黄帝云:正月勿食虎豹狸肉,伤人神,损寿。

兔肝　主目暗。肉,味辛平涩,无毒,补中益气,止渴。兔无脾,所以能走,盖以属二月建卯,木位也,木克土,故无脾焉。马无脾,亦能走也。黄帝云:兔肉和獭肝食之,三日必成遁尸。共白鸡肝心食之,令人面失色,一年成瘴黄。共姜食,变成霍乱。共白鸡肉食之,令人血气不行。二月勿食兔肉,伤人神气。

生鼠　微温,无毒。主踒折,续筋补骨,捣薄之,三日一易。

獭　肝味甘,有小毒。主鬼疰蛊毒,却鱼鲠,止久嗽,皆烧作灰,酒和服之。獭肉,味甘温,无毒,主时病疫气,牛马时行病,皆煮取汁,停冷服之,六畜灌之。

狐阴茎　味甘平,有小毒。主女子绝产,阴中痒,小儿阴癫卵肿。肉并五脏及肠肚,味苦微寒,有毒,主蛊毒寒热,五脏痫冷,小儿惊痫,大人狂病见鬼。黄帝云:麝肉共鹄肉食之,作癥瘕。

野猪青蹄,不可食,及兽赤足者不可食。野兽自死,北首伏地,不可食。兽有歧尾,不可食。家兽自死,共鲙汁食之,作疽疮。十一月勿食经夏臭脯,成水病,作头眩,丈夫阴痿。甲子日勿食一切兽肉，大吉。鸟飞投人不肯去者，口中必有物，看口中无者，拔一毛放之，大吉。一切禽兽自死无伤处，不可食。三月三日勿食鸟兽五脏及一切果菜五辛等物，大吉。

丹雄鸡肉　味甘微温，无毒。主女人崩中漏下，赤白带，补虚温中，能愈久伤之疮不瘥者，通神，杀恶毒。

黄雌鸡肉　味酸咸平，无毒。主伤中消渴，小便数而不禁，肠澼泄利，补益五脏，绝伤五劳，益气力。鸡子黄，微寒，主除热火灼烂疮痓，可作虎魄，神物。卵白汁，微寒，主目热赤痛，除心下伏热，止烦满咳逆，小儿泄利，妇人产难，胞衣不出，生吞之。

白雄鸡肉　味酸微寒，无毒。下气，去狂邪，安五脏，伤中消渴。

乌雄鸡肉　味甘温，无毒。补中，止心痛。

黑雌鸡肉　味甘平，无毒。除风寒湿痹，五缓六急，安胎。黄帝云：一切鸡肉合鱼肉汁食之，成心瘕。鸡具五色者，食其肉必狂。若有六趾四距，玄鸡白头，家鸡及野鸡鸟生子有文八字，鸡及野鸟死不伸足爪，此种食之害人。鸡子白共蒜食之，令人短气。鸡子共鳖肉蒸食之，害人。鸡肉獭肉共食，作遁尸注，药所不能治。食鸡子啖生葱，变成短气。鸡肉犬肝肾共食，害人。生葱共鸡犬肉食，令人谷道终身流血。乌鸡肉合鲤鱼肉食，生痈疽。鸡兔犬肉和食，必泄利。野鸡肉共家鸡子食之，成遁尸，尸鬼缠身，四肢百节疼痛。小儿五岁已下饮乳未断者，勿食鸡肉。二月勿食鸡子，令人常恶心。丙午日食鸡雉肉，丈夫烧死目盲，女人血死妄见。四月勿食暴鸡肉，作肉疽，在胸腋下出漏孔，丈夫少阳，妇人绝孕，虚劳乏气。八月勿食鸡肉，伤人神气。

雉肉　酸微寒，无毒。补中益气，止泄利。久食令人瘦。嘴，主蚁瘘。黄帝云：八月建酉日食雉肉，令人短气。八月勿食雉肉，损人神气。

白鹅　脂主耳卒聋，消以灌耳。毛，主射工水毒。肉，味辛平，利五脏。

鹜　肪味甘平，无毒。主风虚寒热。肉，补虚乏，除客热，利脏腑，利水道。黄帝云：六月勿食鹜肉，伤人神气。

鸳鸯肉　味苦微温，无毒。主瘘疮，清酒浸之，炙令热，以薄之，亦炙服之，又治梦思慕者。

雁　肪味甘平，无毒。主风挛拘急，偏枯，血气不饥，轻身耐暑。黄帝云：六月勿食雁肉，伤人神气。

越燕屎　味辛平，有毒。主杀蛊毒鬼注，逐不祥邪气，破五癃，利小便，熬香用之，治口疮。肉不可食，入水为蛟龙所杀。黄帝云：十一月勿食鼠肉燕肉，损人神气。

石蜜　味甘平，微寒，无毒。主心腹邪气，惊痫痉，安五脏，治诸不足，益气补中，止腹痛，解诸药毒，除众病，和百药，养脾气，消心烦，食饮不下，止肠澼，去肌中疼痛，治口疮，聪明耳目，久服强志轻身，不饥耐老，延年神仙。一名石饴。白如膏者良。是今诸山崖处蜜也。青赤蜜，味酸嗽，食之令人心烦，其蜂黑色似虻。黄帝云：七月勿食生蜜，令人暴下，发霍乱。

蜜蜡　味甘微温，无毒。主下利脓血，安中，续绝伤，除金疮，益气力，不饥耐老。

白蜡　主久泄澼瘲后重见血者，补绝伤，利小儿，久服轻身不饥。生于蜜房，或木石上。恶芫花、百合。此即今所用蜡也。

蝮蛇肉　平，有毒。酿酒去癞疾，诸九瘘，心腹痛，下结气，除蛊毒。其腹中吞鼠,平,有小毒,主鼠瘘。

原蚕雄蛾 味咸温,有小毒。主益精气,强男子阳道,交接不倦,甚治泄精。不用相连者。

鮧鱼 味甘,无毒。主百病。

鳗鲡鱼 味甘大温,有毒。主五痔瘘,杀诸虫。

鲈鱼肉 味甘大温,黑者无毒。主补中养血,治沸唇。五月五日取。头骨,平,无毒,烧服止久利。

鮀鱼鮀,徒河切 平,无毒。主少气吸吸,足不能立地。黄帝云:四月勿食蛇肉鮀肉,损神害气。

乌贼鱼 骨味咸微温,无毒。主女子漏下,赤白经汁,血闭,阴蚀肿痛,寒热癥瘕,无子,惊气入腹,腹痛环脐,丈夫阴中痛面肿,令人有子。肉,味酸平,无毒,益气强志。

鲤鱼肉 味甘平,无毒。主咳逆上气,瘅黄,止渴。黄帝云:食桂竟食鲤鱼肉,害人。腹中宿癥病者食鲤鱼肉,害人。

鲫鱼 味甘平,无毒。主一切疮,烧作灰,和酱汁傅之,日二,又去肠痈。黄帝云:鱼白目,不可食之。鱼有角,食之发心惊,害人。鱼无肠胆食之,三年丈夫阴痿不起,妇人绝孕。鱼身有黑点,不可食。鱼目赤,作鲙食成瘕病,作鲊食之害人。一切鱼共菜食之,作蛔虫蛲虫。一切鱼尾食之,不益人,多有勾骨着人咽,害人。鱼有角白背,不可食。凡鱼赤鳞,不可食。鱼无腮,不可食。鱼无全腮,食之发痈疽。鲋鮧鱼不益人,其尾有毒,治齿痛。鯸鮧鱼有毒,不可食之。二月庚寅日勿食鱼,大恶。五月五日勿以鲤鱼子共猪肝食,必不消化,成恶病。下利者,食一切鱼,必加剧致困,难治。秽饭鲙肉臭鱼不可合食之,害人。三月勿食蛟龙肉及一切鱼肉,令人饮食不化,发宿病,伤人神气,失气恍惚。

鳖肉　味甘平,无毒。主伤中,益气,补不足,疗脚气。黄帝云:五月五日以鳖子共鲍鱼子食之,作瘅黄。鳖腹下成王字,不可食。鳖肉兔肉和芥子酱食之,损人。鳖三足,食之害人。鳖肉共苋蕨菜食之,作鳖瘕,害人。

蟹壳　味酸寒,有毒。主胸中邪热宿结痛,喎僻面肿,散漆,烧之致鼠。其黄,解结散血,愈漆疮,养筋益气。黄帝云:蟹目相向足斑者,食之害人。十二月勿食蟹鳖,损人神气。又云:龟鳖肉共猪肉食之,害人。秋果菜共龟肉食之,令人短气。饮酒食龟肉并菰白菜,令人生寒热。六甲日勿食龟鳖,害人心神。螺蚌共菜食之,令人心痛,三日一发。虾鲙共猪肉食之,令人常恶心,多唾,损精色。虾无须,腹下通乌色者,食之害人,大忌,勿轻。十一月十二月勿食虾蚌着甲之物。

卷之八十一　养性

养性序第一

扁鹊云：黄帝说昼夜漏下水百刻，凡一刻人百三十五息，十刻一千三百五十息，百刻一万三千五百息。人之居世，数息之间，信哉。呜呼！昔人叹逝，何可不为善以自补邪？吾常思一日一夜有十二时，十日十夜百二十时，百日百夜一千二百时，千日千夜一万二千时，万日万夜一十二万时。此为三十年，若长寿者九十年，只得三十六万时。百年之内，斯须之间，数时之活，朝菌蟪蛄，不足为喻焉。可不自摄养而驰骋六情，孜孜汲汲，追名逐利，千诈万巧，以求虚誉，没齿而无厌。故养性者知其如此，于名于利，若存若亡，于非名非利，亦若存若亡，所以没身不殆也。余慨时俗之多僻，皆放逸以殒亡，聊因暇日，粗述养性篇，用奖人伦之道，好事君子与我同志焉。

夫养性者，欲所习以成性，性自为善，不习无不利也。性既自善，内外百病，自然不生，祸乱灾害，亦无由作，此养性之大经也。善养性者，则治未病之病，是其义也。故养性者，不待饵药餐霞，其在兼于百行，百行周备，虽绝药饵，足以遐年。德行不充，纵服玉液金丹，未能延寿。故老子曰：善摄生者，陆行不遇虎兕，此则道德之指也，岂假服饵而祈遐年哉？圣人所以制药饵者，以救过行之人也。故愚者抱病历年，而不修一行，缠疴没齿，终无悔心，此其所以岐和长逝,彭跗永归,良有以也。

嵇康曰:养生有五难:名利不去为一难,喜怒不除为二难,声色不去为三难,滋味不绝为四难,神虑精散为五难。五者必存,虽心希难老,口诵至言,咀嚼英华,呼吸太阳,不能不回其操,不夭其年也。五者无于胸中,则信顺日跻,道德日全,不祈善而有福,不求寿而自延,此养生之大旨也。然或有服膺仁义,无甚泰之累者,抑亦其亚欤?

黄帝问于岐伯曰:余闻上古之人,春秋皆度百岁而动作不衰。今时之人,年至半百而动作皆衰者,时代异邪? 将人失之也? 岐伯曰:上古之人,其知道者,法则阴阳,和于术数,饮食有常节,起居有常度,不妄作劳,故能形与神俱,而尽终其夭年,度百岁乃去。今时之人则不然,以酒为浆,以妄为常,醉以入房,以欲竭其精,以耗散其真,不知持满,不时御神,务快其心,逆于生乐,起居无节,故半百而衰也。夫上古圣人之教也下,皆为之虚邪贼风,避之有时,恬澹虚无,真气从之,精神内守,病安从来? 是以其志闲而少欲,其心安而不惧,其形劳而不倦,气从以顺,各从其欲,皆得所愿。故甘其食,美其服《素问》作美其食,任其服,乐其俗,高下不相慕,故其民曰朴。是以嗜欲不能劳其目,淫邪不能惑其心,愚智贤不肖,不惧于物,合于道数,故皆能度百岁而动作不衰者,其德全不危也。是以人之寿夭,在于搏节。若消息得所,则长生不死;恣其情欲,则命同朝露也。岐伯曰:人年四十,而阴气自半也,起居衰矣;年五十,体重,耳目不聪明也;年六十,阴痿,气力大衰,九窍不利,下虚上实,涕泣俱出。故曰知之则强,不知则老,同出名异。智者察同,愚者察异;愚者不足,智者有余。有余则耳目聪明,身体轻强,年老复壮,壮者益坚。是以圣人为无为之事,乐恬澹之味,能纵欲快志,得虚无之守,故寿命无穷,与天地终,此圣人之治身也。

春三月,此谓发陈,天地俱生,万物以荣,夜卧早起,广步于庭,被发缓形,以使志生,生而勿杀,与而勿夺,赏而勿罚,此春气之应,养生之道也。逆之则伤肝,夏为寒变,则奉长者少。

夏三月,此谓蕃莠,天地气交,万物华实,夜卧早起,毋厌于日,使志无怒,使华英成秀,使气得泄,若所爱在外,此夏气之应,养长之道也。逆之则伤心,秋为痎疟,则奉收者少,冬至重病。

秋三月,此谓容平,天气以急,地气以明,早卧早起,与鸡俱兴,使志安宁,以缓秋形,收敛神气,使秋气平,毋外其志,使肺气清,此秋气之应,养收之道也。逆之则伤肺,冬为餐泄,则奉藏者少。

冬三月,此谓闭藏,水冰地坼,无扰乎阳,早卧晚起,必待日光,使志若伏若匿,若有私意,若已有得,去寒就温,毋泄皮肤,使气亟夺,此冬气之应,养藏之道也。逆之则伤肾,春为痿厥,则奉生者少。

天有四时五行,以生长收藏,以生寒暑燥湿风。人有五脏,化为五气,以生喜怒悲忧恐。故喜怒伤气,寒暑伤形,暴怒伤阴,暴喜伤阳。故喜怒不节,寒暑失度,生乃不固。人能依时摄养,故得免其夭枉也。

仲长统曰:王侯之宫,美女兼千;卿士之家,侍妾数百。昼则以醇酒淋其骨髓,夜则房室输其血气,耳听淫声,目乐邪色,宴内不出,游外不返。王公得之于上,豪杰驰之于下,及至生产不时,字育太早,或童孺而擅气,或疾病而构精,精气薄恶,血脉不充,既出胞藏,养护无法,又蒸之以绵纩,烁之以五味,胎伤孩病而脆,未得坚刚,复纵情欲,重重相生,病病相孕,国无良医,医无审术,奸佐其间,过谬常有,会有一疾,莫能自免。当今少百岁之人者,岂非所习不纯正也?

抱朴子曰:或问:所谓伤之者,岂色欲之间乎?答曰:亦何独斯哉?然长生之要,其在房中。上士知之,可以延年除病,其次不以自伐。若年当少壮,而知还阴丹以补脑,采七益于长俗—作谷者,不服药物,不失一二百岁也,但不得仙耳。不得其术者,古人方之于凌杯以盛汤,羽苞之蓄火。又且才所不逮而强思之伤也,力所不胜而强举之伤也,深忧重恚伤也,悲哀憔悴伤也,喜乐过度伤也,汲汲所欲伤也,戚戚所患伤也,久谈言笑伤也,寝息失时伤也,挽弓引弩伤也,沉醉呕吐伤也,饱食即卧伤也,跳走喘乏伤也,欢呼哭泣伤也。积伤至尽,尽则早亡,尽则非道也。是以养性之士,唾不至远,行不疾步,耳不极听,目不极视,坐不久处,立不至疲,卧不至懻。先寒而衣,先热而解,不欲极饥而食,食不可过饱,不欲极渴而饮,饮不欲过多。饱食过多则结积聚,渴饮过多则成痰澼。不欲甚劳,不欲甚逸,不欲流汗,不欲多唾,不欲奔走车马,不欲极目远望,不欲多啖生冷,不欲饮酒当风,不欲数数沐浴,不欲广志远愿,不得规造异巧,冬不欲极温,夏不欲穷凉,不欲露卧星月,不欲眠中用扇,大寒大热大风大雾皆不欲冒之。五味不欲偏多,故酸多则伤脾,苦多则伤肺,辛多则伤肝,咸多则伤心,甘多则伤肾,此五味克五脏五行,自然之理也。

凡言伤者,亦不即觉也,谓久即损寿耳。是以善摄生者,卧起有四时之早晚,兴居有至和之常制,调利筋骨有偃仰之方,祛疾闲邪有吐纳之术,流行荣卫有补泻之法,节宣劳逸有与夺之要,忍怒以全阴,抑喜以养阳,然后先服草木以救亏缺,后服金丹以定无穷,养性之理尽于此矣。夫欲快意任怀，自谓达识知命，不泥异端，极性肆力，不劳持久者，闻此言也，虽风之过耳，电之经目，不足喻也。虽身枯于留连之中，气绝于绮纨之际，而甘心焉，亦安可告之以养性之事哉？匪惟不纳，乃谓妖讹也。而望彼信之，所谓以明鉴给朦瞽，以丝竹娱聋者也。

魏武与皇甫隆令曰：闻卿年出百岁，而体力不衰，耳目聪明，颜色和悦，此盛事也。所服食施行导引，可得闻乎？若有可传，想可密示封内。隆上疏对曰：臣闻天地之性，惟人为贵。人之所贵，莫贵于生。唐荒无始，劫运无穷，人生其间，忽如电过。每一思此，罔然心热。生不再来，逝不可追，何不抑情养性以自保？惜今四海垂定，太平之际，又当须展才布德，当由万年。万年无穷，当由修道。道甚易知，但莫能行。臣常闻道人蒯京已年一百七十八，而甚丁壮，言人当朝朝服食玉泉，琢齿，使人丁壮，有颜色，去三虫而坚齿。玉泉者，口中唾也。朝旦未起，早嗽津令满口，乃吞之，琢齿二七遍，如此者乃名曰练精。

嵇康曰：穰岁多病，饥年少疾，信哉不虚。是以关中土地，俗好俭啬，厨膳餚羞，不过菹酱而已，其人少病而寿；江南岭表，其处饶足，海陆鲑餚，无所不备，土俗多疾而人早夭。北方仕子，游宦至彼，遇其丰赡，以为福祐所臻，是以尊卑长幼，恣口食啖，夜常霍饱，四体热闷，赤露眠卧，宿食不消，未逾期月，大小皆病。或患醉乱脚气胀满，或寒热疟痢，恶核丁肿，或痈疽痔漏，或偏风猥退，不知医疗，以至于死。凡如此者，比肩皆是，惟云不习水土，都不知病之所由。静言思之，可谓太息者也。学者先须识此，以自诫慎。

抱朴子曰：人之一身，一国之象也。胸腹之位，犹宫室也；四肢之列,犹郊境也;骨节之分,犹百官也。神犹君也,血犹臣也,气犹民也,知治身则能治国也。夫爱其民,所以安其国;惜其气,所以全其身。民散则国亡,气竭则身死。死者不可生也,亡者不可存也。是以至人消未起之患,治未病之疾,医之于无事之前,不追于既逝之后。夫人难养而易危也,气难清而易浊也,故能审威德,所以保社稷,割嗜欲,所以固血气,然后真一存焉,精神守焉,百病却焉,年寿延焉。

道林养性第二

真人曰:虽常服饵,而不知养性之术,亦难以长生也。养性之道,常欲小劳,但莫大疲及强所不能堪耳。且流水不腐,户枢不蠹,以其运动故也。养性之道,莫久行久立,久坐久卧,久视久听,盖以久视伤血,久卧伤气,久立伤骨,久坐伤肉,久行伤筋也。仍莫强食,莫强酒,莫强举重,莫忧思,莫大怒,莫悲愁,莫大惧,莫跳踉,莫多言,莫大笑,勿汲于所欲,勿悁悁怀忿恨,皆损寿命。若能不犯者,则得长生也。故善摄生者,常少思少念,少欲少事,少语少笑,少愁少乐,少喜少怒,少好少恶,行此十二少者,养性之都契也。多思则神殆,多念则志散,多欲则志昏,多事则形劳,多语则气乏,多笑则脏伤,多愁则心慑,多乐则意溢,多喜则忘错昏乱,多怒则百脉不定,多好则专迷不理,多恶则憔悴无欢。此十二多不除,则荣卫失度,血气妄行,丧生之本也。惟无多无少者,几于道矣。是知勿外缘者,真人初学道之法也。若能如此者,可居瘟疫之中无忧疑矣。既屏外缘,会须守五神肝心脾肺肾,从四正言行坐立,言最不得浮思妄念,心想欲事,恶邪大起,故孔子曰思无邪也。常当习黄帝内视法，存想思念，令见五脏如悬磬，五色了了分明，勿辍也。仍于每旦初起，面向午，展两手于膝上，心眼观气，上入顶，下达涌泉，旦旦如此，名曰迎气。常以鼻引气，口吐气，小微吐之，不得开口，复欲得出气少，入气多。每欲食，进气入腹，每欲食气为主人也。凡心有所爱，不用深爱，心有所憎，不用深憎，并皆损性伤神。亦不用深赞，亦不用深毁。常须运心，于物平等，如觉偏颇，寻改正之。居贫勿谓常贫，居富勿谓常富。居贫富之中，常须守道，勿以贫富易志改性。识达道理，似不能言。有大功德，勿自矜伐。美药勿离手，善言勿离口，乱想勿经心。常以深心至诚，恭敬于物，慎勿诈善，以悦于人。终身为善，为人所嫌，勿得起恨。事君尽礼，人以为谄，当以道自平其心，道之所在，其德不孤。勿言行善不得善报，以自怨仇。居处勿令心有不足，若有不足，则自抑之，勿令得起。人知止足，天遗其禄。所至之处，勿得多求，多求则心自疲而志苦。若夫人之所以多病，当由不能养性。平康之日，谓言常然，纵情恣欲，心所欲得，则便为之，不拘禁忌，欺罔幽明，无所不作，自言适性，不知过后一一皆为病本。及两手摸空，白汗流出，口唱皇天，无所逮及，皆以生平粗心，不能自察，一至于此。但能少时内省身心，则自知见行之中，皆畏诸疴，将知四百四病，身手自造，本非由天。及一朝病发，和缓不救，方更诽谤医药无效，神仙无灵。故有智之人，爱惜性命者，当自思念，深生耻愧，诫勒身心，常修善事也。至于居处，不得绮靡华丽，令人贪婪无厌，乃患害之源。但令雅素净洁，无风雨寒湿为佳。衣服器械，勿用珍玉金宝，增长过失，使人烦恼根深。厨膳勿脯肉丰盈，常令俭约为佳。然后行作鹅王步，语作含钟声，眠作狮子卧右肤胁着地，坐脚也。每日自咏歌云：美食须熟嚼，生食不粗吞。问我居止处,木宅总林村。胎息守五脏,气至骨成仙。又歌曰:日食三个毒,不嚼而自消。锦绣为五脏,身着粪扫袍。

修心既平,又须慎言语。凡言语读诵,常想声在气海中脐下也。每日初入后,勿言语读诵,宁待平旦也。旦起,欲专言善事,不欲先计校钱财。又,食上不得语,语而食者,常患胸背痛。亦不用寝卧多言笑,寝不得语言者,言五脏如钟磬,不悬则不可发声。行不得语,若欲语,须住脚乃语,行语则令人失气。冬至日,止可语不可言。自言曰言,答人曰语。言有人来问,不可不答,自不可发言也。仍勿触冷开口大语为佳。言语既慎,却节饮食。是以善养性者,先饥而食,先渴而饮。食欲数而少,不欲顿而多,则难消也。常欲令如饱中饥、饥中饱耳。盖饱则伤肺,饥则伤气,咸则伤筋,酸则伤骨,故每学淡食。食当熟嚼,使米脂入腹,勿使酒脂入肠。人之当食,须去烦恼暴数为烦,侵触为恼。如食五味,必不得暴嗔,多令人神惊,夜梦飞扬。每食不用重肉,喜生百病,常须少食肉,多食饭及少菹菜,并勿食生菜生米小豆陈臭物。勿饮浊酒食面,使塞气孔。勿食生肉,伤胃,一切肉惟须煮烂,停冷食之。食毕,当漱口数过,令人牙齿不败,口香。热食讫,以冷醋浆漱口者,令人口气常臭,作䘌齿病。又,诸热食咸物后,不得饮冷醋浆水,喜失声,成尸咽。凡热食汗出,勿当风,发痓头痛,令人目涩多睡。每食讫,以手摩面及腹,令津液通流。食毕,当行步踌躇,计使中数里来,行毕,使人以粉摩腹上数百遍,则食易消,大益人,令人能饮食,无百病,然后有所修为,为快也。饱食即卧,乃生百病。不消,成积聚。饱食仰卧,成气痞,作头风。触寒来者,寒未解食热,食成刺风。人不得夜食,又云夜勿过醉饱。食勿精思,为劳苦事,有损。余虚损人,常须日在巳时食讫,则不须饮酒,终身无干呕。勿食父母本命所属肉,令人命不长。勿食自己本命所属肉,令人魂魄飞扬。勿食一切脑,大损人。茅屋漏水堕诸脯肉上,食之成瘕约。暴肉作脯不肯乾者凡乾字旧本并作干,害人。祭神肉无故自动,食之害人。饮食上蜂行住,食之必有毒,害人。腹内有宿病,勿食鲮鲤鱼肉,害人。湿食及酒浆临上看视不见人物影者,勿食之,成卒注。若已食腹胀者,急以药下之。每十日一食葵,葵滑,所以通五脏拥气,又是菜之主,不用合心食之。又,饮酒不欲使多,多则速吐之为佳,勿令至醉,即终身百病不除。久饮酒者,腐烂肠胃,渍髓蒸筋,伤神损寿。醉,不可以当风向阳,令人发狂,又不可当风卧,不可令人扇凉,皆即得病也。醉,不可露卧及卧黍穰中,发癞疮。醉,不可强食,或发痈疽,或发痗,或生疮。醉饱,不可以走车马及跳踯。醉,不可以接房,醉饱交接,小者面黯咳嗽,大者伤绝脏脉,损命。凡人饥欲坐小便,若饱则立小便,慎之无病。又忍尿不便,膝冷成痹。忍大便不出,成气痔。小便勿努,令两足及膝冷。大便不用呼气及强努,令人腰疼目涩,宜任之佳。凡遇山水坞中出泉者,不可久居常食,作瘿病。又,深阴地冷水不可饮,必作痎疟。饮食以调,时慎脱着。凡人旦起着衣反者,便着之,吉。衣光者,当户三振之,曰殃去,吉。湿衣及汗衣皆不可久着,令人发疮及风瘙。大汗,能易衣佳,不易者急洗之,不尔令人小便不利。凡大汗,勿偏脱衣,喜得偏风,半身不遂。春天不可薄衣,令人伤寒霍乱,食不消,头痛。脱着既时,须调寝处。凡人卧,春夏向东,秋冬向西。头勿北卧,及墙北亦勿安床。凡欲眠,勿歌咏,不祥起。上床坐,先脱左足。卧勿当舍脊下。卧讫,勿留灯熘,令魂魄及六神不安,多愁怨。人头边勿安火炉,日久引火气,头重目赤,睛及鼻干。夜卧,当耳勿有孔,吹人即耳聋。夏不用露面卧,令人面皮厚,善成癣,或作面风。冬夜勿覆其头,得长寿。凡人眠,勿以脚悬踏高处,久成肾水,及损房足冷。人每见十步直墙,勿顺墙卧,风利吹人,发癫及体重。人卧,勿跂床悬脚,久成血痹,两足重,腰疼。又不得昼眠,令人失气。卧勿大语,损人气力。暮卧,常习闭口,口开即失气,且邪恶从口入,久而成消渴,及失血色。屈膝侧卧,益人气力,胜正偃卧。按孔子不尸卧,故曰睡不厌踧,觉不厌舒。凡人舒睡,则有鬼痛魔邪。凡眠,先卧心,后卧眼。人卧一夜,当作五度反覆,常逐更转。凡人夜魇,勿然灯唤之,定死无疑,暗唤之吉,亦不得近前急唤。夜梦恶,不须说,且以水面东方噀之,咒曰:恶梦着草木,好梦成宝玉。即无咎矣。又梦之善恶,并勿说为吉。

　　衣食寝处皆适,能顺时气者,始尽养生之道。故善摄生者,无犯日月之忌,无失岁时之和。须一日之忌,暮无饱食;一月之忌,晦无大醉;一岁之忌,暮无远行;终身之忌,暮无然烛行房。暮,常护气也。

　　凡气,冬至起于涌泉,十一月至膝,十二月至股,五月至腰,名三阳成;二月至膊,三月至项,四月至顶,纯阳用事。阴亦做此。故四月十月不得入房,避阴阳纯用事之月也。每冬至日,于北壁下厚铺草而卧,云受元气。每八月一日已后,即微火暖足,勿令下冷,无生意。常欲使气在下,勿欲泄于上。春冻未泮,衣欲下厚上薄。养阳收阴,继世长生;养阴收阳,祸则灭门。故云:冬时天地气闭,血气伏藏,人不可作劳出汗,发泄阳气,有损于人也。又云:冬日冻脑,春秋脑足俱冻。此圣人之常法也。春欲晏卧早起,夏及秋欲侵夜乃卧早起,冬欲早卧而晏起,皆益人。虽云早起,莫在鸡鸣前;虽言晏起，莫在日出后。凡冬月忽有大热之时，夏月忽有大凉之时，皆勿受之。人有患天行时气者，皆由犯此也。即须调气息，使寒热平和，即免患也。每当腊日，勿歌舞，犯者必凶。常于正月寅日烧白发，吉。凡寅日剪手甲，午日剪足甲，又烧白发，吉。

居处法第三

凡人居止之室，必须周密，勿令有细隙，致有风气得入。小觉有风，勿强忍。久坐，必须急急避之。久居不觉，使人中风。古来忽得偏风，四肢不随，或如角弓反张，或失音不语者，皆由忽此耳。身既中风，诸病总集，邪气得便，遭此致卒者，十中有九。是以大须周密，无得轻之，慎焉慎焉。所居之室，勿塞井及水渎，令人聋盲。

凡在家及外行，卒逢大飘风暴雨震电昏暗大雾，此皆是诸龙鬼神行动经过所致，宜入室闭户，烧香静坐，安心以避之，待过后乃出，不尔损人，或当时虽未苦，于后不佳矣。又阴雾中亦不可远行。

凡家中有经像，行来先拜之，然后拜尊长，每行至则峻坐焉。

凡居家，不欲数沐浴。若沐浴，必须密室，不得大热，亦不得大冷，皆生百病。冬浴，不必汗出霖霖，沐浴后不得触风冷。新沐发讫，勿当风，勿湿萦髻，勿湿头卧，使人头风眩闷，发秃面黑，齿痛耳聋，头生白屑。饥忌浴，饱忌沐。沐讫，须进少许食饮乃出。夜沐发，不食即卧，令人心虚，饶汗多梦。又夫妻不用同日沐浴。常以晦日浴，朔日沐，吉。凡炊汤经宿，用洗体成癣，洗面无光，洗脚即疼痛，作甌疃疮。热泔洗头，冷水濯之，作头风。饮水沐头，亦作头风。时行病新汗解，勿冷水洗浴，损心包，不能复。

凡居家，常戒约内外长幼，有不快即须早道，勿使隐忍，以为无苦,过时不知,便为重病,遂成不救。小有不好,即按摩捼捺,令百节通利,泄其邪气。凡人无问有事无事,常须日别蹋脊背四肢一度。头项苦,令熟蹋,即风气时行不能侵人。此大要妙,不可具论。

凡人居家及远行,随身常有熟艾一升,备急丸,辟鬼丸,生肌药,甘湿药,丁肿药、水银、大黄、芒硝、甘草、干姜、桂心、蜀椒。不能更蓄余药,此等常不可阙少。及一两卷百一备急药方,并带辟毒蛇蜂蝎毒药随身也。

凡人自觉十日已上康健,即须灸三数穴,以泄风气。每日必须调气补泻,按摩导引为佳,勿以康健,便为常然,常须安不忘危,预防诸病也。灸法当须避人神人神禁忌法在第二十九卷中。凡畜手力细累,春秋皆须与转泻药一度,则不中天行时气也。

卷之八十二　养性

按摩法第四

天竺国按摩　此是婆罗门法。

两手相捉纽捩，如沉手法；两手浅相叉，翻覆向胸；两手相捉共按脛，左右同；以手如挽五石力弓，左右同；两手相重，按脛，徐徐捩身，左右同；作拳向前筑，左右同；作拳却顿，此是开胸，左右同；如拓石法，左右同；以上反捶背上，左右同；两手据地，缩身曲脊，向上三举；两手抱头，宛转脛上，此是抽胁；大坐，斜身偏欹如排山，左右同；大坐，伸两脚，即以一脚向前虚掣，左右同；两手拒地，回顾，此虎视法，左右同；立地反拗，身三举；两手急相叉，以脚踏手中，左右同；起立，以脚前后虚踏，左右同；大坐，伸两脚，两当相手勾所申脚，着膝中，以手按之，左右同。

上十八势，但是老人日别能依此三遍者，一月后百病除，行及奔马，补益延年，能食，眼明轻健，不复疲乏。

老子按摩法

两手捺脛，左右捩身，二七遍；两手捻脛，左右纽肩，二七遍；两手抱头，左右纽腰，二七遍；左右挑头，二七遍；两手托头，三举之；一手抱头，一手托膝三折，左右同；一手托头，一手托膝，从下向上，三遍，左右同；两手攀头下向，三顿足；两手相捉，头上过，左右三遍；两手相叉，托心前，推却挽，三遍；两手相叉着心，三遍；曲腕筑

肋挽肘,左右亦三遍;左右挽,前右拔,各三遍;舒手挽项,左右二
遍;反手着膝,手挽肘,覆手着膝上,左右亦三遍;手摸肩,从上至下
使遍,左右同;两手空拳筑,三遍;两手相叉,反复搅,各七遍;外振
手三遍,内振三遍,覆手振,亦三遍;摩纽指,三遍;两手反摇,三遍;
两手相叉,上下纽肘无数,单用十呼;两手相耸,三遍;两手下顿,三
遍;两手相叉,头上过,左右申肋,十遍;两手拳反背上,掘脊上下,
亦三遍掘,揩之也。两手反捉,上下直脊,三遍;覆掌搦腕,内外振,三
遍;覆掌前耸,三遍;覆掌,两手相叉交横,三遍;覆掌,横直即耸,三
遍;若有手患冷,从上打至下,得热便休;舒左脚,右手承之,左右捺
脚,耸上至下,直脚,三遍,右手捺脚亦尔;前后捩足,三遍;左捩足,
右捩足,各三遍;前后却捩足,三遍;直脚,三遍;纽胜,三遍;内外振
脚,三遍;若有脚患冷者,打热便休;纽胜,以意多少,顿脚,三遍;却
直脚,三遍;虎据,左右纽肩,三遍;推天托地,左右三遍;左右排山
负山拔木,各三遍;舒手直前,顿申手,三遍;舒两手两膝,亦各三
遍;舒脚直反,顿申手,三遍;捩内脊外脊,各三遍。

调气法第五

　　彭祖曰:道不在烦,但能不思衣食,不思声色,不思胜负,不思
曲直,不思得失,不思荣辱。心无烦,形勿极,而无之以导引,行气
不已,亦可得长年,千岁不死。凡人不可无思,当以渐遣除之。

　　彭祖曰:和神导气养道,当得密室,闭户安床暖席,枕高二寸
半,正身偃卧,瞑目,闭气于胸膈中,以鸿毛着鼻上而不动,经三百
息,耳无所闻,目无所见,心无所思,如此则寒暑不能侵,蜂虿不能
毒,寿三百六十岁,此邻于真人也。每旦夕旦夕者,足阴阳转换之时。

凡旦,五更初暖气至,频频眼闭,是上生气至,名曰阳息而阴消;暮,日入后冷气至,凛凛然,时乃至床坐,睡倒,是下生气至,名曰阳消而阴息。且五更初暖气至,暮日入后冷气至,常出入天地日月山川河海人畜草木一切万物体中,代谢往来,无时休息进退,如昼夜之更迭,如海水之朝夕,是天地消息之道也。面向午,展两手于脚膝上,徐徐按捺肢节,口吐浊气,鼻引清气凡吐者去故气,亦名死气;纳者取新气,亦名生气。故《老子经》云玄牝之门,天地之根,绵绵若存,用之不勤,言口鼻天地之间,可以出纳阴阳死生之气也。良久,徐徐乃以手左托右托,上托下托,前托后托,瞋目张口,叩齿摩眼,押头拔耳,挽发放腰,咳嗽,发扬振动也。双作只作,反手为之。然意擎足仰振,数八十九十而止。仰下,徐徐定心,作禅观之法,闭目存思,想见空中太和元气,如紫云成盖,五色分明,下入毛际,渐渐入顶,如雨初晴,云入山,透皮入肉,至骨至脑,渐渐下入腹中,四肢五脏皆受其润,如水渗入地,若彻则觉腹中有声泪泪然,后专思存,不得外缘,斯须即觉元气达于气海,须臾则自达于涌泉,则觉身体振动,两脚踡曲,亦令床坐有声拉拉然,则名一通。一通二通,乃至日别得三通五通,则身体悦怿,面色光辉,鬓毛润泽,耳目精明,令人食美,气力强健,百病皆去,五年十岁,长存不忘,得满十万通,则去仙不远矣。人身虚无,但有游气,气息得理,即百病不生。若消息失宜,即诸疴竞起。善摄养者,须知调气方焉。调气方疗万病大患,百日生眉须,自余者不足言也。

　　凡调气之法,夜半后日中前气生,得调,日中后夜半前气死,不得调。调气之时,则仰卧床,铺厚软,枕高下共身平,舒手展脚,两握大拇指节,去身四五寸,两脚相去四五寸,数数叩齿,饮玉浆,引气从鼻入腹,足则停止,有力更取。久住气闷,从口细细吐出尽,远从鼻细细引入,出气一如前法。闭口,以心中数数,令耳不闻,恐有误乱,兼以手下筹,能至千则去仙不远矣。若夫阴雾恶风猛寒,勿取气也,但闭之。

若患寒热及卒患痈疽,不问日中,疾患未发前一食间即调。如其不得好瘥,明日依式更调之。

若患心冷病,气即呼出;若热病,气即吹出。若肺病即嘘出,若肝病即呵出,若脾病即唏出,若肾病即呬出。夜半后八十一,鸡鸣七十二,平旦六十二,日出五十四,辰时四十五,巳时三十六。欲作此法,先左右导引三百六十遍。

病有四种:一冷痹,二气疾,三邪风,四热毒。若有患者,安心调气,此法无有不瘥也。

凡百病不离五脏,各有八十一种疾。冷热风气,计成四百四病。事须识其相类,善以知之。

心脏病者,体冷热。相法:心色赤,患者梦中见人着赤衣,持赤刀杖火来怖人。疗法:用呼吹二气,呼疗冷,吹治热。

肺脏病者,胸背满胀,四肢烦闷。相法:肺色白,患者喜梦见美女美男诈亲附人,共相抱持,或作父母兄弟妻子。疗法:用嘘气出。

肝脏病者,忧愁不乐,悲思,喜头眼疼痛。相法:肝色青,梦见人着青衣,捉青刀杖,或狮子虎狼来恐怖人。疗法:用呵气出。

脾脏病者,体上游风习习,遍身痛,烦闷。相法:脾色黄,通土色,梦或作小儿击历人,邪犹人,或如旋风团转。治法:用唏气出。

肾脏病者,体冷阴衰,面目恶瘘。相法:肾色黑,梦见黑衣及兽物捉刀杖相怖。用呬气出。

冷病者,用大呼三十遍,细呼十遍。呼法:鼻中引气入,口中吐气出,当令声相逐,呼字而吐之。

热病者,用大吹五十遍,细吹十遍,吹如吹物之吹,当使字气声似字。

肺病者,用大嘘三十遍,细嘘十遍;肝病者,用大呵三十遍,细呵十遍;脾病者,用大唏三十遍,细唏十遍;肾病者,用大呬五十遍,细呬三十遍。此十二种调气法,若有病,依此法恭敬用心,无有不瘥。皆须左右导引三百六十遍,然后乃为之。

服食法第六论 方

论曰:凡人春服小续命汤五剂,及诸补散各一剂;夏大热,则服肾沥汤三剂;秋服黄芪等丸一两剂;冬服药酒两三剂,立春日则止。此法终身常尔,则百病不生矣。俗人见浅,但知钩吻之杀人,不信黄精之益寿,但识五谷之疗饥,不知百药之济命,但解施泻以生育,不能闭固以颐养,故有服饵方焉。

郄愔曰:夫欲服食,当寻性理所宜,审冷暖之适,不可见彼得力,我便服之。初御药,皆草木,次石,是为将药之大较也。所谓精粗相代,阶粗以至精者也。夫人从少至长,体习五谷,卒不可一朝顿遗之。凡服药物,为益迟微,则无充饥之验,然积年不已,方能骨髓填实,五谷居然而自断。今人多望朝夕之效,求目下之应,腑脏未充,便以绝粒,谷气始除,药未有用,又将御女,形神与俗无别,以此致弊,胡不怪哉?服饵大体,皆有次第。不知其术者,非止及有所损,卒亦不得其力。故服饵大法,必先去三虫。三虫既去,次服草药,好得药力,次服木药,好得力,讫,次服石药,依此次第,乃得遂其药性,庶事安稳,可以延龄矣。

去三虫丸方　生地黄汁三斗,东向灶苇火煎三沸,内清漆二升,以荆匕搅之,日移一尺,内真丹三两,复移一尺,内瓜子末三升,复移一尺,内大黄末三两,微火勿令焦,候可丸,丸如梧子大先食服一丸,日三。浊血下鼻中,三十日诸虫皆下,五十日百病愈,面色有光泽。

又方　漆二升　大黄六两,末　酒一升半　芜菁子三升,末

上四味,以微火合煎令可丸,如梧子大先食服三丸。十日浊血下出鼻中,三十日虫皆烂下,五十日身光泽,一年行及奔马,消息四体安稳,乃可服草药。其余法在三虫篇中备述。三虫篇见第十八卷中。

服天门冬方　天门冬曝干,捣下筛,食后服方寸匕,日三,可至十服。小儿服尤良,与松以若蜜丸服之,益善,惟多弥佳。

又方　捣取汁,微火煎取五斗,下白蜜一斗、胡麻炒末二升合煎,搅勿息,手可丸即止火,下大豆黄末,和为饼,径三寸,厚半寸,一服一枚,日三,百日已上得益。此方最上,妙包众方。一法酿酒服,始伤多无苦,多即吐去病也。方见第十四卷中。蒯道人年近二百而少,常告皇甫隆云:但取天门冬,去心皮,切,干之,酒服方寸匕,日三,令人不老,补中益气,愈百病也。天门冬生奉高山谷,在东岳名淫羊食,在中岳名天门冬,在西岳名管松,在南岳名百部,在北岳名无不愈,在原陆山阜名颠棘。虽然处处有之异名,其实一也。在北阴地者佳。取,细切,烈日干之。久服令人长生,气力百倍,治虚劳绝伤,年老衰损赢瘦,偏枯不随,风湿不仁,冷痹,心腹积聚,恶疮,痈疽肿,癞疾,重者周身脓坏,鼻柱败烂,服之皮脱虫出,颜色肥白。此无所不治,亦治阴痿,耳聋目暗,久服白发黑,齿落生,延年益命,入水不濡。服二百日后,恬泰疾损,拘急者缓,赢劣者强,二百日身轻,三年走及奔马,又三年心腹痼疾皆去。

服地黄方　生地黄五十斤熟捣,绞取汁,澄去滓,微火上煎减过半,内白蜜五升,枣脂一升,搅令相得,可丸乃止,每服如鸡子一枚,日三,令人肥白。

又方　地黄十斤细切,以醇酒二斗渍三宿,出,曝干,反复内渍,取酒尽止,加甘草巴戟天厚朴干漆覆盆子各一斤,捣下筛,食后酒服方寸匕,日三,加至二匕,使人老者还少,强力,无病延年。

作熟干地黄法

采地黄,去其须叶及细根,捣绞取汁,以渍肥者,着甑中,土若米无在已盖上,蒸之一时,出,曝燥,更内汁中,又蒸,汁尽止,便干之,亦可直切蒸之半日,数以酒洒之使周匝,至夕出,曝干可捣,蜜丸服之。

种地黄法

先择好地黄赤色虚软者,深耕之,腊月逆耕,冻地弥好,择肥大好地黄根切,长四五分至一二寸许,一斛可种一亩,二三月种之,作畦畔相去一尺,生后随锄壅,数耘之,至九月十月,视其叶小衰乃掘取,一亩得二十许斛。择取大根,水净洗,其细根乃剪头尾辈,亦洗取之,日曝令极燥小腸,乃以竹刀切长寸余许,白茅露甑下蒸之,密盖上,亦可囊盛土填之,从旦至暮,当黑不尽黑者,明日又择取蒸之。先时已捣其细碎者取汁,铜器煎之如薄饴,遂以地黄内汁中周匝,出,曝干又内,汁尽止。率百斤生者令得一二十斤。取初八月九月中掘者,其根勿令大老,强蒸则不消尽,有筋脉。初以地黄内甑中时,次用铜器承其下,以好酒淋地黄上令匝,汁后下入器中,取以并和煎汁,佳。

黄精膏方

黄精一石,去须毛,洗令净洁,打碎,蒸令好熟,押得汁,复煎去游水,得一斗,内干姜末三两,桂心末一两,微火煎,看色郁郁然欲黄,便去火待冷,盛不津器中,酒五合和服二合,常未食前,日二服。旧皮脱,颜色变光,花色有异,鬓发更改。欲长服者,不须和酒,内生大豆黄,绝谷食之,不饥渴,长生不老。

服乌麻法

取黑皮真檀色者乌麻,随多少水拌令润,勿过湿,蒸令气遍,即出曝干,如此九蒸九捣,去上皮,未食前和水若酒服二方寸匕,日二,渐渐不饥绝谷,久服百病不生,常服延年不老。

饵柏实方　柏子仁二升,捣令细,淳酒四升渍,搅如泥,下白蜜二升,枣膏三升,捣令可丸,入干地黄末白术末各一升,搅和,丸如梧子,每服三十丸,日二服,二十日万病皆愈。

饵松子方　七月七日采松子,过时即落,不可治,服方寸匕,日三四,一云一服三合,百日身轻,二百日行五百里,绝谷,服升仙。渴饮水。亦可和脂服之。若丸如梧桐子大,服十丸。

服松脂方　百炼松脂下筛,以蜜和,内筒中,勿令中风,日服如博棋子一枚博棋长二寸,方一寸,日三,渐渐月别服一斤,不饥延年。亦可醇酒和白蜜如饧,日服一二两至半斤。

凡取松脂,老松皮自有聚脂者最第一,其根下有伤折处不见日月者得之,名曰阴脂,弥良。惟衡山东行五百里有大松,皆三四十围,乃多脂。又法:五月刻大松阳面使向下二十四株,株可得半升,亦煮其老节根处,有脂得用。《仙经》云:常以三月入衡山之阴,取不见日月松脂,炼而饵之,即不召而自来,服之百日,耐寒暑,二百日五脏补益，服之五年，即见西王母。《仙经》又云：诸石所生三百六十五山，其可食者，满谷阴怀中松脂耳。其谷正从衡山岭直东四百八十里，当横捷，正在横岭东北，行过其南，入谷五十里，穷穴有石城白鹤，其东方有大石四十余丈，状如白松，松下二丈有小穴，东入山，有丹砂，可食，其南方阴中有大松，大三十余围，有三十余株，不见日月，皆可取服之。

采松脂法　以日入时，破其阴以取其膏，破其阳以取其脂，脂膏等分食之，可以通神灵。凿其阴阳为孔，令方五寸，深五寸，还以皮掩其孔，无令风入，风入则不可服。以春夏时取之，取讫封塞勿泄，以泥涂之。东北行丹砂穴有阴泉，水可饮此。弘农车君以元封元年入北山，食松脂，十六年复下，居长安东市。在上谷牛头谷，时往来至秦岭上，年常如三十者。

炼松脂法　松脂七斤，以桑灰汁一石煮脂三沸，接置冷水中，凝复煮之，凡十遍，脂白矣。可服。今谷在衡州东南攸县界，此松脂与天下松脂不同。

饵茯苓方　茯苓十斤去皮，酒渍，密封，下十五日出之，取服如博棋，日三。亦可屑服方寸匕。凡饵茯苓，皆汤煮四五沸，或以水渍六七日。

茯苓酥方

茯苓五斤，灰汁煮十遍，浆水煮十遍，清水煮十遍　松脂五斤，煮如茯苓法，每次煮四十遍　白蜜三斤，煎令沫尽　生天门冬五斤，去心皮，曝干，作末　蜡　牛酥各二斤，炼三十遍

上六味各捣筛，以铜器重汤上，先内酥，次蜡，次蜜，消讫内药，急搅勿住，手务令大均，内瓷器中，密封勿令泄气。先一日不食，欲

不食,先须吃好美食令极饱,然后绝食,即服二两,二十日后服四两,又二十日后八两,细丸之,以咽中下为度。第二度以四两为初,二十日后八两,又二十日二两。第三度服以八两为初,二十日二两,二十日四两。合一百八十日药成。自后服三丸将补,不服亦得,恒以酥蜜消息之,美酒服二升为佳。合药须取四时王相日,特忌刑杀厌及四激休废等日,大凶。此彭祖法。

茯苓膏方《千金翼》名凝灵膏

茯苓净去皮　松脂二十四斤　松子仁　柏子仁各十二斤

上四味皆依法炼之,松柏仁不炼,捣筛,白蜜二斗四斤内铜器中,汤上微火煎一日一夕,次第下药,搅令相得,微火煎七日七夜止,丸如小枣,每服七丸,日三。欲绝谷,顿服取饱,即得轻身,明目不老。此方后一本有茯苓酥、杏仁酥、地黄酥三方,然诸本并无。又《千金翼》中已有,今更不添录。

服枸杞根方主养性退龄

枸杞根切一石,水一石二斗煮取六斗,澄清,煎取三升,以小麦一斗干净择,内汁中渍一宿,曝二,往反令汁尽,曝干捣末,酒服方寸匕,日二。一年之中,以二月八月各合一剂,终身不老。

枸杞酒方　枸杞根一百二十斤切,以东流水四石煮一日一夜,取清汁一石,清曲,一如家酝法,熟,取清,贮不津器中,内干地黄末二斤半,桂心、干姜、泽泻、蜀椒末各一升,商陆末二升,以绢袋贮,内酒底,紧塞口,埋入地三尺,坚覆上。三七日,沐浴,整衣冠再拜,平晓向甲寅地日出处开之,其酒赤如金色,且空腹服半升,十日万病皆愈,三十日瘢痕灭。恶疾人,以水一升和酒半升,分五服,愈。

《千金翼》又云:若欲服石者,取河中青白石如枣杏大者二升,以水三升煮一沸,以此酒半合置中,须臾即熟,可食。

饵云母水方疗万病

上白云母二十斤薄擘,以露水八斗作汤,分半洮洗云母,如此再过,又取二斗作汤,内芒硝十斤,以云母木器中渍之,二十日出,绢袋盛,悬屋上,勿使见风日,令燥,以水渍鹿皮为囊,揉挺之,从旦至日中,乃以细绢下筛,滓复揉挺,令得好粉五斗,余者弃之。取粉一斗,内崖蜜二斤,搅令如粥,内生竹筒中,薄削之,漆固口,埋北垣南岸下,入地六尺,覆上,春夏四十日,秋冬三十日,出之,当如漆为成。若洞洞不消者,更埋三十日,出之。先取水一口,内药一合搅和,尽服之,日三,水寒温尽自在。服十日,小便当变黄,此先疗劳气风疹也;二十日,腹中寒澼消;三十日,龋齿除,更新生;四十日,不畏风寒;五十日,诸病皆愈,颜色日少,长生神仙。吾自验之,所以述录。

炼钟乳粉法　钟乳一斤,不问厚薄,但取白净光色好者即任用,非此者不堪用。先泥铁铛可受四五斗者为灶,贮水令满,去口三寸,内乳着金银瓷盏中,任有用之,乃下铛中,令水没盏上一寸余,即得常令如此,勿使出水也。微火烧,日夜不绝,水欲竭即添成暖水,每一周时辄易水洗铛并洮乳,七日七夜出之,净洮干,内瓷钵中,玉椎缚格少着水研之,一日一夜,急着水搅令大浊,澄取浊汁,其乳粗者自然着底。作末者,即自作浊水出,即经宿澄取其粗着底者,准前法研之。凡五日五夜,皆细逐水作粉,好用澄炼,取曝干,即更于银钵中研之二日,候入肉水洗不落者佳。

钟乳散　治虚羸不足,六十已上人瘦弱不能食者,百病方。

上党人参　石斛　干姜各三分　钟乳粉成炼者三两

上四味捣下筛三味，与乳合和相得，均分作九贴，平旦空腹温醇酒服一贴，日午后服一贴，黄昏后服一贴，三日后准此服之。凡服此药，法皆三日一剂，三日内止食一升半饭，一升肉，肉及饭惟烂，不得服葱、豉。问曰：何故三日少食，勿得饱也？答曰：三夜乳在腹中，熏补脏腑，若此饱食，即推药出腹，所以不得饱食也。何故不得生食？由食生，故即损伤药力，药力既损，脂肪亦伤，所以不得食生食也。何故不得食葱、豉？葱、豉杀药，故不得食也。三日服药既尽，三日内须作羹食补之，任意所便，仍不用葱、豉及硬食也。三日补讫，还须准式服药如前。尽此一斤乳讫，其气力当自知耳。不能具述，一得此法，其后服十斤，任意方便可知也。

西岳真人灵飞散方

云母粉一斤　茯苓八两　钟乳粉　柏子仁　人参《千金翼》作白术　续断　桂心各七两　菊花十五两　干地黄十二两

上九味为末，生天门冬十九斤取汁溲药，内铜器中，蒸一石二斗黍米下，米熟，曝干为末，先食饮服方寸匕，日一。三日力倍，五日血脉充盛，七日身轻，十日面色悦泽，十五日行及奔马，三十日夜视有光，七十日白发尽落，故齿皆去。更取二十一匕，白蜜和，捣二百杵，丸如桐子大，作八十一枚，曝干，丸皆映彻如水精珠。欲令发齿复生者，吞七枚，日三服即出，发未白，齿不落者，但服尽三百年，乃白，如前法服。已白者饵药，至七百年乃落。入山，日吞七丸，绝谷不饥。余得此方已来，将逾三纪，顷者心美而悦之，疑而未敢措手。积年询访，屡有好名人曾饵得力，遂服之，一如方说。但能业之不已，功不徒弃耳。

卷之八十三　养性

黄帝杂忌法第七

旦起勿开目洗面，令人目涩失明饶泪。清旦常言善事，勿恶言，闻恶事即向所来方三唾之，吉。又勿嗔怒，勿叱咤咄呼，勿嗟叹，勿唱奈何，名曰请祸。勿立膝坐而交臂膝上，勿令发覆面，皆不祥。勿举足向火，勿对灶骂詈。凡行立坐勿背日，吉。勿面北坐久思，不祥起。凡欲行来，常存魁纲在头上，所向皆吉。若欲征战，存斗柄在前以指敌，吉。勿面北冠带，凶。勿向西北唾，犯魁光神，凶。勿咳唾，唾不用远，成肺病，令人手足重及背痛咳嗽。亦勿向西北大小便，勿杀龟蛇，勿怒目视日月，善令人失明。行及乘马，不用回顾，则神去人不用，鬼行踟粟。凡过神庙，慎勿辄入，入必恭敬，不得举目恣意顾瞻，当如对严君焉，乃得享其福耳，不尔速获其祸。亦不得返首顾视神庙。忽见龙蛇，勿兴心惊怪，亦勿注意瞻视。忽见鬼怪变异之物，即强抑之勿怪，咒曰：见怪不怪，其怪自坏。又路行及众中见殊妙美女，慎勿熟视而爱之，此当魑魅之物，使人深爱，无问空山旷野稠人广众之中皆亦如之。凡山水有沙虱处，勿在中浴，害人。欲渡者，随驴马后急渡，不伤人。有水弩处，射人影即死，欲渡水者以物打水，其弩即散，急渡，不伤。凡诸山有孔穴，入采宝者，惟三月九月，余月山闭气交，犯死。凡人空腹，不用见尸臭气入鼻，舌上白起，口常臭。欲见尸者，皆须饮酒见之，能辟毒。远行触热，途中逢河勿洗面，生乌點。

房中补益第八

论曰：人生四十已下，多有放恣，四十已上，即顿觉气力一时衰退。衰退既至，众病蜂起，久而不治，遂至不救。所以彭祖曰：以人疗人，真得其真。故年至四十，须识房中之术。夫房中术者，其道甚近而人莫能行。其法一夕御十人，闭固为谨，此房中之术毕矣。兼之药饵，四时勿绝，则气力百倍，而智慧日新。然此方之作也，非欲务于淫佚，苟求快意，务存节欲，以广养生也，非苟欲强身以行女色以纵情，意在补益以遣疾也，此房中之微旨也。是以人年四十已下即服房中之药者，皆所以速祸，慎之慎之。故年未满四十者，不足与论房中之事。欲心未止，兼饵补药，倍力耗丧，不过半年，精髓枯竭，惟向死近，少年极须慎之。人年四十已上，常固精养炁不耗，可以不老。又饵云母，足以愈疾延年。人年四十已上，勿服泻药，常饵补药，大佳。昔黄帝御女一千二百而登仙，而俗人以一女伐命，知与不知，岂不远矣？其知道者，御女苦不多耳。凡妇人不必须有颜色妍丽，但得少年未经生乳多肌肉益也。若足财力，选取细发，目睛黑白分明，体柔骨软，肌肤细滑，言语声音和调，四肢骨节皆欲足肉而骨不大，其体及腋皆不欲有毫，有毫当软细，不可极于相者。但蓬头蝇面，槌顶结喉，雄声大口，高鼻麦齿，目精浑浊，口颔有毫，骨节高大，发黄少肉，隐毫多而且强，又生逆毫，此相不可，皆贼命损寿也。凡御女之道，不欲令气未感动，阳气微弱，即以交合。必须先徐徐调和，使神意感良久，乃可令得阴气，阴气推之，须臾自强，所谓弱而内迎，坚急出之。进退欲令疏迟，情动而止，不可高自投掷，颠倒五脏，伤绝精脉，生致百病。但数交而慎密者，诸病皆愈，年寿日益，去仙不远矣，不必九一三五之数也。能百接而不施泻者，长生矣。若御女多者，可采气。采气之道，但深接勿动，便良久气上面热，以口相当，引取女气而吞之。可疏疏进退，意动便止，缓息瞑目，偃卧道引，身体更强，可复御他女也。数数易女，则得益多。人常御一女，阴气转弱，为益亦少。阳道法火，阴家法水，水能制火，阴亦消阳，久用不止，阴气逾阳，阳则转损，所得不补所失。但能御十二女而不复施泻者，令人不老，有美色。若御九十三女而自固者，年万岁矣。凡精少则病，精尽则死，不可不思，不可不慎。数交而一泻，精气随长，不能使人虚也。若不数交，交而即泻，则不得益泻之，精气自然生长，但迟微，不如数交接不泻之速也。凡人习交合之时，常以鼻多内气，口微吐气，自然益矣。交会毕蒸热，是得气也。以菖蒲末三分白梁粉傅磨令燥，既使强盛，又湿疮不生也。凡欲施泻者，当闭口张目，闭气，握固两手，左右上下缩鼻取气，又缩下部及吸腹，小偃脊膂，急以左手中两指抑屏翳穴，长吐气，并琢齿千遍，则精上补脑，使人长生。若精妄出，则损神也。《仙经》曰：令人长生不老。先与女戏，饮玉浆，玉浆，口中津也，使男女感动，以左手握持，思存丹田，中有赤气，内黄外白，变为日月，徘徊丹田中，俱入泥垣，两半合成一，因闭气深内，勿出入，但上下，徐徐咽气，情动欲出，急退之，此非上士有智者不能行也。其丹田在脐下三寸。泥垣者在头中对两目直入内。思作日月想，合径三寸许，两半放形而一，谓日月相揽者也。虽出入，仍思念所作者勿废，佳也。又曰：男女俱仙之道，深内勿动，精思脐中赤色大如鸡子形，乃徐徐出入，情动乃退，一日一夕可数十为定，令人益寿。男女各息意共存思之,可猛念之。

御女之法,能一月再泄,一岁二十四泄,皆得二百岁,有颜色,无疾病。若加以药,则可长生也。人年二十者四日一泄,三十者八日一泄,四十者十六日一泄,五十者二十日一泄,六十者闭精勿泄。若体力犹壮者,一月一泄。凡人气力自有盛而过人者,亦不可抑忍,久而不泄,致生痈疽。若年过六十强有数旬不得交合,意中平平者,自可闭固也。

昔贞观初,有一野老年七十余,诣余,云:数日来阳气益盛,思与家姬昼寝,春事皆成。未知垂老有此为善恶耶?余答之曰:是大不祥。子独不闻膏火乎?夫膏火之将竭也,必先暗而后明,明止则灭。今足下年迈桑榆,久当闭精息欲,兹忽春情猛发,岂非反常耶?窃为足下忧之,子其勉欤!后四旬,发病而死。此其不慎之效也。如斯之辈非一,且疏一人,以勖将来耳。

所以善摄生者,凡觉阳事辄盛,必谨而抑之,不可纵心竭意以自贼也。若一度制得,则一度火灭,一度增油。若不能制,纵情施泻,即是膏火将灭,更去其油,可不深自防?所患人少年时不知道,知道亦不能信行之,至老乃知道,便以晚矣,病难养也。晚而自保,犹得延年益寿。若年少壮而能行道者,得仙速矣。或曰:年未六十,当闭精守一,为可尔否?曰:不然。男不可无女,女不可无男。无女则意动,意动则神劳,神劳则损寿。若念真正无可思者,则大佳,长生也。然而万无一有,强抑郁闭之,难持易失,使人漏精尿浊,以致鬼交之病,损一而当百也。其服食药物,见别卷中。

御女之法,交会者当避丙丁日,及弦望晦朔,大风大雨大雾大寒大暑,雷电霹雳,天地晦冥,日月薄蚀,虹蜺地动,若御女则损,人神不吉,损男百倍,令女得病,有子必颠痴顽愚,瘖痖聋聩,挛跛盲眇,多病短寿,不孝不仁。又避日月星辰,火光之下,神庙佛寺之中,井灶圊厕之侧,冢墓尸柩之傍,皆所不可。夫交合如法,则有福德大智善人降托胎中,仍令性行调顺,所作和合,家道日隆,祥瑞竞集;若不如法,则有薄福愚痴恶人来托胎中,仍令父母性行凶险,所作不成,家道日否,殃咎屡至,虽生成长,家国灭亡。夫祸福之应,有如影响,此乃必然之理,可不再思之?若欲求子者,但待妇人月经绝后一日三日五日,择其王相日,及月宿在贵宿日,以生气时夜半后乃施泻,有子皆男,必寿而贤明高爵也。以月经绝后二日四日六日施泻,有子必女。过六日后勿得施泻,既不得子,亦不成人。

王相日

春甲乙　夏丙丁　秋庚辛　冬壬癸

月宿日

正月:一日、六日、九日、十日、十一日、十二日、十四日、二十一日、二十四日、二十九日

二月:四日、七日、八日、九日、十日、十二日、十四日、十九日、二十二日、二十七日

三月:一日、二日、五日、六日、七日、八日、十日、十七日、二十日、二十五日

四月:三日、十二日、五日、六日、八日、十日、十五日、十八日、二十二日、二十八日

五月:一日、二日、三日、四日、五日、六日、十二日、十五日、二十日、二十五日、二十八日、二十九日、三十日

六月:一日、三日、十日、十三日、十八日、二十三日、二十六日、

二十七日、二十八日、二十九日

七月：一日、八日、十一日、十六日、二十一日、二十四日、二十五日、二十六日、二十七日、二十九日

八月：五日、八日、十日、十三日、十八日、二十一日、二十二日、二十三日、二十四日、二十五日、二十六日

九月：二日、六日、十一日、十六日、十九日、二十日、二十一日、二十二日、二十四日

十月：一日、四日、九日、十日、十四日、十七日、十八日、十九日、二十日、二十二日、二十三日、二十九日

十一月：一日、六日、十一日、十四日、十五日、十六日、十七日、十九日、二十六日、二十九日

十二月：四日、九日、十二日、十三日、十四日、十五日、十七日、二十四日

若合，春甲寅乙卯，夏丙午丁巳，秋庚申辛酉，冬壬子癸亥。与此上件月宿日合者尤益。

黄帝杂禁忌法曰：人有所怒，血气未定，因以交合，令人发痈疽。又不可忍小便交合，使人淋，茎中痛，面失血色。及远行疲乏来入房，五劳虚损，少子。且妇人月事未绝而与交合，令人成病，得白驳也。水银不可近阴，令人消缩。鹿猪二脂不可近阴，令阴痿也。

卷之八十四　平脉方

平脉大法第一论七条

论曰：夫脉者，医之大业也。既不深究其道，何以为医者哉？是以古之哲医，寤寐俯仰，不与常人同域，造次必于医，颠沛必于医，故能感于鬼神，通于天地，可以济众，可以依凭。若与常人混其波澜，则庶事堕坏，使夫物类将何仰焉？由是言之，学者必当屏弃俗情，凝心于此，则和鹊之功，因兹可得而致也。

经曰：诊脉之法，常以平旦。阴气未动，阳气未散，饮食未进，经脉未盛，络脉调均，气血未乱，故乃可诊有过之脉《脉经》云：过此非也。均脉动静而视精明，察五色，观五脏有余不足，六腑强弱，形之盛衰，可以此参互，诀生死之分也。

又曰：平脉者，皆于平旦。勿食勿语，消息体气，设有所作，亦如食顷，师亦如之。既定，先诊寸口，初重指切骨，定毕便渐举指，令指不厚不薄，与皮毛相得，如三菽之重，于轻重之间，随人强弱肥瘦，以意消息进退，举按之宜，称其浮沉。诸类应于四时五行，与人五脏相应，不尔者，以其轻重相薄，寻状论寒暑得失。

凡人禀形，气有中适，有躁静，各各不同。气脉潮动，亦各随其性韵，故一呼而脉再至，一吸而脉再至，呼吸定息之间复一至，合为五至，此为平和中适者也。春秋日夜正等，无余分时也。其余日则其呼而脉至多，吸而脉至少，或吸而脉至多，呼而脉至少，此则不同,如冬夏日夜长短之异也。凡气脉呼吸,法昼夜变通,效四时,然于呼吸定息应五至之限,无有亏僻,犹晷刻与四时有长短,而岁功日数无遗也。若人有赢有壮,其呼吸虽相压遏,而昼夜息度随其漏刻,是谓呼吸象昼夜,变通。

夫诊脉,当以意先自消息,压取病人呼吸以自同,而后察其脉数,计于定息之限。五至者为平人,若有盈缩,寻状论平源之所宜也。

问曰:何谓三部脉?答曰:寸关尺也。凡人修短不同,其形各异。有尺寸分三关之法,从肘腕中横文至掌鱼际后文,却而十分之,而入取九分,是为尺。从鱼际后文却还度取十分之一,则是寸。寸十分之而入取九分之中,则寸口也。此处其骨自高,故云阴得尺内一寸,阳得寸内九分。从寸口入却行六分为关分,从关分又入六分为尺分。

又曰:从鱼际至高骨却行一寸,其中名曰寸口。从寸口至尺,名曰尺泽,故曰尺寸。寸后尺前名曰关,阳出阴入,以关为界,如天地人为三界。寸主射上焦头及皮毛者手上部,关主射中焦腹及腰中部,尺主射下焦小腹至足下部。此为三部法,象三才天地人,头腹足为三元也。夫十二经皆有动脉,独取寸口,以决五脏六腑死生吉凶之候者,何谓也?然寸口者,脉之大会,手太阴之动脉也。人一呼脉行三寸,一吸脉行三寸,呼吸定息,脉行六寸。人一日一夜凡一万三千五百息,脉行五十度,周于其身,漏水下百刻,荣卫行阳二十五度,行阴亦二十五度,为一周晬时也,故五十度而复会于手太阴。太阴者,寸口也,即五脏六腑之所终始,故法取于寸口。人有三百六十脉,法三百六十日也。

诊五脏脉轻重法第二

初持脉如三菽之重，与皮毛相得者，肺部_金，秋三月，庚辛之气。

如六菽之重，与血脉相得者，心部_火，夏三月，丙丁之气。

如九菽之重，与肌肉相得者，脾部_{土王四季}，季夏六月，戊己之气。

如十二菽之重，与筋平者，肝部_木，春三月，甲乙之气。

按之至骨，举之来疾者，肾部_水，冬三月，壬癸之气。

心肺俱浮，何以别之？然。浮而大散者心也_{象火浮散}，浮而短涩者肺也_{象金浮涩}。

肾肝俱沉，何以别之？然。牢而长者肝也_{如卉生苗吐颖}。

濡而大举指来实者肾也_{濡弱如水举重胜船}。

脾者中州，故其脉在中，是阴阳之脉也_{《千金翼》云：迟缓而长者脾也}。

指下形状第三

浮脉，举之有余，按之不足_{浮于指下}。沉脉，举之不足，按之有余_{重按之乃得}。涩脉，细而迟，往来难且散，或一止复来_{一曰浮而短，一曰短而止，或如散}。滑脉，往来前却，流利展转，替替然与数相似_{一曰浮中如有力，一曰漉漉如欲脱}。洪脉，极大在指下_{一曰浮而大}。细脉，小大于微，常有但细耳。微脉，极细而软，或欲绝，若有若无_{一曰小也，一曰手下快，一曰薄，一曰按之如欲盛也}。弦脉，举之无力，按之如张弓弦状_{一曰如张弓弦，按之不移，又曰浮紧弓为弦也}。紧脉，数如切绳状_{一曰如转索之无常}。迟脉，呼吸三至，去来极迟_{一曰举之不足，按之尽牢，一曰按之尽牢，举之无有}。数脉，去来促急_{一曰一息云五至，一曰数者尽之}

名。缓脉，去来亦迟，小驶于迟一曰浮大而软，阴与阳同著。弱脉，极软而沉细，按之欲绝指下一曰按之乃得，举之即无。动脉，见于关上，无头尾，大如豆，厥厥动摇。伏脉，极重指着骨乃得一曰关上沉不出名曰伏，一曰手下裁动，一曰按之不足，举之无有。芤脉，浮大而软，按之中央空，两边实一曰指下无，两傍有。软脉，极软而浮细一曰按之无有，举之有余，一曰细小如软。《千金翼》软作濡。虚脉，迟大而软，按之不足隐指，豁豁然空。实脉，大而长，微强，按之隐指幅幅然一曰沉浮皆得。促脉，来去数，时一止。结脉，往来缓，时一止复来，脉结者生。代脉，来数中止，不能自还，因而复动，脉代者死。散脉，大而散，散者气实血虚，有表无里。革脉，有似沉伏，实大而长，微弦《千金翼》以革为牢。弦与紧相类，软与弱相类，浮与芤相类又曰浮与洪相类，微与涩相类，沉与伏相类，缓与迟相类又曰软与迟相类，革与实相类《翼》作牢与实相类，滑与数相类。

五脏脉所属第四

心部在左手关前寸口亦名人迎。肝部在左手关上。肾部在左手关后尺中。

肺部在右手关前寸口亦名气口。脾部在右手关上。肾部在右手关后尺中。《脉法赞》云：

心肝出左，脾肺出右。肾与命门，俱出尺部。魂魄谷神，皆见寸口。左主司官，右主司府。左大顺男，右大顺女。关前一分，人命之主。左为人迎，右为气口。神门决断，两在关后。人无二脉，病死不愈。诸经损减，各随其部。三阴三阳一云按察阴阳，谁先谁后。阴病治官，阳病治府府，外也。奇邪所舍，如何捕取。审而知之，针入病愈。

脉有三部，阴阳相乘。荣卫气血，而行人躬。呼吸出入，上下于中。因息游布，津液流通。随时动作，效象形容。春弦秋浮，冬沉夏洪。察色观脉，大小不同。一时之间，变无经常。尺寸参差，或短或长。上下乖错，或存或亡。病辄改易，进退低昂。心迷意惑，动失纪纲。愿为缕陈，令得分明。师曰：子之所问，道之根源。脉有三部，尺寸及关。荣卫流行，不失衡铨。肾沉心洪，肺浮肝弦。此自常经，不失铢分。出入升降，漏刻周旋。水下二刻，脉一周身。旋复寸口，虚实见焉。变化相乘，阴阳相干。风则浮虚，寒则紧弦。沉潜水畜，支饮急弦。动弦为痛，数洪热烦。设有不应，知变所缘。三部不同，病各异端。太过可怪，不及亦然。邪不空见，终必有奸。审察表里，三焦别分。知邪所舍，消息诊看。料度腑脏，独见若神。

分别病形状第五

脉数则在腑，迟在脏。脉长而弦，病在肝《脉经》作出于肝。脉小血少，病在心扁鹊云：脉大而洪，出于心。脉下坚上虚，病在脾胃。脉滑一作涩而微浮，病在肺。脉大而坚，病在肾扁鹊云：小而紧。脉滑者，多血少气。脉涩者，少血多气。脉大者，血气俱多，又云脉来大而坚者，血气俱实。脉小者，血气俱少，又云脉来细而微者，血气俱虚。沉细滑疾者热，迟紧为寒《脉经》云：洪数滑疾为热，涩迟沉细为寒。脉盛滑紧者，病在外，热。脉小实而紧者，病在内，冷。脉小弱而涩，谓之久病。脉滑浮而疾者，谓之新病。脉浮滑，其人外热，风走刺，有饮，难治。脉沉而紧，上焦有热，下寒，得冷即便下。脉沉而细，下焦有寒，小便数，时苦绞痛，下利重。脉浮紧且滑直者，外热内冷,不得大小便。脉洪大紧急,病速进在外,苦头发热痛肿。脉细小紧急,病速进在中,寒,为疝瘕积聚,腹中刺痛。脉沉重而直前绝者,病血在肠间。脉沉重而中散者,因寒食成癥。脉直前而中散绝者,病消渴又云:病浸淫疮。脉沉重,前不至寸口,徘徊绝者,病在肌肉,遁尸。脉左转而沉重者,气微,伤在胸中。脉右转出不至寸口者,内有肉癥。脉累累如贯珠,不前至,有风寒在大肠伏留不去。脉累累如止不至,寸口软者,结热在小肠膜中伏留不去。脉直前左右弹者,病在血脉中,胚血也。脉后而左右弹者,病在筋骨中也。脉前大后小,即头痛目眩。脉前小后大,即胸满短气。上部有脉,下部无脉,其人当吐,不吐者死。上部无脉,下部有脉,虽困无所苦。夫脉者,血之府也。长则气治,短则气病。数则烦心,大则病进。上盛则气高,下盛则气胀。代则气衰,细《太素》作滑则气少,涩则心痛。浑浑革革,至如涌泉,病进而危。蝉蝉绰绰,其去如弦绝者,死。短而急者病在上,长而缓者病在下。沉而弦急者病在内,浮而洪大者病在外。脉实者病在内,脉虚者病在外。在上为表,在下为里。浮为在表,沉为在里。滑为实为下又为阳气衰,数为虚为热,浮为风为虚,动为痛为惊,沉为水为实又为鬼疰,弱为虚为悸。迟则为寒,涩则少血,缓则为虚,洪则为气一作热,紧则为寒。弦数为疟,疟脉自弦。弦数多热,弦迟多寒。微则为虚,代散则死。弦为痛痹一作浮为风疰,偏弦为饮,双弦则胁下拘急而痛,其人涩涩恶寒。脉大,寒热在中。伏者霍乱。安卧脉盛,谓之脱血。凡亡汗,肺中寒,饮冷水,咳嗽下利,胃中虚冷,此等其脉并紧。浮而大者,风。浮大者,中风头重鼻寒。浮而缓,皮肤不仁,风寒入肌肉。滑而浮散者,瘫痪风。滑,为鬼疰。涩而紧,痹病。浮洪大长者,风眩癫疾。大坚疾者,癫病。弦而钩,胁下如刀刺,状如蜚尸,至困不死。紧而急者,遁尸。洪大者,伤寒热病。浮洪大者,伤寒,秋吉,春成病。浮而滑者,宿食。浮滑而疾者,食不消,脾不磨。短疾而滑,酒病。浮而细滑,伤饮。迟而涩,中寒,有癥结。快而紧,积聚,有击痛。弦急,疝瘕,小腹痛,又为癖病—作疝病。迟而滑者,胀。盛而急,曰胀。弦小者,寒澼。沉而弦者,悬饮内痛。弦数,有寒饮,冬夏难治。紧而滑者,吐逆。小弱而涩,胃反。迟而缓者,有寒。微而紧者,有寒。沉而迟,腹藏有冷病。微弱者,有寒少气。实紧,胃中有寒,若不能食,时时利者,难治—作时时呕利难治。滑数,心下结,热盛。滑疾,胃中有热。缓而滑,曰热中。沉而急,病伤暑,暴发虚热。浮而绝者,气。辟大而滑,中有短气。浮短者,其人肺伤,诸气微少,不过一年死,法当嗽也。沉而数,中水,冬不治自愈。短而数,心痛心烦。弦而紧,胁痛脏伤,有瘀血—作有寒血。沉而滑,为下重,亦为背膂痛。脉来细而滑,按之能虚,因急持直者,僵仆,从高堕下,病在内。微浮,秋吉,冬成病。微数,虽甚不成病,不可劳。浮滑疾紧者,以合百病,久易愈。阳邪来见,浮洪。阴邪来见,沉细。水谷来见,坚实。脉来乍大乍小,乍长乍短者,为祟。脉来洪大嫋嫋者,祟。脉来沉沉泽泽,四肢不仁而重,土祟。脉与肌肉相得,久持之至者,可下之。弦小紧者,可下之。紧而数,寒热俱发,必下乃愈。弦迟者,宜温药。紧数者,可发其汗。

三关主对法第六

诸浮诸弦,诸沉诸紧,诸涩诸滑,若在寸口,膈以上病头部,若在关上,胃以下病腹部,若在尺中,肾以下病腰脚部。

平寸口脉主对法

寸口脉滑而迟,不沉不浮,不长不短,为无病,左右同法。寸口太过与不及,寸口之脉中手短者曰头痛,中手长者曰足胫痛,中手促上击者曰肩背痛。寸口脉沉而坚者,曰病在中。寸口脉浮而盛者,曰病在外。寸口脉沉而弱者,曰寒热及疝瘕,小腹痛热一作气,又作中。寸口脉沉而弱,发必堕落。寸口脉沉而紧,若心下有寒,时时痛,有积邪。寸口脉沉而滑者,胸中有水气,面目肿,有微热,为风水。寸口脉沉大而滑,沉即为血实,滑即为气实,血气相搏,入脏即死,入腑即愈。寸口脉沉,胸中短气。寸口脉沉而喘者,寒热。寸口脉浮而滑,头中痛。寸口脉浮大,按之反涩,尺中亦微而涩,故知有滞气宿食。寸口脉弦而紧,弦即卫气不行,卫气不行即恶寒,水流走肠间。寸口脉紧或浮,膈上有寒,肺下有水气。脉紧上寸口者,中风,风头痛亦如之《翼》云:亦为伤寒头痛。脉弦上寸口者,宿食,降者头痛。寸口脉弦大,妇人半生漏下,男子亡血失精。寸口脉微而弱,微则恶寒,弱则发热,当发不发,骨节疼烦,当烦不烦,与极汗出。寸口脉微而弱,气血俱虚,男子吐血,妇人下血,呕汁出。寸口脉动而弱,动即为惊,弱即为悸。寸口脉缓而迟,缓即为虚,迟即为寒,虚寒相搏,则欲温食,食冷即咽痛。寸口脉迟而缓,迟则为寒,缓即为气,寒气相搏,则绞而痛。寸口脉迟而涩,迟即为寒,涩为少血。脉来过寸入鱼际者,遗尿,脉出鱼际,逆气喘息。寸口脉但实者,心劳。寸口脉濈濈如羹上肥,阳气微,连连如蜘蛛丝,阴气衰。两手前部阳绝者,苦心下寒毒,喉中热。寸口脉偏绝,则臂偏不遂,其人两手俱绝者,不可治。寸口脉来暂大暂小者,阴络也,苦阴风痹,应时自发,身洗洗也。寸口脉来暂小暂大者,阳络也,苦皮肤病,汗出恶寒,下部不仁。寸口脉浮,中风发热头痛,宜服桂枝汤、葛根汤,针风池风府,向火灸身,摩治风膏,覆令汗出。寸口脉紧,苦头痛,是伤寒,宜服麻黄汤发汗,针眉冲颞颥,摩伤寒膏。寸口脉微,苦寒为衄,宜服五味子汤、麻黄茱萸膏,令汗出。寸口脉数,即为吐,以有热在胃管,熏胸中,宜服药吐之,及针胃脘,服除热汤。若伤寒七八日至十日,热在中,烦满渴者,宜服知母汤。寸口脉洪大,胸胁满,宜服生姜汤、白薇丸,亦可紫菀汤下之,针上脘、期门、章门。寸口脉缓,皮肤不仁,风寒在肌肉,宜服防风汤,以药薄熨之佳,灸诸治风穴。寸口脉滑,阳实,胸中壅满,吐逆,宜服前胡汤,针太阳、巨阙泻之。寸口脉弦,心下愊愊,微头痛,心下有水气,宜服甘遂丸,针期门泻之。寸口脉弱,阳气虚弱,自汗出,宜服茯苓汤、内补散,将适饮食,消息勿极劳,针胃脘补之。寸口脉涩,是胃气不足,宜服干地黄汤,自养,调和饮食,针胃脘一作三里补之。寸口脉芤,吐血,微芤者衄血,空虚去血故也,宜服竹皮汤、黄土汤,灸膻中。寸口脉伏,胸中逆气,噎塞,是诸气上冲胸中,宜服前胡汤、大三建丸,针巨阙泻。寸口脉沉,胸中引胁痛,胸中有水气,宜服泽漆汤,针巨阙泻之。寸口脉软弱,自汗出,是虚损病,宜服干地黄汤、薯蓣丸、内补散、牡蛎散,并粉,针大冲补之。寸口脉迟,上焦有寒,心痛咽酸,吐酸水,宜服附子汤、生姜汤、茱萸丸,调和饮食以暖之。寸口脉实,即生热在脾肺,呕逆气塞,虚则生寒在脾胃,食不消化,热即宜服竹叶汤、葛根汤,寒即服茱萸丸、生姜汤。寸口脉细,发热呕吐,宜服黄芩龙胆汤,吐不止,宜服橘皮桔梗汤,灸中府。

平关脉主对法

关上脉浮而大,风在胃中,张口肩息,心下澹澹,食欲呕。关上脉微浮,积热在胃中,呕吐蛔虫,心健忘。关上脉滑而大小不均,必吐逆,是为病方欲来,不出一二日复欲发动,其人欲多饮,饮即注利,如利止者生,不止者死。关上脉紧而滑者,蛔动。关上脉弦而长《翼》作大,有痛如刀刺之状,在脐左右上下《脉经》云:有积在脐左右上下。关上脉涩而坚,大而实,按之不减,有力,为中焦实,有伏结在脾,肺气塞,实热在胃中。关上脉襜襜大而尺寸细者,其人必心腹冷积,癥瘕结聚,欲热饮食。关上脉时来时去,乍大乍小,乍疏乍数者,胃中寒热,羸劣,不欲饮食,如疟状。关上脉浮,腹满不欲食,浮为虚满,宜服平胃丸、茯苓汤、生姜前胡汤,针胃脘,先泻后补之。关上脉紧,心下苦满痛,脉紧为实,宜服茱萸当归汤,加大黄二两佳《脉经》云:又大黄汤两治之佳,针巨阙、下脘泻之。关上脉微,胃中冷,心下拘急,宜服附子汤、生姜汤、附子丸,针巨阙补之。关上脉数,胃中有客热,宜服知母汤一作丸、除热汤,针巨阙、上脘泻之。关上脉缓,不欲食,此脾胃气不足,宜服平胃丸、补脾汤,又针章门补之。关上脉滑,胃中有热,滑为热实气满,故不欲食,食即吐逆,宜服朴硝麻黄汤、平胃丸一作宜服紫菀汤、人参大平胃丸,针胃脘泻之。关上脉弦,胃中有冷,心下厥逆,脉弦胃气虚,宜服茱萸汤,温调饮食,针胃脘补之。关上脉弱,胃气虚,胃中有客热,脉弱为虚热作病,且说云有热不可大攻之,热去即寒起,正宜服竹叶汤,针胃脘补之。关上脉细虚,腹满,宜服生姜汤、茱萸蜀椒汤、白薇丸,针灸三脘。关上脉涩,血气逆冷,脉涩为血虚,宜服干地黄汤、四补散,针足大冲上补之。关上脉芤,大便去血,宜服生地黄并生竹皮汤,灸膈腧,若重下去血,针关元,甚者服龙骨丸关云一作巨阙。关上脉伏,有水气,溏泄,宜服水银丸,针关元,利小便,止溏泄,便止。关上脉洪,胃中热,必烦满,宜服平胃丸,针胃脘,先泻后补之。关上脉沉,心下有冷气,苦满吞酸,宜服白薇丸、茯苓丸、附子汤,针胃脘补之。关上脉软,苦虚冷,脾气弱,重下病,宜服赤石脂汤、女萎丸,针关元补之。关上脉迟,胃中寒,宜服桂枝丸、茱萸汤,针胃脘补之。关上脉实,胃中痛,宜服栀子汤、茱萸乌头丸,针胃脘补之。关上脉牢,脾胃气塞,盛热,即腹满响响,宜服紫菀丸、泻脾丸,针灸胃脘泻之。

平尺脉主对法

尺脉浮者,客阳右下焦。尺脉弱,下焦冷,无阳气,上热冲头面。尺脉弱,寸强,胃络脉伤。尺脉偏滑疾,面赤如醉,外热则病。尺脉细微,溏泄,下冷利《素问》云:尺寒脉细,谓之后泄。尺脉虚小者,足胫寒,痿痹脚疼。尺脉涩,下血不利,多汗《素问》云:尺涩脉滑,谓之多汗。尺脉沉而滑者,寸白虫。尺脉细而急者,筋挛痹,不能行。尺脉大者,热在脬中,小便赤痛。尺脉粗,常热者,谓之热中,腰胯疼,小便赤热。尺脉按之不绝,妇人血闭。与关相应和滑者,男子气血实,妇人即为妊娠。尺脉来而断绝者,男子小腹有滞气,妇人月水不利。尺脉俱软弱,内愠热,手足逆冷,汗出。尺脉俱沉,关上无有者,苦心下喘。尺脉俱沉,关上若有,苦寒,心下痛,阴中冷,脚痹。尺脉微,少心力,不欲言,血气不足,其人脚弱短气。尺脉俱数,手足头面有热,俱迟有寒,手足头面有冷风。尺脉浮,下热风,小便难,宜服瞿麦汤、滑石散,针横骨、关元泻之。尺脉紧,脐下痛,宜服当归汤,灸天枢,针关元补之。尺脉微,厥逆,小腹中拘急,有寒气,宜服小建中汤,针气海。尺脉数,恶寒,脐下热痛,小便赤黄,宜服鸡子汤、白鱼散,针横骨泻之。尺脉缓,脚弱下肿一无此四字,小便难,有余沥,宜服滑石汤、瞿麦散,针横骨泻之。尺脉滑,气血实,经脉不利,宜服朴硝煎、大黄汤下去经血,针关元泻之。尺脉弦,小腹疼,小腹及脚中拘急,宜服建中汤、当归汤,针气海泻之。尺脉弱,气少,发热骨烦,宜服前胡汤、干地黄茯苓汤,针关元补之。尺脉涩,足胫逆冷,小便赤,宜服附子四逆汤,针足太冲补之。尺脉芤,下焦虚,小便去血,宜服竹皮生地黄汤,灸丹田、关元。尺脉伏,小腹痛,癥疝,水谷不化,宜服大平胃丸、桔梗丸,针关元补之。尺脉沉,腰背痛,宜服肾气丸,针京门补之。尺脉软,脚不收,风痹—无此五字,小便难,宜服瞿麦汤、白鱼散,针关元泻之。尺脉牢,腹满,阴中急,宜服葶苈子茱萸丸,针丹田、关元、中极。尺脉迟,下焦有寒,宜服桂枝丸,针气海、关元泻之。尺脉实,小腹痛,小便不禁,宜服当归汤加大黄一两,利大便,针关元补之。

卷之八十五　平脉方

五脏积聚第七

人病有积有聚,有谷气<small>谷一作系</small>。夫积者脏病,终不移也;聚者腑病,发作有时,展转痛移,为可治也;谷气者,胁下牵痛,按之则愈,愈复发为谷气。夫病已愈,不得复发,今病复发,即为谷气也。诸积大法,脉来细软附骨者,为积也。寸口结,积在胸中;微出寸口,积在喉中;关上结,积在脐傍;微下关者,积在小腹;尺中结,积在气冲;上关上,积在心下。脉出在左,积在左;脉出在右,积在右;脉两出,积在中央,各以其部处之。寸口沉而横者,胁下及腹中有横积痛。其脉弦,腹中急痛,腰背痛相引,腹中有寒,疝瘕。

脉弦紧而细微者,癥也。夫寒痹癥瘕积聚之脉,状皆弦紧。若在心下,即寸弦紧;在胃脘,即关弦紧;在脐下,即尺弦紧。一曰关脉长弦,有积在脐左右上下。

又脉癥法,左手脉横癥在左,右手脉横癥在右。脉头大在上,头小在下。

又一法,横脉见左积在右,见右积在左。偏得洪实而滑,亦为积。弦紧,亦为积,为寒痹,为疝痛。内有积,不见脉,难治。见一脉相应为易治,诸不相应,为不合治也。左手脉大,右手脉小,上病在胁左,下病在左足;右手脉大,左手脉小,上病在右胁,下病在右足。脉弦而伏者,腹中有癥,不可转也,必死不治。脉来细沉时直者,身有痈肿,若腹中有伏梁。脉来沉而虚者,泄注也。脉来小沉实者,胃中有积聚,不可下,食即吐。

阴阳表里虚实第八

弦为少阳,缓为阳明,洪为太阳,三阳也;微为少阴,迟为厥阴,沉为太阴,三阴也。

脉有一阴一阳,一阴二阳,一阴三阳,有一阳一阴,一阳二阴,一阳三阴。如此言之,寸口有六脉俱动耶? 然《经》言如此者,非有六脉俱动也,谓浮沉长短滑涩也。凡脉浮滑长者,阳也,沉涩短者,阴也。所以言一阴一阳者,谓脉来沉而滑也;一阴二阳者,谓脉来沉滑而长也;一阴三阳者,谓脉来浮滑而长,时一沉也。所以言一阳一阴者,谓脉来浮而涩也;一阳二阴者,谓脉来长而沉涩也;一阳三阴者,谓脉来沉涩而短,时一浮也。各以其经所在,言病之逆顺也。

脉有阳盛阴虚,阴盛阳虚,何谓也? 然。浮之损小,沉之实大,故曰阴盛阳虚;沉之损小,浮之实大,故曰阳盛阴虚。是谓阴阳虚实之意也。凡脉浮大数动长滑,阳也;沉涩弱弦短微,阴也。阳病见阴脉者,逆也,主死;阴病见阳脉者,顺也,主生。关前为阳,关后为阴。阳数即吐,阴微即下。阳弦则头痛,阴弦即腹痛。以依阴阳察病也。又,尺脉为阴,阴脉常沉而迟;寸关为阳,阳脉但浮而速。有表无里,邪之所止,得鬼病。何谓表里? 寸尺为表,关为里,两头有脉,关中绝不至也。尺脉上不至关为阴绝,寸脉下不至关为阳绝,阴绝而阳微,死不治。呼为表属腑,吸为里属脏,阳微不能呼,阴微不能吸,呼吸不足,胸中短气。弱反在关,濡反在巅,微在其上,涩反在下,微即阳气不足,沾热汗出,涩即无血,厥而且寒。诸腑脉为阳,主热;诸脏脉为阴,主寒。阳微则汗,阴浮自下《脉经》作阴微。阳数口生疮,阴数加微,必恶寒而烦扰不得眠。阳芤吐血《脉经》作阳数则吐血,阴芤下血《脉经》作阴涩即下血。无阳即厥,无阴即呕。

寸口脉浮大而疾者,名曰阳中之阳,病苦烦满身热,头痛,腹中热;寸口脉沉细者,名曰阳中之阴,病苦悲伤不乐,恶闻人声,少气,时汗出,阴气不通,不通一作并。臂不能举。《巢源》作臂偏不举。

尺脉沉细者,名曰阴中之阴,病苦两胫酸疼,不能久立,阴气衰,小便余沥,阴下湿痒;

尺脉滑而浮大者,名曰阴中之阳,病苦小腹痛满,不能溺,溺即阴中痛,大便亦然。

尺脉牢而长,关上无有,此为阴干阳,其人苦两胫重,小腹引腰痛;

寸口壮大,尺中无有,此为阳干阴,其人苦腰背痛,阴伤,足胫寒。

有人三虚三实者,何谓也?然。有脉之虚实,有病之虚实,有诊之虚实。脉之虚实者,脉来濡者为虚,牢者为实也;病之虚实者,出者为虚,入者为实,言者为虚,不言者为实,缓者为虚,急者为实也;诊之虚实者,痒者为虚,痛者为实,外痛内快为外实内虚,内痛外快为内实外虚,故曰虚实也。

问曰:何谓虚实?答曰:邪气盛则实,精气夺则虚。何谓重实?所谓重实者,大热病气热脉满,是谓重实也。

脉盛,皮热,腹胀,前后不通,悗瞀,为五实;

脉细,皮寒,气少,泄痢注前后,饮食不入,为五虚也。

何时得病第九

何以知人露卧得病，阳中有阴也；何以知人夏月得病，诸阳入阴也；何以知人春得病，无肝脉也。无心脉，夏得病；无肺脉，秋得病；无肾脉，冬得病；无脾脉，四季之月得病。

扁鹊华佗察声色要诀第十

病人五脏已夺，神明不守，声嘶者，死。病人循衣缝，谵言者，不可治。病人阴阳俱绝，掣衣掇空，妄言者，死。病人妄语错乱及不能语者，不治，热病者可治。病人阴阳俱绝，失音不能言者，三日半死。病人两目眦有黄色起者，其病方愈。病人面黄目青者不死，青如草滋死。病人面黄目赤者不死，赤如衃血死。病人面黄目白者不死，白如枯骨死。病人面黄目黑者不死，黑如炲死。病人面目俱等者，不死。病人面黑目青者，不死。病人面青目白者，死。病人面赤目青者，六日死。病人面黄目青者，九日必死，是谓乱经，饮酒当风，邪入胃经，胆气妄泄，目则为青，虽有天救，不可复生。病人面赤目白者，十日死，忧恚思虑，心气内索，面色反好，急求棺椁。病人面白目黑者，死，此谓荣华已去，血脉空索。病人面黑目白者，八日死，肾气内伤，病因留积。病人面青目黄者，五日死。病人着床，心痛短气，脾竭内伤，百日复愈，能起傍徨，因坐于地，其立倚床，能治此者，可谓神良。病人面无精光，若土色，不受饮食者，四日死。病人目无精光及牙齿黑色者，不治。病人耳目鼻口有黑色起，入于口者，必死。病人耳目及颧颊赤者，死在五日中。病人黑色出于额，上发际，下直鼻脊两观上者，亦死在五日中。病人及健人黑色若白色起入目及鼻口者，死在三日中。病人及健人面忽如马肝色，望之如青，近之如黑者，死。病人面黑，目直视，恶风者，死。病人面黑唇青者，死。病人面青唇黑者，死。病人面黑，两胁下满，不能自转反者，死。病人目回回直视，肩息者，一日死。病人阴结阳绝，目精脱，恍惚者，死。病人阴阳绝竭，目眶陷者，死。病人眉系倾者，七日死。病人口如鱼口，不能复闭，而气出多不返者，死。病人口张者，三日死。病人唇青，人中反者，三日死。病人唇反，人中满者，死。病人唇口忽干者，不治。病人唇肿齿焦者，死。病人齿忽变黑者，十三日死。病人舌卷卵缩者，必死。病人汗出不流，舌卷黑者，死。病人发直者，十五日死。病人发如干麻，善怒者，死。病人发与眉冲起者，死。病人爪甲青者，死。病人爪甲白者，不治。病人手足爪甲下肉黑者，八日死。病人荣卫竭绝，面浮肿者，死。病人卒肿，其面苍黑者，死。病人手掌肿无文者，死。病人脐肿反出者，死。病人阴囊茎俱肿者，死。病人脉绝，口张足肿者，五日死。病人足跌肿，呕吐头重者，死。病人足跌上肿，两膝大如斗者，十日死。病人卧遗屎不觉者，死。病人尸臭者，不可治。肝病，皮白，肺之日庚辛死；心病，目黑，肾之日壬癸死；脾病，唇青，肝之日甲乙死；肺病，颊赤目肿，心之日丙丁死；肾病，面肿唇黄，脾之日戊己死。青欲如苍璧之泽，不欲如蓝；赤欲如帛裹朱，不欲如赭；白欲如鹅羽，不欲如盐；黑欲如重漆，不欲如炭；黄欲如罗裹雄黄，不欲如黄土。

诊五脏六腑气绝证候第十一

病人肝绝，八日死，何以知之？面青，但欲伏眠，目视而不见人，汗一作泣出如水不止一日二日死。病人胆绝，七日死，何以知之？眉为之倾。病人筋绝，九日死，何以知之？手足爪甲青，呼骂不休一日八日死。病人心绝，一日死，何以知之？肩息回视，立死一日目亭亭，二日死。病人肠一云小肠绝，六日死，何以知之？发直如干麻，不得屈伸，自汗不止。病人脾绝，十二日死，何以知之？口冷足肿，腹热胪胀，泄利不觉，出无时度一日五日死。病人胃绝，五日死，何以知之？脊痛，腰中重，不可反覆一日腓肠平，九日死。病人肉绝，六日死，何以知之？耳干，舌皆肿，溺血，大便赤泄一日足肿，九日死。病人肺绝，三日死，何以知之？口张，但气出而不还一日鼻口虚张，短气。病人大肠绝，不治，何以知之？泄利无度，利绝则死。病人肾绝，四日死，何以知之？齿为暴枯，面为正黑，目中黄色，腰中欲折，白汗出如流水一日人中平，七日死。病人骨绝，齿黄落，十日死。诸浮脉无根者皆死，已上五脏六腑为根也。

诊四时相反脉第十二

春三月木旺，肝脉治，当先至，心脉次之，肺脉次之，肾脉次之，此为三相顺脉也。到六月土王，脾脉当先至而反不至，反得肾脉，此为肾反脾也，七十日死。何谓肾反脾？夏火王，心脉当先至，肺脉次之，而反得肾脉，是谓肾反脾，期五月六月，忌丙丁。脾反肺，三十日死。何谓脾反肝？春，肝脉当先至而反不至，脾脉先至，是谓脾反肝，期正月二月，忌甲乙。肾反肝，三岁死。何谓肾反肝？

春,肝脉当先至而反不至,肾脉先至,是谓肾反肝,期七月八月,忌庚辛。肾反心,二岁死。何谓肾反心? 夏,心脉当先至而反不至,肾脉先至,是谓肾反心,期六月,忌戊己。此中不论肺金之气,疏略未谕,指南又推五行,亦颇颠倒,待求别录上。

凡疗病,察其形貌神气色泽,脉之盛衰,病之新故,乃可治之。形气相得,色泽以浮,脉从四时,此为易治;形气相失,色夭不泽,脉实坚甚,脉逆四时,此为难治。

逆四时者,春得肺脉,夏得肾脉,秋得心脉,冬得脾脉,其至皆悬绝涩者,曰逆。春夏沉涩,秋冬浮大,病热脉静,泄痢脉大,脱血脉实,病在中脉坚实,病在外脉不实,名逆四时,皆难疗也。凡四时脉,皆以胃气为本。虽有四时王相之脉,无胃气者难瘥也。何谓胃? 脉来弱以滑者是也,命曰易治。

诊脉动止投数疏数死期年月第十三

脉一动一止,二日死,一经云一日死。脉二动一止,三日死。脉三动一止,四日死,或五日死。脉四动一止,六日死。脉五动一止,七日死,或五日死。脉六动一止,八日死。脉七动一止,九日死。脉八动一止,十日死。脉九动一止,九日死,又云十一日死,一经云十三日死若立春死。脉十动一止,立春死,一经云立夏死。脉十一动一止,立夏死,一经云夏至死,又云立秋死。脉十二动十三动一止,立秋死,一经云立冬死。脉十四动十五动一止,立冬死,一经云立夏死。脉二十动一止,一岁,若立秋死。脉二十一动一止,二岁死。脉二十五动一止,二岁死,一经云一岁死,又云立冬死。脉三十动一止,二岁死,若三岁死。脉三十五动一止,三岁死。

脉四十动一止,四岁死。脉五十动一止,五岁死。不满五十动一止,五岁死。五行气毕,阴阳数同。荣卫出入,经脉通流。昼夜百刻,五德相生。脉来五十投而不止者,五脏皆受气,即无病也。脉来四十投而一止者,一脏无气,却后四岁,春草生而死。脉来三十投而一止者,二脏无气,却后三岁,麦熟而死。脉来二十投而一止者,三脏无气,却后二岁,桑椹赤而死。脉来十投而一止者,四脏无气,岁中死,得节不动,出清明死,远不出谷雨死矣。脉来五动而一止者,五脏无气,却后五日而死。脉一来而久住者,宿病在心,主中治。脉二来而久住者,病在肝,枝中治。脉三来而久住者,病在脾,下中治。脉四来而久住者,病在肾,间中治。脉五来而久住者,病在肺,枝中治。五脉病,虚赢人得此者死。所以然者,药不得而治,针不得而及。盛人可治,气全故也。

卷之八十六　平脉方

扁鹊诊诸反逆死脉要诀第十四

扁鹊曰:夫相死脉之气,如群鸟之聚,一马之驭,系水交驰之状,如悬石之落,出筋之上,藏筋之下,坚关之里,不在荣卫,伺候交射,不可知也。

脉病,人不病,脉来如屋漏雀啄者,死屋漏者,其来既绝而止,时时复起而不相连属也。雀啄者,脉来其数而疾绝止,复频来也。又《经》言:得病七八日,脉如屋漏雀啄者,死脉弹人手,如黍米也。脉来如弹石,去如解索者,死弹石者,辟辟急也。解索者,动数而随散乱,无复次绪也。脉困,病人脉如虾之游,如鱼之翔者,死虾游者,苒苒而起,寻复退没,不知所在,久乃复起,起辄迟而没去速者是也。鱼翔者,似鱼不行而但掉尾动头,身摇而久住者是也。脉如悬薄卷索者,死。脉如转豆者,死。脉如偃刀者,死。脉涌涌不去者,死。脉忽去忽来,暂止复来者,死。脉中侈者,死。脉分绝者,死上下分散也。脉有表无里者,死。《经》名曰结,去即死。何谓结? 脉在指下如麻子动摇,属肾,名曰结,去死近也。脉五来不复增减者,死。《经》名曰代。何谓代? 脉五来一止也。脉七来是人坐一息,半时不复增减,亦名曰代,正死不疑。《经》言:病或有死,或有不治自愈,或有连年月而不已。其死生存亡,可切脉而知之耶? 然,可具知也。设病者,若闭目不欲见人者,脉当得肝脉弦急而长,而反得肺脉浮短而涩者,死。病若开目而渴,心下牢者,脉当得紧实而数,反得沉滑而微者,死。病若吐血,复觥衄者,脉当得沉细,而反得浮大牢者,死。病若谵言妄语,身当有热,脉当洪大,而反得手足四逆,脉反沉细微者,死。病若大腹而泄,脉当微细而涩,反得紧大而滑者,死。此之谓也。《经》言:形脉与病相反者死,奈何?然,病若头痛目痛,脉反短涩者,死。病若腹痛,脉反浮大而长者,死。病若腹满而喘,脉反滑利而沉者,死。病若四肢厥逆,脉反浮大而短者,死。病若耳聋,脉反浮大而涩者,死《千金翼》云:脉大者生,沉迟细者难治。病若目眩眩,脉反大而缓者,死。左有病而右痛,右有病而左痛,下有病而上痛,上有病而下痛,此为逆,逆者死,不可治。脉来沉之绝濡,浮之不止,推手者,半月死一作半日。脉来微细而绝者,人病当死。人病脉不病者生,脉病人不病者死。人病尸厥,呼之不应,脉绝者死。脉当大反小者死。肥人脉细小如丝欲绝者,死。赢人得躁脉者,死。人身涩而脉来往滑者死,人身滑而脉来往涩者死。人身小而脉来往大者死,人身大而脉来往小者死。人身短而脉来往长者死,人身长而脉来往短者死。尺脉上应寸口大迟者,半日死《脉经》云:尺脉不应寸,时如驰,半日死。诊五脏六腑十二经脉皆有相反,有一反逆,即为死候也。

诊百病死生要诀第十五

凡诊脉,当视其人大小长短及性气缓急。脉之迟速大小长短,皆如其人形性者吉,反之者凶。

诊伤寒热盛,脉浮大者生,沉小者死。伤寒已得汗,脉沉小者生,浮大者死。

温病三四日以下不得汗,脉大疾者生,脉细小难得者死不治。

温病时行大热,其脉细小者死《脉经》时行作禳禳。

温病下利,腹中痛甚者,死不治。

温病汗不出，出不至足者，死。厥逆汗出，脉坚强急者生，虚缓者死。

热病二三日，身体热，腹满头痛，食饮如故，脉直而疾者，八日死。四五日，头痛腹痛而吐，脉来细强，十二日死。八九日，头不疼，身不痛，目不赤，色不变而反利，脉来喋喋，按之不弹手，时大，心下坚，十七日死。

热病七八日，脉不软一作喘不散一作数者，当瘖，瘖后三日若汗不出者，死。

热病七八日，其脉微细，小便不利，加暴口燥，脉代，舌焦枯黑者，死。

热病未得汗，脉盛躁疾，得汗者生，不得汗者难瘥。热病已得汗，脉静安者生，脉躁者难治。热病脉躁盛而不得汗者，此阳之极也，十死不治。热病已得汗，脉常躁盛，阴气之极也，亦死《太素》作阳极。热病已得汗，常大热不去者，亦死大一作专。热病已得汗，热未去，脉微躁者，慎不得刺治也。热病发热甚者，其脉阴阳皆竭，慎勿刺，不汗出，必下利。诊人被风不仁，痿蹶，其脉虚者生《巢源》云：虚数者生，坚急疾者死。诊癫病，虚则可治，实则死。癫疾，脉实坚者生，脉沉细小者死。癫疾，脉搏大滑者，久久自已，其脉沉小急实，不可治，小坚急亦不可疗。诊头痛目痛，久视无所见者死久视一作卒视。诊人心腹积聚，其脉坚强急者生，虚弱者死，又实强者生，沉者死。其脉大，腹大胀，四肢逆冷，其人脉形长者死。腹胀满，便血，脉大，时绝极下血，脉小疾者死。心腹痛，痛不得息，脉细迟者生，坚大疾者死。肠澼便血，身热则死，寒则生。肠澼，下白沫，脉沉则生，浮则死。肠澼，下脓血，脉悬绝则死，滑大则生。肠澼之属身热，脉不悬绝滑大者生，弦涩者死，以藏期之。肠澼，下脓血，脉

沉小流连者生,数疾且大有热者死。肠澼筋挛,其脉小细安静者
生,浮大紧者死。洞泄,食不化,下脓血,脉微小者生,紧急者死。
泄注,脉缓时小结者生,浮大数者死。匿蚀阴疟,其脉虚小者生,紧
急者死。咳嗽,脉沉紧者死,浮直者生,浮软者生,小沉伏匿者死。
咳嗽羸瘦,脉形坚大者死。咳,脱形发热,脉小坚急者死,肌瘦,下
脱形,热不去者死。咳而呕,腹胀且泄,其脉弦急欲绝者死。吐血
衄血,脉滑小弱者生,实大者死。汗出若衄,其脉小滑者生,大躁者
死。唾血,脉紧强者死,滑者生。吐血而咳,上气,其脉数,有热,不
得卧者死。伤寒加咳而上气,其脉数散者死,谓其人形损故也。上
气脉数者,死,谓其形损故也。上气,喘息低昂,其脉滑,手足温者
生,脉涩,四肢寒者死。上气,面浮肿,肩息,其脉大,不可治,加利
必死一作又甚。上气注液,其脉虚宁伏匿者生,坚强者死。寒气上
攻,脉实而顺滑者生,实而逆涩则死。《太素》云:寒气暴上,脉满实,何
如? 曰:实而滑则生,实而逆则死。其形尽满,何如? 曰:举形尽满者,脉急大
坚,尺满而不应,如是者,顺则生,逆则死。何谓顺则生,逆则死? 曰:所谓顺
者,手足温也;所谓逆者,手足寒也。消渴,其脉数大者生,细小浮短者
死。痹瘅,脉实大,病久可治,脉弦小坚急,病久不可治。消渴,脉
沉小者生,实坚大者死。水病,脉洪大者可治,微细者不可治。水
病胀闭,其脉浮大软者生,沉细虚小者死。水病,腹大如鼓,脉实者
生,虚者死。卒中恶,吐血数升,脉沉数细者死,浮大疾快者生。卒
中恶,腹大,四肢满,脉大而缓者生,紧而浮者死,紧细而微者亦生。
病疮,腰脊强急,瘛疭者,皆不可治。寒热瘛疭,其脉代绝者死。金
疮,血出太多,其脉虚细者生,数实大者死。金疮出血,脉沉小者
生,浮大者死。斫疮,出血一二石,脉来大,二十日死。斫刺俱有,
病多少血出,不自止断者,脉止脉来大者,七日死。从高顿仆,内有

血,腹胀满,其脉坚强者生,小弱者死。人为百药所中伤,脉微细者死,洪大而速者生《脉经》速作迟。人病甚而脉不调者,难瘥。人病甚而脉洪,易瘥。人阴阳俱结者,见其上齿如熟小豆,其脉躁者死结一作竭。人内外俱虚,身体冷而汗出,微呕而烦扰,手足厥逆,体不得安静者死。脉实满,手足寒,头热,春秋生,冬夏死。老人脉微,阳羸阴强者生,脉焱大加息者死。阴弱阳强,脉至而代,奇月而死。尺脉涩而坚,为血实气虚也,其发病腹痛逆满,气上行,此为妇人胞中绝伤,有恶血,久成结瘕,得病以冬时,黍穄赤而死。

尺脉细而微者,血气俱不足。细而来有力者,是谷气不足,病得节辄动,枣叶生而死,此病秋时得之。

左手寸口脉偏动,乍大乍小不齐,从寸口至关关至尺三部之位,处处动摇,各异不同,其人病仲夏得之,此脉桃花落而死花一作叶。

右手寸口脉偏沉伏,乍小乍大,朝来浮大,暮夜沉伏,浮大即太过,上出鱼际,沉伏即下,不至关中,往来无常,时时复来者,榆叶枯落而死叶作荚。

右手尺部脉三十动一止,有顷更还,二十动一止,乍动乍疏,不与息数相应,其人虽食谷,犹不愈,蘩草生而死。

左手尺部脉四十动而一止,止而复来,来逆如循直木,如循张弓弦,緪緪然如两人共引一索,至立春而死《脉经》作至立冬死。

诊三部脉虚实诀死生第十六

凡三部脉大都欲等,只如小人细人妇人脉小软。小儿四五岁者,脉呼吸八至,细数,吉《千金翼》云:人大而脉细,人细而脉大,人乐而脉实,人苦而脉虚,性急而脉缓,性缓而躁,人壮而脉细,人羸而脉大,此皆为逆,逆则难治。反此为顺,顺则易治。凡妇人脉,常欲濡弱于丈夫。小儿四五岁者,脉自快疾,呼吸八至也。

　　三部脉或至或不至,冷气在胃中,故令脉不通。三部脉虚,其人长病得之死。虚而涩,长病亦死,虚而滑亦死,虚而缓亦死,虚而弦急,癫病亦死。三部脉实而长,长病得之死。实而滑,长病得之生,卒病得之死,实而缓亦生,实而紧亦生,实而紧急,癫病可治。三部脉强,非称其人,病便死。三部脉赢,非其人得之死。三部脉粗,长病得之死,卒病得之生。三部脉细而软,长病得之生,细而数亦生,微而紧亦生。三部脉微而伏,长病得之死。三部脉软,长病得之,不治自愈,治之死,卒病得之生。三部脉浮而结,长病得之死。浮而滑,长病亦死。三部脉浮而数,长病风得之生,卒病得之死。三部脉芤,长病得之生。三部脉弦而数,长病得之生,卒病得之死。三部脉滑,长病得之死,卒病得之生。三部脉坚而数,如银钗股,蛊毒病必死。数而软,蛊毒病得之生。三部脉澉澉如羹上肥,长病得之死,卒病得之生。三部脉连连如蜘蛛丝,长病得之死,卒病得之生。三部脉如霹雳,长病得之死。三部脉如角弓,长病得之死。三部脉累累如贯珠,长病得之死。三部脉如水淹然流,长病不治自愈,治之反死。三部脉如屋漏,长病十四日死《脉经》云:十日死。三部脉如雀啄,长病七日死。三部脉如釜中汤沸,朝得暮死,夜半得日中死,日中得夜半死。

　　三部脉急切,腹间病,又婉转腹痛,针上下,瘥。

卷之八十七　针灸方

明堂三人图第一<small>仰人十四门　伏人十门　侧人六门</small>

夫病源所起,本于脏腑。脏腑之脉,并出手足,循环腹背,无所不至,往来出没,难以测量。将欲指取其穴,非图莫可;预备之要,非灸不精。故曰:汤药攻其内,针灸攻其外,则病无所逃矣。方知针灸之功,过半于汤药矣。然去圣久远,学徒蒙昧,孔穴出入,莫测经源,济弱扶危,临事多惑。余慨其不逮,聊因暇隙,鸠集今古名医明堂,以述针灸经一篇,用补私阙,庶依图知穴,按经识分,则孔穴亲疏,居然可见矣。旧明堂图年代久远,传写错误,不足指南,今一依甄权等新撰为定云耳。若依明堂正经,人是七尺六寸四分之身,今半之为图,人身长三尺八寸二分,其孔穴相去亦皆半之,以五分为寸。其尺用夏家古尺。司马六尺为步,即江淮吴越所用八寸小尺是也。其十二经脉五色作之,奇经八脉以绿色为之,三人孔穴共六百五十穴,图之于后,亦睹之便令了耳。仰人二百八十二穴,背人一百九十四穴,侧人一百七十四穴。名共三百四十九,单穴四十八名,双穴三百一名。

仰人明堂图<small>十四门　一百五十七穴,内三十二穴单,一百二十五穴双</small>

仰人头面三十六穴远近法第一

头部中行

上星　在颅上直鼻中央,入发际一寸,陷容豆。

囟会　在上星后一寸陷者中。

前顶　在囟会后一寸半骨陷中。

百会　在前顶后一寸半顶心中。

头第二行

五处　在头上去上星傍一寸半。

承光　在五处后一寸。不灸一本言一寸半。

通天　在承光后一寸半。

头第三行

临泣　在目上眦直上入发际五分陷者中。

目窗　在临泣后一寸。

正营　在目窗后一寸。

正面部中行

神庭　在发际直鼻。不刺。

素窌　在鼻柱端。

水沟　在鼻柱下人中。

兑端　在唇上端。

龈交　在唇内齿上龈缝。

承浆　在颐前下唇之下。

廉泉　在颔下结喉上舌本。

面部第二行

曲差　侠神庭傍一寸半,在发际。

攒竹　在眉头陷中。

精明　在目内眦外。

巨窌　侠鼻傍八分,直瞳子。

迎香　在和窌上一寸,鼻孔傍。

禾窌　直鼻孔下,侠水沟傍五分。

面部第三行

阳白　在眉上一寸,直瞳子。

承泣　在目下七分,直瞳子。不灸。

四白　在目下一寸。

地仓　侠口傍四分。

大迎　在曲颔前一寸二分骨陷中动脉。

面部第四行

本神　侠曲差傍一寸半,在发际一云:直耳上入发际四分。

丝竹空　在眉后陷中。不灸。

瞳子窌　在目外去眦五分一名太阳,一名前关。

面部第五行

头维　在额角发际,本神傍一寸半。不灸。

颧窌　在面鼽骨下下廉陷中。

上关　在耳前上廉起骨,开口取之一名客主人。

下关　在客主人下,耳前动脉下空下廉,合口有空,张口则闭。

颊　在耳下曲颊端陷者中。

胸部中央直下七穴远近法第二

天突　在颈结喉下五寸宛宛中。

璇机　在天突下一寸陷中,仰而取之。

华盖　在璇机下一寸陷中,仰而取之。

紫宫　在华盖下一寸六分陷中,仰而取之。

玉堂　在紫宫下一寸六分陷中。

亶中　在玉堂下一寸六分,横直两乳间。

中庭　在亶中下一寸六分陷中。

胸部第二行六穴远近法第三

俞府　在巨骨下,去旋机傍各二寸陷者中,仰而取之。

或中　在俞府下一寸六分陷中,仰卧取之。

神藏　在或中下一寸六分陷中,仰而取之。

灵墟　在神藏下一寸六分陷中,仰卧取之。墟或作墙。

神封　在灵墟下一寸六分。

步郎　在神封下一寸六分陷中,仰而取之。

胸部第三行五穴远近法第四

气户　在巨骨下,侠俞府两傍各二寸陷中,仰而取之。

气房　在气户下一寸六分陷中,仰而取之。

屋翳　在库房下一寸六分陷中,仰而取之。

膺窗　在屋翳下一寸六分。

乳中　禁不灸刺。

乳根　在乳下一寸六分陷中,仰而取之。

胸部第四行六穴远近法第五

云门　在巨骨下,侠气户两傍各二寸陷中,动脉应手,举肤取之。

中府　在云门下一寸方云一寸六分,乳上三肋间,动脉应手陷中。

周荣　在中府下一寸六分陷中,仰而取之。

胸卿 在周荣下一寸六分陷中,仰而取之。

天溪 在胸卿下一寸六分陷中,仰而取之。

食窦 在天溪下一寸六分,举臂取之。

腹中第一行十四穴远近法第六

鸠尾 在臆前蔽骨下五分。不可灸刺。

巨阙 在鸠尾下一寸。

上脘 在巨阙下一寸,去蔽骨三寸。

中脘 在上脘下一寸。

建里 在中脘下一寸。

下脘 在建里下一寸。

水分 在下脘下一寸,脐上一寸。

脐中 禁不刺。

阴交 在脐下一寸。

气海 在脐下一寸半。

石门 在脐下二寸。女子不灸。

关元 在脐下三寸。

中极 在脐下四寸。

曲骨 在横骨之上,中极下一寸,毛际陷中。

腹第二行十一穴远近法第七

幽门 在巨阙傍半寸陷中。心藏卷云:侠巨阙两边相去各一寸。

通谷 在幽门下一寸。

阴都 在通谷下一寸。

石关　在阴都下一寸一名右阙。

商曲　在石关下一寸一名高曲。

盲腧　在商曲下一寸,直脐傍各五分。

中注　在盲腧下五分。

四满　在中注下一寸肺藏卷云:侠丹田。

气穴　在四满下一寸妇人方上卷云:在关元左边二寸是。右二寸名子户。

大赫　在气穴下一寸肾藏卷云:在屈骨端三寸。

横骨　在大赫下一寸肾藏卷云:名屈骨。在阴上横骨中央貌曲如却月中央是。

腹第三行十二穴远近法第八

不容　在幽门傍各一寸五分,去任脉二寸,直四肋端,相去四寸。

承满　在不容下一寸。

梁门　在承满下一寸。

关门　在梁门下一寸,太一上。

太一　在关门下一寸。

滑肉门　在太一下一寸。

天枢　一名长溪。去盲腧一寸半,直脐傍二寸脾藏卷云:名长谷。侠脐相去五寸。一名循际。

外陵　在天枢下半寸,大巨上。

大巨　在脐下一寸两傍各二寸,长溪下二寸。

水道　在大巨下三寸。

归来　在水道下二寸《外台》作三寸。

气冲 在归来下一寸,鼠鼷上一寸《素问·刺热论》注云:在腹脐下横骨两端,鼠鼷上一寸动摇应手。

腹第四行七穴远近法第九

期门 在第二肋端,不容傍各一寸半,上直两乳。

日月 在期门下五分。

腹哀 在日月下一寸半。

大横 在腹哀下二寸,直脐傍《甲乙》云三寸。

腹结 在大横下一寸三分。

府舍 在腹结下三寸。

冲门 上去大横五寸,在府舍下横骨两端约中。

手太阴肺经十穴第十

少商 在手大指端内侧,去爪甲角如韭叶。

鱼际 在手大指本节后内侧散脉中。

大泉 在手掌后陷者中此即太渊也,避唐祖名,当时改正。今存此名不改正,恐后人将为实是一穴也。

经渠 在寸口陷者中。不灸。

列缺 在腕上一寸半,手太阴络,别走阳明。

孔最 在腕上七寸,手太阴郄也。

尺泽 在肘中约上动脉。

侠白 在天府下,去肘五寸动脉。

天府 在腋下三寸。不灸。

臑会 在臂前廉,去肩头三寸《甲乙》此穴在肩部。《外台》属大肠,

《铜人经》属三焦。

手厥阴心主经八穴第十一

中冲　在手中指端,去爪甲如韭叶陷者中。

劳宫　在掌中央动脉。

大陵　在掌后两骨间。

内关　在掌后去腕二寸《外台》作五寸,手心主胳,别走大阳。

间使　在掌后三寸两筋间。

郄门　在掌后去腕五寸《外台》云:去内关五寸,手厥阴郄也。

曲泽　在肘内廉下陷者中,屈肘得之。

天泉　在腋下二寸,举腋取之。

手少阴心经八穴第十二

少冲　在手小指内廉之端,去爪甲如韭叶。

少府　在手小指大节后陷者中,直劳宫大节又作本节。

神门　在掌后兑骨端陷者中。

阴郄　在掌后动脉中,去腕半寸,手少阴郄也。

通理　在腕后一寸。手少阴胳,别走太阳。

灵道　在掌后一寸半。

少海　在肘内廉节后陷中。

极泉　在腋下筋间动脉,入骨。

足太阴脾经十一穴第十三

隐白　在足大趾端内侧,去爪甲如韭叶。

大都　在足大趾内本节后陷中_{肝藏卷云:在足大趾本节内侧白肉际}。

太白　在足大趾内侧核骨下陷中。

公孙　在足大趾本节后一寸,足太阴络,别走阳明。

商丘　在足内踝下微前陷中。

三阴交　在内踝上八寸骨下陷中。

漏谷　在内踝上六寸骨下陷中,太阴络《铜人经》云:亦名太阴胳。

地机　一名脾舍。在膝下五寸,足太阴郄也。

阴陵泉　在膝下内侧辅骨下陷者中,伸足得之。

血海　在膝膑上内廉白肉际二寸半一作三寸。

箕门　在鱼腹上筋间,动应手,阴市内。

足阳明胃经十五穴第十四

厉兑　在足大趾次趾之端,去爪甲角如韭叶。

内庭　在足大趾次趾外间。

陷谷　在足大趾次趾外间本节后,去内庭二寸。

冲阳　在足跗上五寸骨间,去陷谷三寸一云二寸。

解溪　在冲阳后一寸半。

丰隆　在外踝上八寸,足阳明胳,别走太阴。

下廉　一名下巨虚,在上廉下三寸。

条口　在下廉上一寸。

巨虚上廉　在三里下三寸。

三里　在膝下三寸,胻骨外。

犊鼻　在膝膑下骱上,侠解大筋中。

阴市　一名阴鼎,在膝上三寸,伏兔下第二十卷云:在膝上当伏兔
下行二寸,临。

伏兔　在膝上六寸。不灸。

髀关　在膝上伏兔后交分中。

梁丘　在膝上二寸两筋间或云三寸,足阳明郄也。

伏人明堂图十门　一百五穴,内十六穴单,八十九穴双

伏人头上第一行五穴远近法第一

后顶　在百会后一寸半。

强间　在后顶后一寸半。

脑户　在枕骨上强间后一寸半。不灸。

风府　在项后入发际一寸,大筋内宛宛中。不灸。

痦门　在项后发际宛宛中。不灸。

头上第二行三穴远近法第二

玉枕　在胳却后七分半,侠脑户傍一寸三分,起肉枕骨上入发
际三寸。

胳却　在通天后一寸半。

天柱　侠项后发际大筋外廉陷者中。

头上第三行三穴远近法第三

风池　在颞颥后发际陷中。

承灵　在正营后一寸半。

脑空　在承灵后一寸半,侠玉枕傍,枕骨二陷中。一名颞颥。

伏人耳后六穴远近法第四

颅息　在耳后青脉间。

瘈脉　在耳本鸡足青脉。不灸。

完骨　在耳后入发际四分。

窍阴　在完骨上,枕骨下。

浮白　在耳后入发际一寸。

翳风　在耳后陷中,按之引耳中。

脊中第一行十一穴远近法第五

大椎　在第一椎上陷中。

陶道　在大椎下节间。

身柱　在第三椎下节间。

神道　在第五椎下节间。

至阳　在第七椎下节间。

筋缩　在第九椎下筋间。

脊中　在第十一椎下节间。不灸。

悬枢　在第十三椎下节间。

命门　在第十四椎下节间。

腰腧　在第二十一椎下节间。

长强　在脊骶端。

脊中第二行一十一穴远近法第六

大杼　在项后第一椎下两傍各一寸半陷中。

风门　一名热府。在第二椎下两傍各一寸半。

肺腧　在第三椎下两傍各一寸半第藏卷云：对乳引绳度之。

心腧　在第五椎下两傍各一寸半。

膈腧　在第七椎下两傍各一寸半。

肝腧　在第九椎下两傍各一寸半第八卷云：第九椎节脊中。

胆腧　在第十椎下两傍各一寸半。

脾腧　在第十一椎下两傍各一寸半第八卷云：脾腧无定所，随四季月应病即灸，藏腧是脾穴。

胃腧　在第十二椎下两傍各一寸半。

三膲腧　在第十三椎下两傍各一寸半。

肾腧　在第十四椎下两傍各一寸半。

大肠腧　在第十六椎下两傍各一寸半。

小肠腧　在第十八椎下两傍各一寸半。

膀光腧　在第十九椎下两傍各一寸半。

中膂腧　在第二十椎下两傍各一寸半。

白环腧　在第二十一椎下两傍各一寸半。

上窌　在第一空，腰髁下一寸，侠脊两傍。

次窌　在第二空，侠脊陷中。

中窌　在第三空，侠脊陷中。

下窌　在第四空,侠脊陷中。

会阳　在阴尾骨两傍。

脊中第三行十三穴远近法第七

附分　在第二椎下,附项内廉两傍各三寸。

魄户　在第三椎下两傍各三寸。

神堂　在第五椎下两傍各三寸。

噫嘻　在肩膊内廉,侠第六椎下两傍各三寸。

膈关　在第七椎下两傍各三寸。

魂门　在第九椎下两傍各三寸《外台》云:十椎下。

阳纲　在第十椎下两傍各三寸《外台》云:十一椎。

意舍　在第十一椎下两傍各三寸《外台》云:九椎下。

胃仓　在第十二椎下两傍各三寸。

肓门　在第十三椎下两傍各三寸。

志室　在第十四椎下两傍各三寸。

胞肓　在第十九椎下两傍各三寸。

秩边　在第二十一椎下两傍各三寸。

手少阳三焦经十七穴第八

关冲　在手小指次指之端,去爪甲角如韭叶。

液门　在手小指次指间陷者中。

中渚　在小指次指本节后间陷中。

阳池　在手表腕上陷者中。

外关　在腕后二寸陷中,手少阳胳,别走心主。

支沟 在腕后三寸两骨间陷者中。

会宗 在腕后三寸空中,手少阳郄也。

三阳胳 在臂上大交脉,支沟上一寸。不刺。

四渎 在肘前五寸外廉陷中。

天井 在肘后外,大骨后一寸两筋间陷者中,屈肘得之。

清冷泉 在肘上三寸,伸肘举臂取之泉亦是渊字。

消泺 在肩下臂外开腋斜肘分下行。

天宗 在秉风后大骨下陷中《外台》属小肠经。

臑腧 侠肩窌后大骨下胛上廉陷下。

肩外腧 在肩胛上廉,去脊三寸陷者中。

肩中腧 在肩胛内廉,去脊二寸陷者中。

曲垣 在肩中央,曲胛陷者中,按之应手痛。

手太阳小肠经九穴第九

少泽 在手小指端外侧,去爪甲一分陷中。

前谷 在手小指外侧本节前陷中。

后溪 在手小指外侧本节后陷中。

腕骨 在手外侧腕前起骨下陷中。

阳谷 在手外侧腕中兑骨之下陷中。

养老 在手踝骨上,一空在后一寸陷者中,手太阳郄也。

支正 在腕后五寸,手太阳胳,别走少阴。

小海 在肘内大骨外去肘端五分。

肩贞 在肩曲胛下两骨解间,肩髃后陷者中《外台》在三膲经。

足太阳膀胱经十七穴第十

至阴 在足小趾外侧,去爪甲角如韭叶。

通谷 在足小趾外侧本节前陷中。

束骨 在足小趾外侧本节后陷中。

京骨 在足外节大骨下赤白肉际陷中。

申脉 阳跷所生。在外踝下陷中,容爪甲。

金门 在足外踝下陷中,一名关梁。足太阴郄也。

仆参 一名安耶。在足跟骨下陷中。

昆仑 在足外踝外跟骨上陷中。

承山 一名鱼腹,一名伤山,一名肉柱。在兑踹肠下分肉间陷者中。

飞扬 一名厥阳。在外踝上七寸。足太阳胳,别走少阳。

承筋 一名踹肠,一名直肠,在胫后从脚跟上七寸,腨中央陷中。不刺。

合阳 在膝约中央下三寸。

委中 在腘中央约文中动脉。

委阳 在足太阳之前,少阳之后,出于腘中外廉两筋间,扶承下六寸。

浮郄 在委阳上一寸,展足得之。

殷门 在肉郄下六寸。

扶承 一名肉郄,一名阴关,一名皮部。在尻臀下股阴下文中。一云尻臀下陷文中。

侧人明堂图六门　八十七穴双

侧人耳颈二十穴远近法第一

颔厌　在曲周颞颥上廉。

悬颅　在曲周颞颥中。

悬厘　在曲周颞颥下廉。

天衢　在耳上如前三寸。

率谷　在耳上入发际一寸半。

曲鬓　在耳上发际曲隅陷中。

角孙　在耳郭中间,开口有空。

和窌　在耳前兑发下动脉。

耳门　在耳前起肉,当耳缺。

听会　在耳前陷中,张口得之。

听宫　在耳中珠子大如赤小豆。

天容　在耳下曲颊后。

天牖　在颈筋缺盆上,天容后,天柱前,完骨下,发际上一寸。

缺盆　在肩上横骨陷中。

扶突　在气舍后一寸半。

天窗　在曲颊下,扶突后,动应手陷中。

天鼎　在颈缺盆直扶突曲颊下一寸,人迎后。

人迎　在颈大脉应手,侠结喉傍。以候五藏气。不灸。

水突　在颈大筋前直人迎下,气舍上一本云:水突在曲颊下一寸

近后。

气舍　在颈直人迎,侠天突陷中。

侧胁十穴远近法第二

章门　一名长平。在大横文外直脐季肋端。

京门　在监骨腰中季肋本,侠脊。

带脉　在季肋下一寸八分。

五枢　在带脉下三寸。一云在水道下一寸半。

维道　在章门下五寸三分。

居髎　在长平下八寸三分,监骨上。

泉腋　在腋下三寸宛宛中,举臂得之中风卷云:腋门在腋下攒毛中。一名泉腋,即渊腋是也。

大包　在泉腋下三寸。

辄筋　在腋下三寸,复前行一寸着胁。

天池　在乳后一寸,腋下着肋,直腋撅肋间。

侧人手阳明大肠经二十穴远近法第三

商阳　在手大指次指内侧,去爪甲角如韭叶。

二间　在手大指次指本节前内侧陷者中。

三间　在手大指次指本节后内侧陷者中。

合谷　在手大指次指歧骨间。

阳溪　在腕中上侧两筋间陷中。

偏历　在腕后三寸。手阳明胳,别走太阴。

温留　在腕后,小士五寸,大士六寸一作小上大上,手阳明郄也。

下廉　在辅骨下,去上廉一寸。

上廉　在三里下一寸。

三里　在曲池下二寸，按之肉起兑肉之端。

曲池　在肘后，转屈肋曲骨之中。

肘窌　在肘大骨外廉陷中。

五里　在肘上行马里大脉中。不刺。

臂臑　在肘上七寸腘肉端。

肩窌　在肩端臑上，斜举臂取之。

秉风　侠天窌外，肩上髃后，举臂有空。

肩井　在肩上陷解中，缺盆上，大骨前。

天窌　在肩缺盆中，上悆骨之际陷者中。

肩髃　在肩端两骨间《脉极篇》云：在肩外头近后，以手按之有解，宛宛中。《外台》名扁骨。

巨骨　在肩端上行两叉骨间陷中。

足少阳胆经十五穴远近法第四

窍阴　在足小趾次趾之端，去爪甲如韭叶。

侠溪　在足小趾次趾歧间本节前。

地五会　在足小趾次趾本节后。不灸。

临泣　在足小趾本节后间陷者中，去侠溪一寸半。

丘墟　在足外踝如前陷者中，去临泣三寸。

付阳　在外踝上三寸，太阳前少阳后筋骨间。

悬钟　一名绝骨，在外踝上三寸动者中，足三阳胳。

阳辅　在外踝上，辅骨前绝骨端如前三分许，去丘墟七寸。

光明　在足外踝上五寸，足少阳胳，别走厥阴。

外丘 在外踝上七寸,足少阳郄也,少阳所生。

阳交 一名别阳,一名足窌。阳维郄。在外踝上七寸,邪属三阳分肉间—一本云踝上三寸。

阳陵泉 在膝下一寸外廉陷中。

关阳 在阳陵泉上三寸,犊鼻外—一本云关陵。

中渎 在髀骨外膝上五寸分肉间。

镮铫 在髀枢中。

足厥阴肝经十一穴第五

大敦 在足大趾端,去爪甲如韭叶及三毛中。

行间 在足大趾间动应手陷中。

太冲 在足大趾本节后二寸或一寸半陷中。

中封 在足内踝前一寸,仰足取之,伸足乃得。

蠡沟 在足内踝上五寸,此厥阴胳,别走少阳。

中郄 在内踝上七寸胻骨中,与少阴相值。一名中都。

膝关 在犊鼻下三寸陷中。足厥阴郄也《甲乙》、《铜人经》云二寸。穴分又以中郄为厥阴郄。

曲泉 在膝辅骨下,大筋上小筋下陷中,屈膝乃得。

阴包 在膝上四寸股内廉两筋间。

五里 在阴廉下二寸。

阴廉 在羊矢下,去气冲二寸动脉。

足少阴肾经十一穴第六

涌泉　一名地冲。在足心陷中,屈足卷趾宛宛中_{肝藏卷云:在脚}心大趾下大筋。

然谷　一名龙泉。在足内踝前起大骨下陷者中_{妇人方上卷云:}在内踝前直下二寸。

太溪　在足内踝后跟骨上动脉陷者中。

大钟　在足跟后冲中,足少阴胳,别走太阳。

水泉　在太溪下一寸,内踝下。足少阴郄也。

照海　阴跷脉所生。在足内踝下。

伏留　一名昌阳,一名伏白。在足内踝上二寸陷中。

交信　在内踝上二寸,少阴前太阴后廉筋骨间。

筑宾　在内踝上踹分中。

阴谷　在膝内辅骨之后,大筋之下,小筋之下,小筋之上,按之应手,屈膝而得之。

会阴　一名屏翳。在大便前小便后两阴间。

已上三人图者,一百四十九穴。

手三阴三关穴流注法第二上

凡孔穴,所出为井,所流为荥,所注为腧,所过为源,所行为经,所入为合。

灸刺大法:春取荥,夏取腧,季夏取经,秋取合,冬取井。

肺出少商为井,手太阴脉也,流于鱼际为荥,注于大泉为腧,过于列缺为源,行于经渠为经,入于尺泽为合。

心出于中冲为井,心包胳脉也,流于劳宫为荥,注于大海为腧,过于内关为源,行于间使为经,入于曲泽为合。

心出于少冲为井,手少阴脉也,流于少府为荥,注于神门为腧,过于通里为源,行于灵道为经,入于少海为合。

大肠出于商阳为井,手阳明脉也,流于二间为荥,注于三间为腧,过于合谷为源,行于阳溪为经,入于曲池为合。

三膲出于关冲为井,手少阳脉也,流于腋门为荥,注于中渚为腧,过于阳池为源,行于支沟为经,入于天井为合。

小肠出于少泽为井,手太阳脉也,流于前谷为荥,注于后溪为腧,过于腕骨为源,行于阳谷为经,入于小海为合。

足三阴三阳穴流注法第二下

胃出于厉兑为井,足阳明脉也,流于内庭为荥,注于陷谷为腧,过于冲阳为源,行于解溪为经,入于三里为合。

胆出于窍阴为井,足少阳脉也,流于侠溪为荥,注于临泣为腧,过于丘墟为源,行于阳辅为经,入于阳陵泉为合。

膀胱出于至阴为井,足太阳脉也,流于通谷为荥,注于束骨为腧,过于京骨为源,行于昆仑为经,入于委中为合。

脾出于隐白为井,足太阴脉也,流于大都为荥,注于太白为腧,过于公孙为源,行于商丘为经,入于阴陵泉为合。

肝出于大敦为井,足厥阴脉也,流于行间为荥,注于大冲为腧,过于中封为源,行于中郄为经,入于曲泉为合。

肾出于涌泉为井,足少阴脉也,流于然谷为荥,注于太溪为腧,过于水泉为源,行于伏留为经,入于阴谷为合。

卷之八十八　针灸方

针灸禁忌第三

针禁忌法

大寒无刺《素问》云：天寒无刺，天温无疑；月生无泻，月满无补，月郭空无治；新内无刺，已刺无内；大怒无刺，已刺无怒；大劳无刺，已刺无劳；大醉无刺，已刺无醉；大饱无刺，已刺无饱；大饥无刺，已刺无饥；大渴无刺，已刺无渴。

乘车来者，卧以休息如食顷，乃刺之；

步行来者，坐以休息如行十里顷，乃刺之。大惊大恐，必定其气，乃刺之。

刺中心，一日死，其动为噫；

刺中肺，二日死，其动为咳；

刺中肝，五日死，其动为语；

刺中脾，十五日死，其动为吞；

刺中肾，三日死，其动为嚏刺中五藏死日变动，出《素问·刺禁篇》。又《诊要经终篇》云：中心者环死，中脾者三日死，中肾者七日死，中肺者五日死。又《四时刺逆从篇》云：中心一日死，其动为噫；中肝五日死，其动为语；中肺三日死，其动为咳；中肾六日死，其动为嚏欠；中脾十日死，其动为吞。王冰注云：此三论皆岐伯之言，而不同者，传之误也；

刺中胆,一日半死,其动吐呕;

刺中膈,为伤中,不过一岁必死。

刺跗上,中大脉,血出不止,死;

刺阴股,中大脉,血出不止,死;

刺面,中流脉,不幸为盲;

刺客主人,内陷中脉,为内漏,为聋;

刺头,中脑户,入脑立死;

刺膝膑,出液,为跛;

刺舌下,中脉大过,血出不止,为瘖;

刺臂太阴脉,出血多,立死;

刺足下布胳,中脉,血不出;

刺足少阴脉,重虚出血,为舌难以言;

刺郄,中大脉,令人仆,脱色;

刺膺中陷,中肺,为喘逆仰息;

刺气冲,中脉,血不出,为肿鼠鼷;

刺肘中,内陷,气归之,为不屈伸;

刺脊间,中髓,为伛;

刺阴股下三寸,内陷,令人遗溺;

刺乳上,中乳房,为肿根蚀;

刺腋下胁间,内陷,令人咳;

刺缺盆中,内陷气泄,令人喘咳逆;

刺小腹,中膀胱,溺出,令人小腹满;

刺手鱼腹,内陷为肿;

刺腨肠,内陷为肿;

刺目匡上陷骨,中脉,为漏为盲;

刺关节中,液出,不得屈伸。

神庭,禁不可刺;

上关,刺不可深;

缺盆,刺不可深;

颅息,刺不可多出血;

脐中,禁不可刺;

左角,刺不可久留;

云门,刺不可深《经》云:云门刺不可深。今则都忌不刺,学者宜详悉之;

五里,禁不可刺;

伏兔,禁不可刺按《甲乙》:足阳明经伏兔刺入五分,则不当禁;

三阳络,禁不可刺;

伏留,刺无多见血;

承筋,禁不可刺;

然谷,刺无多见血;

乳中,禁不可刺;

鸠尾,禁不可刺。

灸禁忌法

头维,禁不可灸;

承光,禁不可灸;

脑户,禁不可灸;

风府,禁不可灸;

瘖门,禁不可灸;

阴市,禁不可灸;

下关,耳中有干适低,无灸;

耳门,耳中有脓及适低,无灸;

人迎,禁不可灸;

阳关,禁不可灸;

丝竹空,灸之,不幸使人目小及盲;

承泣,禁不可灸;

脊中,禁不可灸;

乳中,禁不可灸;

瘛脉,禁不可灸;

石门,女子禁不可灸;

白环腧,禁不可灸;

气冲,灸之,不幸不得息;

泉腋,灸之,不幸生脓蚀;

天府,禁不可灸;

经渠,禁不可灸;

伏兔,禁不可灸;

地五会,禁不可灸;

鸠尾,禁不可灸。

五脏六腑变化傍通诀第四

凡五脏六腑,变化无穷,散在诸经,其事隐没,难得具知。今纂集相附,以为傍通,令学者少留意推寻,造次可见矣。

五脏:肾水一、心火二、肝木三、肺金四、脾土五

六腑:膀胱、小肠、胆、大肠、胃、三膲

五脏经:足少阴、手少阴、足厥阴、手太阴、足太阴

六腑经:足太阳、手太阳、足少阳、手阳明、足阳明、手少阳

五脏脉:沉濡、洪盛、弦长、浮短、缓大

五脏斤两:一斤二两又云一斤一两、十二两三毛七孔、四斤四两左三叶右四叶、二斤三两六叶两耳、二斤三两

六腑斤两:九两二铢、二斤十四两、三两三铢、二斤十二两、二斤十四两

六腑丈尺:纵广七寸又云九寸、长二丈四尺广一寸四分、三寸三分、一丈二尺广六寸、大一尺五寸

六腑所受:九升二合又云九升九合、二斗四升、一合《难经》作二合、一斗二升、三斗五升。

五脏官:后宫列女、帝王、上将军又为郎官、大尚书又为上将军、谏议大夫

六腑官:水曹掾、监仓吏、将军决曹吏、监仓掾、内啬吏

五脏腧:十四椎、五椎、九椎、三椎、十一椎

六腑腧:十九椎、十八椎、十椎、十六椎、十二椎、十三椎

五脏募:京门、巨阙、期门、中府、章门

六腑募:中极、关元、日月、天枢、中脘、石门

五脏脉出:涌泉、中冲、大敦、少商、隐白此心包络经,心经出少冲

流《甲乙》作留:然谷、劳宫心经流少府、行间、鱼际、大都

注:太溪、大陵心经注神门、太冲、大泉、太白

过:水泉、内关心经过通里、中封、列缺、公孙

行:伏留、间使心经行灵道、中都、经渠、商丘

入：阴谷、曲泽心经入少海、曲泉、尺泽、阴陵泉

六腑脉出：至阴、少泽、窍阴、商阳、厉兑、关冲此三膲经出

流：通谷、前谷、侠溪、二间、内庭、腋门

注：束骨、后溪、临泣、三间、陷谷、中渚

过：京骨、腕骨、丘墟、合谷、冲阳、阳池

行：昆仑、阳谷、阳辅、阳溪、解溪、支沟

入：委中、小海、阳陵泉、曲池、三里、天井

五窍：耳二阴、舌口、目、鼻、唇

五养：骨精、血脉、筋、皮毛、肉

五液：唾、汗、泪、涕、涎

五声：呻噫、言、呼、哭、歌

六气：呬、吹、呼、呵、嘘、嘻

五神：志精、神性。又作脉神、血魂、气魄、意智。又作营意

五有余病：胀满、笑不止、怒、喘喝仰息、泾溲不利

五不足病：厥逆、忧一作悲、恐、息利少气、四肢不用

六情：恶哀、怵虑一作惠好、好喜一作直喜、威怒、乐愚、贪狼、廉贞、宽大、公正、阴贼、奸邪

八性：欲、忌、友、爱、慈惠悲、气正、公、私怨

五常：智谋、礼哲、仁肃、义又、信圣

五事：听聪、视、貌恭、言从、思睿

五咎：急、豫、狂、僭、蒙

五音：吟咏、肆呼、讽、唱、歌

五声：羽四十八丝、徵五十四丝、角六十四丝、商七十二丝、宫八十

五色：黑、赤、青、白、黄

五味：咸、苦、酸、辛、甘

五臭：腐、焦、膻臊、腥、香

五宜子来扶母：酸、甘、苦、咸、辛

五恶味之恶：甘、咸、辛、苦、酸

五恶气之恶：燥、热、风、寒、湿

五数：一六、二七、三八、四九、五十

五行：水、火、木、金、土

五时：冬、夏、春、秋、季夏

五形《外台》云：外应五行之形，内法五形之象：曲、兑、直、屈、圆

五畜：豕《外台》云豕、鼠，羊《外台》云蛇、马，鸡《外台》云虎、兔，犬《外台》云猴、鸡，牛《外台》云龙、羊、犬、牛

五谷：大豆、麦、麻、稻黄黍、稷

五果：栗、杏、李、桃、枣

五菜：藿、薤、韭、葱、葵

论曰：假令人肾、心、肝、肺、脾为脏，则膀胱、小肠、胆、大肠、胃为腑。足少阴为肾经，足太阳为膀胱经。下至五藏、五果、五菜皆尔，触数长之也，皆仿此《外台》续添二十三条，本非《千金》之旧，今更不附入。

卷之八十九　针灸方

用针略例第五

夫用针刺者,先明其孔穴,补虚泻实,送坚付濡,以急随缓,荣卫常行,勿失其理。夫为针者,不离乎心,口如衔索,目欲内视,消息气血,不得妄行。针入一分,知天地之气;针入二分,知呼吸出入上下水火之气;针入三分,知四时五行五脏六腑逆顺之气。针皮毛腠理者,勿伤肌肉;针肌肉者,勿伤筋脉;针筋脉者,勿伤骨髓;针骨髓者,勿伤诸络。

东方甲乙木,主人肝胆筋膜魂;

南方丙丁火,主人心小肠血脉神;

西方庚辛金,主人肺大肠皮毛魄;

北方壬癸水,主人肾膀胱骨髓精志;

中央戊己土,主人脾胃肌肉意智。

针伤筋膜者,令人愕视失魂;

伤血脉者,令人烦乱失神;

伤皮毛者,令人上气失魂;

伤骨髓者,令人呻吟失志;

伤肌肉者,令人四肢不收,失智。

此为五乱,因针所生。若更失度者,有死之忧也。所谓针能杀生人,不能起死人,谓愚人妄针必死,不能起生人也。

又须审候。与死人同状者,不可为医;与亡国同政者,不可为谋。虽圣智神人,不能活死人,存亡国也。故曰:危邦不入,乱邦不居。凡愚人贪利,不晓于治乱存亡,危身灭族,彼此俱丧,亡国破家,亦医之道也。

凡用针之法,以补泻为先。呼吸应江汉,补泻校升斗。经纬有法则,阴阳不相干。震为阳气始火主于寅,兑为阴气终戌为土。坎为太玄华冬至之日夜半一阳交生,离为太阳精为中女之象。欲补从卯南补不足,地户至巽为地虚。欲泻从西北天门在乾。针入因日明向寅至午,针出随月光从申向午,午为日月光之位。如此思五行,气以调荣卫。用以将息之,是曰随身宝。

凡用锋针针者,除疾速也。先补五味,刺入五分,留十呼。刺入一寸,留二十呼。随师而将息之。刺急者,深内而久留之;刺缓者,浅内而疾发针;刺大者,微出其血;刺滑者,疾发针,浅内而久留之;刺涩者,必得其脉,随其逆顺,久留之,疾出之,压其血,勿出其血。诸小弱者,勿用大针。然气不足,宜调以百药。余三针者,正中破痈坚瘤结息肉也,亦治人疾也。火针亦用锋针,油火烧之,务在猛热,不热即于人有损也。隔日一报,三报之后,当脓水大出为佳。

巨阙、太仓、上下脘,此之一行有六穴,忌火针也。大癥块当停针,转动须臾为佳。

每针常须看脉,脉好乃下针,脉恶勿乱下针也。下针一宿,发热恶寒,此为中病,勿怪之。

灸例第六

凡孔穴在身,皆是脏腑荣卫血脉流通,表里往来,各有所主。临时救难,必在审详。人有老少,体有长短,肤有肥瘦,皆须精思商量,准而折之,无得一概,致有差失。其尺寸之法,依古者八寸为尺,仍取病者,男左女右,手中指上第一节为一寸。亦有长短不定者,即取手大拇指第一节横度为一寸。以意消息,巧拙在人。其言一夫者,以四指为一夫。又以肌肉文理节解缝会宛陷之中,及以手按之,病者快然。如此仔细安详用心者,乃能得之耳。

凡《经》云横三间寸者,则是三灸两间,一寸有三灸,有三分,三壮之处,即为一寸。黄帝曰:灸不三分,是谓徒冤。炷务大也,小弱,炷乃小作之,以意商量。

凡点灸法,皆须平直四体,无使倾侧。灸时孔穴不正,无益于事,徒破好肉耳。若坐点则坐灸之,卧点则卧灸之,立点则立灸之,反此亦不得其穴矣。

凡言壮数者,若丁壮遇病,病根深笃者,可倍多于方数。其人老小羸弱者,可复减半。依扁鹊灸法,有至五百壮千壮,皆临时消息之。《明堂》本经多云:针入六分,灸三壮。更无余论。曹氏灸法有百壮者,有五十壮者。《小品》诸方,亦皆有此。仍须准病轻重以行之,不可胶柱守株。

凡新生儿七日以上,周年以还,不过七壮,炷如雀屎大。

凡灸,先阳后阴,言从头向左而渐下,次后从头向右而渐下,先上后下。皆以日正午已后,乃可下火灸之,时谓阴气未至,灸无不着。午前平旦谷气虚,令人癫眩,不可针灸也,慎之。其大法如此,卒急者不可用此例。

灸之生熟法:腰已上为上部,腰已下为下部。外为阳部荣,内为阴部卫。故脏腑周流,名曰经络。是故丈夫四十已上气在腰,老妪四十已上气在乳。是以丈夫先衰以下,妇人先衰于上。灸之生熟,亦宜搏而节之,法当随病迁变,大法外气务生,内气务熟,其余随宜耳。头者,身之元首,人神之所法,气口精明,三百六十五络,皆上归于头。头者,诸阳之会也。故头病必宜审之,灸其穴,不得乱,灸过多伤神,或使阳精玄熟,令阴魄再卒。是以灸头,正得满百。脊背者,是体之横梁,五脏之所系着,太阳之会合。阴阳动发,冷热成疾。灸太过熟,大害人也。臂脚手足者,人之枝干,其神系于五脏六腑,随血脉出,能远近采物,临深履薄,养于诸经。狭浅,故灸宜少,灸过多即内神不得入,精神闭塞,否滞不仁,即臂不举。故四肢之灸,不宜太熟也。然腹脏之内为性,贪于五味无厌成疾,风寒结癖,水谷不消,宜当熟之。然大杼、脊中、肾腧、膀胱八穴可至一百壮,心主手、足太阴可至六十七壮,三里、太溪、太冲、阴阳二陵泉、上下二廉可至百壮,腹上下脘、中脘、太仓、关元可至百壮。若病重者,皆当三报之,乃愈病耳。若治诸沉结寒冷病,莫若灸之,宜熟;若治诸阴阳风者,身热脉大者,以针锋刺之,间日一报之;若治诸邪风鬼疰,痛处少气,以毫针去之,随病轻重用之。表针内药,随时用之,消息将之,与天同心,百年永安,终无横病。此要略说之,非贤勿传,秘之。凡微数之脉,慎不可灸,伤血脉,燋筋骨;凡汗已后,勿灸,此为大逆。脉浮热甚,勿灸。

头面目咽,灸之最欲小生;手臂四肢,灸之欲须小熟,亦不宜多;胸背腹,灸之尤宜大熟;其腰脊,欲须少生。大体皆须以意商量,临时迁改应机,千变万化,难以一准耳。其温病,随所着而灸之,可百壮余,少至九十壮。大杼胃脘可五十壮,手心主手足太阳可五十壮,三里、曲池、太冲可百壮,皆三报之,乃可愈耳。风劳沉重,九部尽病,及毒气为疾者,不过五十壮,亦宜三报之,若攻脏腑成心腹痛者,亦宜百壮。若卒暴百病,鬼魅所着者,头面四肢宜多,灸腹背宜少,其多不过五十,其少不减三五七九壮。凡阴阳濡风口喝僻者,不过三十壮,三日一报,报如前,微者三报,重者九报。此风气濡微细入,故宜缓火温气,推排渐抽以除耳。若卒暴催迫,则流行细入成痼疾,不可愈也,故宜缓火。凡诸虚疾,水谷沉结流离者,当灸腹背,宜多而不过百壮。大凡人有卒暴得风,或中时气,凡百所苦,皆须急灸疗,慎勿忍之,停滞也。若王相者可得无他。不尔,渐久后皆难愈,深宜知此一条。凡人吴蜀地游宦,体上常须三两处灸之,勿令疮暂瘥,则瘴疠温疟毒气不能着人也,故吴蜀行灸必法。阿是之法,言人有病痛,即令捏其上,若里当其处,不问孔穴,即得便快成痛处,即云阿是,灸刺皆验,故曰阿是穴也。

太医针灸宜忌第七

论曰:欲行针灸,先知行年宜忌及人神所在,不与禁忌相应即可。今具如下:

木命人行年在木,则不宜针及服青药;火命人行年在火,则不宜汗及服赤药;土命人行年在土,则不宜吐及服黄药;金命人行年在金,则不宜灸及服白药;水命人行年在水,则不宜下及服黑药。凡医者不知此法,下手即困。若遇年命厄会深者,下手即死。

推天医血忌等月忌及日忌傍通法

月傍通：正、二、三、四、五、六、七、八、九、十、十一、十二

天医：卯、寅、丑、子、亥、戌、酉、申、未、巳、午、辰呼师治病，吉

血忌：丑、未、寅、申、卯、酉、辰、戌、巳、亥、午、子忌针灸

月厌：戌、酉、申、未、午、巳、辰、卯、寅、丑、子、亥忌针灸

四激：戌、戌、戌、丑、丑、丑、辰、辰、辰、未、未、未忌针灸

月杀：戌、巳、午、未、寅、卯、辰、亥、子、丑、申、酉不可举百事，凶。

《千金翼》《外台》云：丑、戌、未、辰、丑、戌、未、辰、丑、戌、未、辰

月刑：巳、子、辰、申、午、丑、寅、酉、未、亥、卯、戌不疗病

六害：巳、辰、卯、寅、丑、子、亥、戌、酉、申、未、午不疗病

上天医上呼师避病吉，若刑害上凶。

推行年医法

年至：子、丑、寅、卯、辰、巳、午、未、申、酉、戌、亥

天医：卯、戌、子、未、酉、亥、辰、寅、巳、午、丑、申

求岁天医法

常以传送加太岁太乙下为天医。

求月天医法

阳月以大吉，阴月以小吉，加月建功曹下为鬼道，传送下为天医。

推避病法

以小吉加月建登明下为天医,可于此避病。

推治病法

以月将加时天医,加病人年,治之瘥。

唤师法

未、卯、巳、亥、酉鬼所在,唤师凶。

推行年人神法

脐:一、十、十九、二十八、三十七、四十六、五十五、六十四、七十三、八十二

心:二、十一、二十、二十九、三十八、四十七、五十六、六十五、七十四、八十三

肘:三、十二、二十一、三十、三十九、四十八、五十七、六十六、七十五、八十四

咽:四、十三、二十二、三十一、四十、四十九、五十八、六十七、七十六、八十五

口:五、十四、二十三、三十二、四十一、五十、五十九、六十八、七十七、八十六

头:六、十五、二十四、三十三、四十二、五十一、六十、六十九、七十八、八十七

脊:七、十六、二十五、三十四、四十三、五十二、六十一、七十、

七十九、八十八

　　膝：八、十七、二十六、三十五、四十四、五十三、六十二、七十一、八十、八十九

　　足：九、十八、二十七、三十六、四十五、五十四、六十三、七十二、八十一、九十

　　上九部行神，岁移一部，周而复始，不可针灸。

推十二部人神所在法

　　心辰：一、十三、二十五、三十七、四十九、六十一、七十三、八十五

　　喉卯：二、十四、二十六、三十八、五十、六十二、七十四、八十六

　　头寅：三、十五、二十七、三十九、五十一、六十三、七十五、八十七

　　眉丑：四、十六、二十八、四十、五十二、六十四、七十六、八十八

　　背子：五、十七、二十九、四十一、五十三、六十五、七十七、八十九

　　腰亥：六、十八、三十、四十二、五十四、六十六、七十八、九十

　　腹戌：七、十九、三十一、四十三、五十五、六十七、七十九、九十一

　　项酉：八、二十、三十二、四十四、五十六、六十八、八十、九十二

　　足申：九、二十一、三十三、四十五、五十七、六十九、八十一、九十三

　　膝未：十、二十二、三十四、四十六、五十八、七十、八十二、九十四

阴午：十一、二十三、三十五、四十七、五十九、七十一、八十三、九十五

股巳：十二、二十四、三十六、四十八、六十、七十二、八十四、九十六

眉，《千金翼》作肩

上十二部人神所在，并不可针灸及损伤，慎之。

日辰忌

一日足大趾，二日外踝，三日股内，四日腰，五日口舌咽悬痈，六日足小趾《外台》云手小指，七日内踝，八日足腕，九日尻，十日背腰，十一日鼻柱《千金翼》云及眉，十二日发际，十三日牙齿，十四日胃脘，十五日偏身，十六日胸乳，十七日气冲《千金翼》云及胁，十八日腹内，十九日足跌，二十日膝下，二十一日手小指，二十二日伏兔，二十三日肝腧，二十四日手阳明两胁，二十五日足阳明，二十六日手足，二十七日膝，二十八日阴，二十九日膝胫颊颧，三十日关元下至足心。《外台》云足跌上。

十干十二支人神忌日

甲日头，乙日项，丙日肩臂，丁日胸胁，戊日腹，巳日背，庚日膝，辛日脚，壬日肾，癸日足。

又云：甲乙日忌寅时头，丙丁日忌辰时耳，戊己日忌午时发，庚辛日忌申时阙文，壬癸日忌酉时足。

子日目，丑日耳，寅日口《外台》云胸面，卯日鼻《外台》云在脾，辰日腰，巳日手《外台》云头口，午日心，未日足《外台》云两足心，申日头

《外台》云二肩，酉日背《外台》云在胫，戌日项《外台》云咽喉，亥日顶《外台》云臂胫。

建日申时头《外台》云足，除日酉时膝《外台》云眼，满日戌时腹，平日亥时腰背，定日子时心，执日丑时手，破日寅时口，危日卯时鼻，成日辰时唇，收日巳时足《外台》云头，开日午时耳，闭日未时目。

上件时不得犯其处，杀人。

十二时忌

子时踝，丑时头，寅时目，卯时面耳《外台》云在项，辰时项口《外台》云在面，巳时肩《外台》云在乳，午时胸胁，未时腹，申时心，酉时背脾《外台》云，戌时腰阴，亥时股。

又立春春分脾，立夏夏至肺，立秋秋分肝，立冬冬至心，四季十八日肾。

已上并不得医治，凶。

凡五脏五时，不得治及忌针灸其经络，凶。

又正月丑，二月戌，三月未，四月辰，五月丑，六月戌，七月未，八月辰，九月丑，十月戌，十一月未，十二月辰。

又春左胁，秋右胁，夏在脐，冬在腰。

又每月六日、十五日、十八日、二十二日、二十四日、小尽日疗病，令人长病。

戊午、甲午此二日大忌刺出血，服药针灸皆凶《千金翼》云：不出月凶。

甲辰、庚寅、乙卯、丙辰、辛巳此日针灸凶；

壬辰、甲辰、己巳、丙午、丁未此日男忌针灸；

甲寅、乙卯、乙酉、乙巳、丁巳此日女人忌针灸；

甲子、壬子、甲午、丙辰、丁巳、辛卯、癸卯、乙亥此日忌针灸,《外台》云:甲子日天子会,壬子日百会,甲午日太子会,丁巳日王公会,丙辰日诸候会,辛卯日大夫会,癸卯日大人会,乙亥日巳上都会。

又男避除,女避破;男忌戊,女忌巳。

凡五辰、五酉、五未及八节先后各一日,皆凶。

论曰:此等法散在诸部,不可寻究,故集之一处,造次易知,所以省披讨也。

卷之九十　针灸孔穴方

孔穴主对法

论曰:凡云孔穴主对者,穴名在上,病状在下。或一病有数十穴,或数病其一穴,皆临时斟酌,作法用之。其有须针者,即针刺以补泻之;不宜针者,直尔灸之。然灸之大法,但其孔穴与针无忌,即下白针若温针讫,乃灸之,此为良医。其脚气一病,最宜针之。若针而不灸,灸而不针,皆非良医也。针灸而药,药不针灸,尤非良医也,但恨下里间知针者鲜耳。所以学者深须解用针,燔针白针,皆须妙解,知针知药,固是良医。

头面第一

头　病

神庭、水沟　主寒热,头痛喘渴,目不可视。

头维、大陵　主头痛如破,目痛如脱。

昆仑、解溪、曲泉、飞扬、前谷、少泽、通里　主头眩痛。

窍阴、强间　主头痛如锥刺,不可以动。

脑户、通天、脑空　主头重痛。

消泺　主寒热,痹,头痛。

攒竹、承光、肾腧、丝竹空、瘈脉、和窌　风头痛瘈脉主风头耳后痛。

上星　主风头眩,颜清又云上星主风头引颔痛。

囟会 主风头眩,头痛颜清。

天牖、风门、昆仑、关元、关冲 主风眩头痛。

合谷、五处 主风头热。

前顶、后顶、颔厌 主风眩,偏头痛。

玉枕 主头半寒痛《甲乙》云:头眩目痛,头半寒。

天柱、陶道、大杼—作本神、**孔最、后溪** 主头痛。

目窗、中渚、完骨、命门、丰隆、太白、外丘、通谷、京骨、临泣、小海、承筋、陵阳泉 主头痛寒热,汗出,不恶寒。

项 病

少泽、前谷、后溪、阳谷、完骨、昆仑、小海、攒竹 主项强急,痛不可以顾。

消泺、本神、通天、强间、风府、瘖关、天柱、风池、龈交、天冲、陶道、外丘、通谷、玉枕 主项如拔,不可左右顾。

天容、前谷、角孙、腕骨、支正 主颈肿项痛,不可顾天容主颈项痛,不能言。角孙主颈颔柱满。

飞阳、涌泉、颔厌、后顶 主颈项疼,历节汗出。

面 病

攒竹、龈交、玉枕 主面赤,颊中痛。

上星、囟会、前顶、脑户、风池 主面赤肿。

巨窌 主面恶风寒,颊肿痛。

天突、天窗 主面皮热又云天窗主颊肿痛。

肾腧、内关 主面赤热。

行间　主面苍黑。

太冲　主面尘黑。

中渚　主颞颥痛,颔颅热痛,面赤。

悬厘　主面皮赤痛。

目　病

大敦　主目不欲视,太息。

大都　主目眩。

承浆、前顶、天柱、脑空、目窗　主目眩瞑。

天柱、陶道、昆仑　主目眩,又目不明,目如脱。

肾腧、内关、心腧、复留、大泉、腕骨、中渚、攒竹、精明、百会、委中、昆仑、天柱、本神、大杼、颔厌、通谷、曲泉、后顶、胃腧、丝竹空主目䀮䀮不明,恶风寒。

阳白　主目瞳子痛痒,远视䀮䀮,昏夜无所见。

液门、前谷、后溪、腕骨,神庭、百会、天柱、风池、天牖、心腧主目泣出又云天牖主目不明,耳不聪。

至阴　主目翳。

后溪　主眦烂,有翳。

丘墟　主视不精了,目翳瞳子不见。

前谷、京骨　主目中白翳又云京骨主目反白,白翳从内眦始。

精明、龈交、承泣、四白、风池、巨髎、瞳子髎、上星、肝腧　主目泪出,多眵瞙,内眦赤痛痒,生白肤翳。

照海　主目痛,视如见星。

肝腧　主热病瘥后食五辛多,患眼暗如雀目。

　　阳白、上星、本神、大都、曲泉、侠溪、三间、前谷、攒竹、玉枕
主目系急,目上插。

　　丝竹空、前顶　主目上插,憎风寒。

　　承泣　主目瞤动,与项口相引《甲乙》云:目不明,泪出,目眩瞢,瞳
子痒,远视䀮䀮,昏夜无见,目瞤动,与项口参相引,喎僻,口不能言。

　　三间、前谷　主目急痛。

　　申脉　主目反上视,若赤痛从内眦始。

　　阳溪、阳谷　主目痛赤。

　　曲泉　主目赤肿痛。

　　阳谷、大冲、昆仑　主目急痛赤肿又云大冲主下眦痛。

　　束骨　主眦烂赤。

　　液门　主目涩暴变。

　　颧窌、内关　主目赤黄。

　　二间　主眦伤。

　　商阳、巨窌、上关、承光、瞳子窌、络却　主青盲无所见。

　　期门　主目青而呕。

　　风池、脑户、玉枕、风府、上星　主目痛不能视,先取噫嘻,后取
天牖、风池。

　　大泉　主目中白睛青。

　　侠溪　主外眦赤痛,逆寒泣出,目痒。

鼻　病

神庭、攒竹、迎香、风门、合谷、至阴、通谷　主鼻衄，清涕出。

曲差、上星、迎香、素窌、水沟、龈交、通天、禾窌、风府　主鼻室，喘息不利，鼻喎僻多涕，衄衊有疮。

水沟、天牖　主鼻不收涕，不知香臭《甲乙》云：鼻衄不得息及衊不止。

龈交　主鼻中息肉不利，鼻头额颊中痛，鼻中有蚀疮。

承灵、风池、风门、噫嘻、后溪　主鼻衄室，喘息不通。

脑空、窍阴　主鼻管疽，发为疠鼻。

风门、五处　主时时嚏不已。

肝腧　主鼻中酸。

中脘、三间、偏历、厉兑、承筋、京骨、昆仑、承山、飞扬、隐白　主头热，鼻衄衊又云中脘主鼻间焦臭。

天柱　主不知香臭。

复留　主涎出，鼻孔中痛。

京骨、申脉　主鼻中衄血不止，淋沥。

厉兑、京骨、前谷　主鼻不利，涕黄。

耳　病

上关、下关、四白、百会、颅息、翳风、耳门、颔厌、天窗、阳溪、关冲、掖门、中渚　主耳痛鸣聋。

天容、听会、听宫、中风　主聋，嘈嘈若蝉鸣。

天牖、四渎　主暴聋。

少商 主耳前痛。

曲池 主耳痛。

外关、会宗 主耳浑浑淳淳,聋无所闻。

前谷、后溪 主耳鸣,仍取偏历、大陵。

腕骨、阳谷、肩贞、窍阴、侠溪 主颔痛,引耳嘈嘈,耳鸣无所闻。

商阳 主耳中风聋鸣,刺入一分,留一呼,灸三壮,左取右,右取左,如食顷。

口 病

承泣、四白、巨窌、禾窌、上关、大迎、颧骨、强间、风池、迎香、水沟 主口喎僻不能言。

颊车、颧窌 主口僻痛,恶风寒,不可以嚼。

外关、内庭、三里、大泉《甲乙》云:口僻,刺大渊,引而下之、**商丘** 主僻噤。

水沟、龈交 主口不能禁水浆,喎僻。

龈交、上关、大迎、翳风 主口噤不开,引鼻中。

合谷、水沟 主唇吻不收,瘖不能言,口噤不开。

商丘、曲鬓 主口噤不开。

地仓、大迎 主口缓不收,不能言。

下关、大迎、翳风 主口失欠,下牙齿痛。

胆腧、商阳、小肠腧 主舌干,食饮不下。

劳宫、少泽、三间、太冲 主口热口干,口中烂劳宫主大人小儿口中肿,腥。

曲泽、章门 主口干。

太溪、少泽　主咽中干,口中热,唾如胶。

兑端、目窗、正营、耳门　主唇吻强,上齿龋痛。

阳陵泉　主口苦,嗌中介介然。

光明、临泣　主喜齧颊。

京骨、阳谷　主自齧唇—作颊。

解溪　主口痛齧舌。

舌　病

廉泉、然谷《甲乙》作通谷、**阴谷**　主舌下肿,难言,舌纵涎出。

风府　主舌缓,瘖不能言,舌急语难。

扶突、大钟、窍阴　主舌本出血。

鱼际　主舌上黄,身热。

尺泽　主舌干胁痛。

关冲　主舌卷口干,心烦闷。

中冲　主舌本痛。

支沟、天窗、扶突、曲鬓、灵道　主暴瘖不能言。

天突　主侠舌缝脉青。

复留　主舌卷不能言。

齿　病

厉兑、三间、冲阳、偏历、小海、合谷、内庭、复留　主龋齿。

浮白　主牙齿痛,不能言。

大迎、颧髎、听会、曲池　主齿痛恶寒。

阳谷、正营　主上牙齿痛。

阳谷、掖门、商阳、二间、四渎　主下牙齿痛。

角孙、颊车　主牙齿不能嚼。

下关、大迎、翳风、完骨　主牙齿龋痛。

曲鬓、冲阳　主齿龋。

喉咽病

风府、天窗、劳宫　主喉嗌痛。

扶突、天突、天溪　主喉鸣,暴忤气哽。

少商、大冲、经渠　主喉中鸣。

鱼际　主喉中焦干。

水突　主喉咽肿。

液门、四渎　主呼吸气短,咽中如息肉状。

间使　主嗌中如扼《甲乙》作行间。

少冲　主酸咽。

少府、蠡沟　主嗌中有气如息肉状。

中渚、支沟、内庭　主嗌痛。

复留、照海、大冲、中封　主嗌干。

前谷、照海、中封　主咽偏肿,不可以咽。

涌泉、大钟　主咽中痛,不可内食。

然谷、太溪　主嗌内肿,气走咽喉而不能言。

风池　主咽喉偻引,项挛不收。

喉痹

完骨、天牖、前谷　主喉痹,颈项肿,不可俯仰,颊肿引耳后。

中府、阳交　主喉痹,胸满塞,寒热。

天容、缺盆、大杼、膈腧、云门、尺泽、三间、厉兑、涌泉、然谷
主喉痹哽咽,寒热。

天鼎、气舍、膈腧　主喉痹噎哽,咽肿不得消,食饮不下。

天突　主喉痹,咽干急。

大陵、偏历　主喉痹嗌干。

璇玑、鸠尾　主喉痹咽肿,水浆不下。

三间、阳溪　主喉痹,咽如哽。

神门、合谷、风池　主喉痹。

三里、温留、曲池、中渚、丰隆　主喉痹,不能言。

关冲、窍阴、少泽　主喉痹,舌卷口干。

凡喉痹,胁中暴逆,先取冲脉,后取三里、云门,各泻之,又刺手小指端出血,立已。

卷之九十一　针灸孔穴方

心腹第二

胸　胁

通谷、章门、曲泉、膈腧、期门、食窦、陷谷、石门　主胸胁支满。

大杼、心腧　主胸中郁郁。

本神、颅息　主胸胁相引，不得倾侧。

肝腧、脾腧、志室　主两胁急痛。

肾腧　主两胁引痛。

神堂　主胸腹满。

三间　主胸满肠鸣。

阳溪、天容　主胸满不得息。

期门、缺盆　主胸中热，息贲，胁下气上。

曲池、人迎、神道、章门、中府、临泣、天池、旋机、府腧　主胸中满。

支沟　主胁腋急痛。

腕骨、阳谷　主胁痛不得息。

丰隆、丘墟　主胸痛如刺。

窍阴　主胁痛咳逆。

临泣　主季胁下支痛，胸痹不得息。

阳辅　主胸胁痛。

阳交　主胸满肿。

环跳、至阴　主胸胁痛无常处,腰胁相引急痛。

太白　主胸胁胀切痛《甲乙》云:肠鸣切痛。

然骨　主胸中寒,咳唾有血。

大钟　主胸喘息胀。

胆腧、章门　主胁痛不得卧,胸满,呕无所出。

大包　主胸胁中痛。

膻中、天井　主心痛。

华盖、紫宫、中庭、神藏、灵墟、胃腧、侠溪、步郎、商阳、上廉、三里、气户、周荣、上脘、劳宫、涌泉、阳陵泉　主胸胁柱满。

膺窗　主胸胁痈肿。

乳根　主胸下满痛。

云门、中府、隐白、期门、肺腧、魂门、大陵　主胸中痛又云云门主胸中暴逆。

鸠尾　主胸满咳逆。

巨阙、间使　主胸中澹澹又云间使主胸痹,背相引。

中脘、承满　主胁下坚痛。

梁门　主胸下积气。

大泉　主胸满噫呼,胸膺痛。

鱼际　主痹走胸背,不得息。

关元、期门、少商　主胁下胀。

经渠、丘墟　主胸背急,胸中彭彭。

尺泽、少泽　主气短胁痛,心烦。

少冲　主胸痛口热。

凡胸满短气，不得汗，皆针补手太阴以出汗。

心　病

支沟、大溪、然谷　主心痛如锥刺，甚者手足寒至节，不息者死
又云然谷主心如悬，少气不足以息。

大都、太白　主暴泄，心痛腹胀，心痛尤甚。

临泣　主胸痹心痛，不得反侧《甲乙》云：不得息，痛无常处。

行间　主心痛，色苍苍然如死灰状，终日不得大息。

通谷、巨阙、太仓、心腧、膻中、神府　主心痛。

通里　主卒痛烦心，心中懊侬，数欠频伸，心下悸，悲恐。

期门、长强、天突、侠白、中冲　主心痛短气。

尺泽　主心痛彭彭然，心烦闷乱，少气不足以息。

肾腧、复留、大陵、云门　主心痛如悬。

章门　主心痛而呕。

通里　主心痛上抢心，不欲食。

少冲　主心痛而寒。

大泉　主心痛肺胀，胃气上逆。

鸠尾　主心寒胀满，不得食，息贲唾血，厥心痛，善哕，心疝太息。

上脘　主心痛，有三虫，多涎，不得反侧。

中脘　主心痛难以俯仰。《甲乙》云：身寒，心疝冲胃，死不知人。

不容、期门　主心切痛，喜噫酸。

盲门　主心下大坚。

灵道　主心痛悲恐，相引瘛疭。

间使　主心悬如饥。

郄门、曲泽、大陵　主心痛。

商丘　主心下有寒痛,又主脾虚,令人病不乐,好太息。

凡卒心痛汗出,刺大敦出血,立已。

内关主凡心实中则心中暴痛,虚则心烦,惕然不能动,失智。

腹　病

复留、中封、肾腧、承筋、阴包、承山、大敦　主小腹痛又云复留主腹厥。

石门、商丘　主小腹坚痛,下引阴中。

气海　主小腹疝气,游行五脏,腹中切痛。

关元、委中、照海、大溪　主小腹热而偏痛。

膈腧、阴谷　主腹胀,胃脘暴痛,及腹积聚,肌肉痛。

高曲　主腹中积聚,时切痛一名商曲。

四满　主腹僻切痛。

天枢　主腹中尽痛。

外陵　主腹中尽疼。

昆仑　主腹痛喘暴满。

气冲　主身热腹痛。

腹结　主绕脐痛抢心。

冲门　主寒气满,腹中积,疼淫泺。

间使　主寒中少气。

隐白　主腹中寒,冷气胀喘。

鸠尾　主腹皮痛,搔痒。

中极　主腹中热痛。

水分、石门　主小腹中拘急痛。

巨阙、上脘、石门、阴跷　主腹中满，暴痛汗出。

行间　主腹痛而热上柱心，心下满。

太溪　主腹中相引痛。

涌泉　主风入腹中，小腹痛。

丰隆　主胸痛如刺，腹若刀切痛。

胀满病

中极　主小腹积聚坚如石，小腹满又云中极主寒中腹胀。

通谷　主结积留饮，癖囊胸满，饮食不消。

膀胱腧　主坚结积聚。

上脘　主心下坚，积聚冷胀。

胃脘、三焦腧　主小腹积聚，坚大如盘，胃胀，食饮不消。

三里、章门、京门、厉兑、内庭、阴谷、络却、昆仑、商丘、阴谷、曲泉、陵泉　主腹胀满，不得息又云阴陵泉主腹中胀，不嗜食，胁下满，腹中盛水，胀逆不得卧。又云商丘主腹中满，向向然不便，心下有寒痛。

隐白　主腹胀逆息又云隐白主腹满喜呕。

尺泽　主腹胀喘，振栗。

解溪　主腹大下重又云解溪主厥气上柱，腹大。

大钟　主腹满便难。

肝腧、包肓　主小腹满。

水道　主小腹胀满，痛引阴中。

日月、大横　主小腹热欲走，太息。

委中　主小腹坚肿。

关元　主寒气入腹。

悬钟　主腹中积上下行。

悬中　主腹满。

脾腧、大肠腧　主腹中气胀,引脊痛,食饮多而身羸瘦,名曰食晦,先取肝腧,后取季肋。

阴市　主腹中满,痿厥少气。

丘墟　主大疝腹坚。

京门　主寒热腹胀。

高曲　主腹中积聚。

肓腧　主大腹寒疝《甲乙》云:大腹寒中。

天枢　主腹胀肠鸣,气上冲胸。

气冲　主腹中大热不安,腹有大气,暴胀满,癃,淫泺。

太冲　主羸瘦恐惧,气不足,腹中悒悒。

期门　主腹大坚,不得息,胀痹满,小腹尤大。

太阴郄　主腹满积聚。

太溪　主腹中胀肿。

冲门　主寒气腹满,腹中积聚疼痛。

巨阙、上管　主腹胀,五藏胀,心腹满。

中脘　主腹胀不通,疰,大便坚,忧思损伤,气积聚,腹中甚痛,作脓肿,往来上下。

阴交　主五藏游气。

三里、行间、曲泉　主腹䐜满。

陷谷　主腹大满,喜噫。

冲阳 主腹大,不嗜食。

五里 主心下胀满而痛,上气。

太白、公孙 主腹胀,食不化,鼓胀,腹中气大满。

漏谷 主肠鸣强欠,心悲气逆,腹䐜满急。

蠡沟 主数噫恐悸,气不足,腹中悒悒。

凡腹中热,喜渴涎出,是蛔也。以手聚而按之,坚持勿令得移,以大针刺中脘,久持之,中不动,乃出针。

凡腹满痛,不得息,正仰卧,屈一膝,伸一脚,并气冲针入三寸,气至泻之。

阴都 主心满,气逆肠鸣。

陷谷、温留、漏谷、复留、阳纲 主肠鸣而痛。

上廉 主肠鸣相追逐。

胃腧 主腹满而鸣。

章门 主肠鸣盈盈然。

膺窗 主肠鸣泄注。

太白、公孙 主肠鸣。

脐中 主肠中常鸣,上冲心。

阴交 主肠鸣濯濯,如有水声。

大小便病

丰隆 主大小便涩难。

营冲四穴 主大小便不利。

长强、小肠腧 主大小便难,淋癃。

水道 主三膲约,大小便不通。

秩边、包肓　主癃闭下重,大小便难。

会阴中　主阴中诸病,前后相引痛,不得大小便。又云主小便难,窍中热。

大肠腧、八窌　主大小便利。

阳纲　主大便不节,小便赤黄,肠鸣泄注。

屈骨端　主小便不利,大便泄数,并灸天枢。

劳宫　主大便血不止,尿赤。

大溪　主尿黄,大便难。

中窌、石门、承山、大冲、中脘、大钟、大溪、承筋　主大便难。又云太冲主淋,不得尿,阴上痛。又云中脘主小肠有热,尿黄。

昆仑　主不得大便。

盲腧　主大便干,腹中切痛。

石关　主大便闭,寒气结心坚满。

中注、浮郄　主小腹热,大便坚。

上廉、下廉　主小便难,黄。

少府、三里　主小便不利,癃。

肾腧　主小便难,赤浊,滑寒热。

横骨、大巨、期门　主小腹满,小便难,阴下纵。

大敦、箕门、委中、委阳　主阴跳遗,小便难。

中极、蠡沟、漏谷、承扶、至阴　主小便不利,失精。又云承扶主尻中肿,大便直出,阴胞有寒,小便不利。

阴陵泉　主心下满,寒中,小便不利。

关元　主胞闭塞,小便不通,劳热石淋。又云主石淋,脐下三十六疾,不得小便,并灸足太阳。又云主肠中尿血。

列缺　主小便热痛。

京门、照海　主尿黄，水道不通。又云京门主溢饮，水道不通，溺黄。

阴交、石门、委阴　主小腹坚，痛引阴中，不得小便。

大陵　主目赤，小便如血。

承浆　主小便赤黄，或时不禁。

完骨、小肠腧、白环腧、膀胱腧　主小便赤黄。

前谷、委中　主尿赤难。

阴谷　主尿难，阴痿不用。

中封、行间　主振寒溲白，尿难痛。又云行间主癃闭，茎中痛。

凡尿青黄赤白黑，青取井，黄取腧，赤取荥，白取经，黑取合。

关元、涌泉　主胞转气淋，又主小便数。

阴陵泉、关元　主寒热不节，肾病不可以俯仰，气癃尿黄。

气冲　主腹中满热，淋闭不得尿。

曲泉　主癃闭阴痿。

交信　主气淋。

然谷　主癃疝。

复留　主淋又云主血淋。

悬钟　主五淋。

大敦、气门　主五淋，不得尿。

通里　主遗溺。

曲骨　主小腹胀，血癃，小便难。

关门、中府、神门　主遗尿。《甲乙》中府作委中。

阴陵泉、阳陵泉　主失禁遗尿不自知。

泄痢病

京门、然谷、阴陵泉　主洞泄不化。

交信　主泄痢赤白,漏血。

丹田　主泄痢不禁,小腹绞痛。

复留　主肠澼便脓血,泄痢后重,腹痛如痓状。

脾腧　主泄痢不食,食不生肌肤。

小肠腧　主泄痢脓血五色,重下肿痛。

关元、大溪　主泄痢不止。

京门、昆仑　主洞泄体痛。

天枢　主冬月重感于寒则泄,当脐痛,肠胃间游气切痛。

腹哀　主便脓血,寒中,食不化,腹中痛。

尺泽　主呕泄上下出,两胁下痛。

束骨　主肠澼泄。

长强　主头重洞泄。

太白　主腹胀,食不化,喜呕,泄有脓血。

地机　主溏瘕,腹中痛,藏痹。

阴陵泉、隐白　主胸中热,暴泄。

太冲、曲泉　主溏泄,痢注下血。

肾腧、章门　主寒中,洞泄不化。

会阳　主腹中有寒,泄注,肠澼便血。

三焦腧、小肠腧、下窌、意舍、章门　主肠鸣胪胀,欲泄注。

中窌　主腹胀飧泄。

大肠腧　主肠鸣,腹䐜肿,暴泄。

消渴病

承浆、意舍、关冲、然谷　主消渴嗜饮。又云意舍主消渴身热，面目黄。

劳宫　主苦渴，食不下。

曲池　主寒热，渴。

隐白　主饮渴。

行间、太冲　主嗌干善渴。

商丘　主烦中，渴。

水肿病

公孙　主头面肿。

水沟　主水肿，人中满。

胃仓　主水肿胪胀，食饮不下，恶寒。

章门　主身润，石水身肿。

屋翳　主身肿皮痛，不可近衣。

中府、间使、合谷　主面腹肿。

阴交、石门　主水胀，水气行皮中，小腹皮敦敦然，小便黄，气满。

关元　主小腹满，石水。

四满、然谷　主大腹石水。

关门　主身肿身重。

天枢、丰隆、厉兑、陷谷、冲阳　主面浮肿。又云丰隆主四支肿，身重。

天府　主身胀，逆息不得卧，风汗身肿，喘息多唾。

气冲　主大气石水。

解溪　主风水，面胕肿，颜黑。

上廉 主风水膝肿。

三里 主水,腹胀皮肿。

陷谷、列缺 主面目痈肿。又云列缺主汗出,四肢肿。

临泣 主腋下肿,胸中满。

大敦 主大腹肿胀,脐腹悒悒。

天牖 主乳肿,缺盆中肿。

昆仑 主腰尻肿,腨跟肿。

丘墟、阳跷 主腋下肿,寒热颈肿。

曲泉 主腹肿。

复留、丰隆 主风逆,四肢肿。

阴谷 主寒热,腹偏肿。

完骨、巨窌 主头面气附肿。

阳陵泉 主头面肿。

凡头目痈肿,留饮,胸胁支沟,刺陷谷出血,立已。

不能食病

丰隆 主不能食。

石门 主不欲食,谷入不化。

天枢、厉兑、内庭 主食不化,不嗜食,侠脐急。

维道 主三膲有水气,不能食。

中封 主身黄,有微热,不嗜食。

然谷、内庭、脾腧 主不嗜食。

胃腧、肾腧 主胃中寒胀,食多,身瘦羸。又云胃腧主呕吐筋挛,食不下,不能食。

大肠腧、周荣　主食下不，喜饮。

阳纲、期门、少商、劳宫　主饮食不下。

章门　主食饮不化，入腹还出，热中，不嗜食，苦吞而闻食臭伤饱，身黄，酸痛羸瘦。

中庭、中府　主膈寒，食不下，呕吐还出。

食窦　主膈中雷鸣，察察隐隐，常有水声。

巨阙　主膈中不利。

中极　主饥不能食。

上脘、中脘　主寒中伤饱，食饮不化。

凡饮食不化，入腹还出，先取下脘，后取三里，泻之。

凡不嗜食，刺然谷，多见血，使人立饥。

呕吐病

商丘、幽门、通谷　主喜呕。又云商丘主脾虚，令人病寒不乐，好太息，多寒热，喜呕。

俞府、灵墟、神藏、巨阙　主呕吐胸满。

率谷　主烦满呕吐。

天容　主咳逆呕沫。

胃腧、肾腧　主呕吐。

曲泽　主逆气呕涎。

中庭、中府　主呕逆吐，食下还出。

石门　主呕吐。

阳陵泉　主呕宿汁，心下澹澹。

维道　主呕逆不止。

少商、劳宫　主呕吐。

绝骨　主病热欲呕。

大钟、大溪　主烦心满呕。

魂门、阳关　主呕吐不住,多涎。

隐白　主膈中呕吐,不欲食。

膈腧　主吐食,又灸章门、胃脘。

巨阙、胸堂　主吐食。

大敦　主哕噫,又灸巨阙。

内庭　主喜频伸数欠,恶闻人音。

吐血病

上脘、不容、大陵　主呕血。

胸堂、脾腧、手心主、间使、胃脘、天枢、肝腧、鱼际、劳宫、肩腧、大溪　主唾血吐血。

郄门　主衄血呕血。

委中、隐白　主衄血剧不止。

太泉、神门　主唾血振寒,呕血上气。

手少阴郄　主吐血。

行间　主短气呕血,胸背痛。

太冲　主面唇色白,时时呕血,女子漏血。

涌泉　主衄血不止。

然谷　主咳唾有血。

凡内损唾血不足,外无膏泽,地五会主之,刺入三分,特忌灸。凡唾血,泻鱼际,补尺泽。

咳逆上气

天容、廉泉、魄户、气舍、噫嘻、扶突　主咳逆上气,喘息呕沫,齿噤。《甲乙》云:阳气大逆,上满于胸中,愤愤肩息,大气逆上,喘喝,坐伏不得息,取之大容。上气胸痛,取之廉泉。咳逆上气,魄户及气舍、噫嘻主之。咽喉鸣喝喘息,扶突主之。唾沫,天容主之。

头维　主喘逆烦满,呕沫流汗。

缺盆、心腧、肝腧、巨阙、鸠尾　主咳唾血。又云鸠尾主噫喘,胸满咳呕。

缺盆、膻中、巨阙　主咳嗽。

期门　右手屈臂中横文外骨上主咳逆上气。又云期门主喘逆,卧不安席,咳,胁下积聚。

天府　主上气,喘不得息。

然谷、天泉、陷谷、胸堂、章门、曲泉、天突、云门、肺腧、临泣、肩井、风门、行间　主咳逆。

维道　主咳逆不止。

扶突　主咳逆上气,咽中鸣咽。

魄户、中府　主肺寒热,呼吸不得卧,咳逆上气,呕沫,喘气相追逐。

大包　主大气不得。

肺腧、肾腧　主喘咳少气,百病。

彧中、石门　主咳逆上气,涎出多唾。

天池　主上气喉鸣。

天突、华盖　主咳逆上气,喘暴。

紫宫、玉堂、太溪　主咳逆上气,心烦。

膻中、华盖　主短气不得息,不能言。

腧府、神藏　主咳逆上气,喘不得息。

彧中、云门　主咳逆上气,涎出多唾,呼吸喘悸,坐不安席。

步郎、安都　主膈上不通,呼吸少气,喘息。

气户、云门、天府、神门　主喘逆上气,呼吸肩息,不知食味。

侠白　主咳,干呕烦满。

库房、中府、周荣、尺泽　主咳逆上气,呼吸多唾浊沫脓血。又云中府主肺系急,咳辄胸痛。

少海　主气逆,呼吸噫哕呕。

经渠、行间　主喜咳。又云经渠主咳逆上气,喘,掌中热。

大陵、少商　主咳逆喘。又云大陵主咳逆,寒热发。

劳宫　主气逆,噫不止。

大泉　主咳逆胸满,喘不得息。

三里　主咳嗽多唾。

支沟　主咳,面赤而热。

肩腧　主上气。

前谷　主咳而胸满。

咳喘,曲泽出血,立已,又卒咳逆逆气。

咳唾噫,善咳,气无所出,先取三里,后取太白、章门。

贲　豚

章门、石门、阴交　主贲豚上气。《甲乙》云:贲豚腹肿,章门主之。贲豚气上,腹膜痛,茎肿,先引腰,后引小腹,腰髋小腹坚痛,下引阴中,不得小便,两丸骞,石门主之。贲豚气上,腹𥊪坚,痛引阴中,不得小便,两丸骞,阴交主之。

关元 主贲豚,寒气入小腹。

期门 主贲豚上下。

归来 主贲豚,卵上入,引茎痛。

中极 主贲豚上抢心,甚则不得息。

天枢 主贲豚胀疝。《甲乙》云:气疝哕呕,面肿贲豚。

然谷 主胸中寒,脉代,时不至寸口,小腹胀,上抢心。

卷之九十二　针灸孔穴方

四肢第三

手　病

液门　主手臂痛。

巨阙　主手清。

肩贞　主手髍，小不举。

阴交　主手脚拘挛。

少商　主手不仁。

列缺　主手臂身热。

大陵　主手挛不伸。又云主手掣小偏。

内关　主手中风热。

间使　主手痛。

曲泽　主手青逆气。

中冲、劳宫、少冲、大泉、经渠、列缺　主手掌热，肘中痛。

前腋　主臂里挛急，手不上举。

尺泽　主掣痛，手不可伸。

神门、少海　主手臂挛。

养老　主手不得上下。

内庭　主四厥，手足闷。

腕骨、中渚　主五指掣,不可屈伸。

曲池　主手不可举重,腕急,肘中痛,难屈伸又云主手不举。

阳溪　主臂腕外侧痛,不举。

心腧、肝腧　主筋急,手相引。

臂肘病

尺泽、关冲、外关、窍阴　主臂不及头。

前谷、后溪、阳溪　主臂重痛,肘挛。

臑会、支沟、曲池、腕骨、肘窌　主肘节痹,臂酸重,腋急痛,肘难屈伸。

中脊俞、噫嘻　主腋挛。

腕骨、前谷、曲池、阳谷　主臂腕急,腕外侧痛,脱如拔。

天井、外关、曲池　主臂痿不仁。

大泉、经渠　主臂内廉痛。

巨骨、前谷　主臂不举。

肩窌、天宗、阳谷　主臂痛。

曲池、关冲、三里、中渚、阳谷、尺泽　主肘痛时寒又云关冲主肘疼,不能自带衣。

鱼际、灵道　主肘挛柱满。

大陵　主肘挛腋肿。

间使　主肘内廉痛。

地五会、阳辅、申脉、委阳、天池、临泣　主腋下肿。

肩背病

气舍　主肩肿,不能顾。

曲池、天窌　主肩重痛不举。

天井　主肩痛,痿痹不仁,不可屈伸,肉髃木。

肩贞、关冲、肩髃　主肩中热,头不可以顾。

巨骨　主肩中痛,不能动摇。

支沟、关冲　主肩臂酸重。

清冷泉、阳谷　主肩不举,不得带衣。

天宗　主肩重臂痛。

肩外腧　主肩甲痛而寒至肘。

曲垣　主肩甲周痹。

后溪　主肩臑痛。

腕骨　主肩臂痛。

养老、天盲　主肩痛欲折。

涌泉　主肩背颈项痛。

前腋　主肩腋前痛,与胸相引。

天牖、缺盆、神道、大杼、天突、水道、巨骨　主肩背痛。

膈腧、噫嘻、京门、尺泽　主肩背寒痓,肩甲内廉痛。

列缺　主背寒栗,少气不足以息,寒厥,交两手而惊。

凡实则为背热,背汗出,四肢暴肿,虚则肩寒栗,气不足以息。

腰脊病

神道、谷中、腰腧、长强、大杼、膈关、水分、脾腧、小肠腧、膀胱腧　主腰脊急强。

腰腧、膀胱腧、长强、气冲、上窌、下窌、居髎　主腰痛。

志室、京门　主腰痛脊急。

小肠腧、中胪腧、白环腧　主腰脊疝痛。

次窌、胞肓、承筋　主腰脊痛，恶寒。又云次窌主腰下至足不仁。

三里、阴市、阳辅、蠡沟　主腰痛，不可以顾。又云阳辅主腰痛如折，尻中肿痛，不可以咳，咳则筋缩急，诸节痛，上下无常，寒热。

束骨、飞扬、承筋　主腰痛如折。

申脉、大冲、阳跷　主腰痛不能举。

昆仑　主脊强，背尻骨重。

合阳　主腰脊痛引腹。

委中　主腰痛，侠脊至头几几然。凡腰脚重痛，于此刺出血，久痼宿疹，亦皆立已。

大钟　主腰脊痛。

委阳、殷门《甲乙》云：腰痛，得俯不得仰、太白、阴陵泉、行间　主腰痛不可俯仰。

扶承　主腰脊尻臀股阴寒痛。

涌泉　主腰脊相引如解。《甲乙》云：腰痛，大便难。

阴谷　主脊内廉痛。

附分　主背痛引头。

膈关、秩边、京骨　主背恶寒痛，脊强，难以俯仰。

京门《甲乙》云：腰痛，不可以久立、石关　主脊痉反折。

脚　病

昆仑　主脚如结,踝如别。

阴陵泉　主足痹痛。

京骨、承山、承筋、商丘　主脚挛。又云承山、承筋主脚胫酸,脚急跟痛,脚筋急痛兢兢。

浮白　主足缓不收。

天柱、行间　主足不任身。又云行间主厥,足不热。

然谷　主足不能安,胫酸,不能久立。

中都　主足下热,胫寒,不能久立,湿痹,不能行。

冲阳、三里、仆参、飞扬、复留、完骨　主足痿,失履不收。又云仆参主足跟中踝后痛。又云飞扬主腨中痛。又云复留主胫寒,不能自温。又云复留主脚后廉急,不可前脚,足跗上痛。

京骨、然谷、肾腧　主足寒。

太溪、次窌、膀胱腧　主足清不仁。又云太溪主手足寒至节。

地仓、大泉　主足跂躄,不能行。

光明　主痿躄,坐不能起。

风府、腰腧　主足不仁。

条口、三里、承山、承筋　主足下热,不能久立。

丘墟　主腕不收,坐不得起,髀枢脚痛。

阳辅、阳交、阳陵泉　主髀枢膝骨痹不仁。

环跳、束骨、交信、阴交、阴舍　主髀枢中痛,不可举。

临泣、三阴交　主髀中痛,不得行,足外皮痛。

申脉、隐白、行间　主胫中寒热。

大冲、涌泉　主胫酸。

付阳　主腨外廉骨痛。

至阴　主风寒从足小指起,脉痹上下。

至阳　主胫疼,四肢重,少气难言。

厉兑、条口、三阴交　主胫寒,不得卧。

内庭、环铫　主胫痛,不可屈伸。

阳间、环铫、承筋　主胫痹不仁。

涌泉、然谷　主五趾尽痛,足不践地。

凡髀枢中痛,不可举,以毫针寒而留之,以月生死为息数,立已。

膝　病

风市　主两膝挛痛,引胁拘急,髀踅,或青或焦或枯,或鬃如腐木。

大冲　主膝内踝前痛。

梁丘、曲泉、阳关　主筋挛,膝不得屈伸,不可以行。

犊鼻　主膝中痛不仁又云主膝不仁,难跪。

中封　主少气,身重湿,膝肿,内踝前痛。

解溪、条口、丘墟、太白　主膝股肿,胻酸转筋。

合阳　主膝股重。

上廉　主风水膝肿。

阴市　主膝上伏兔中寒。

侠溪、阳关　主膝外廉痛。

髀关　主膝寒不仁,痿痹,不得屈伸。

光明　主膝痛胫热,不能行,手足偏小。

膝关　主膝内廉痛引宾,不可屈伸,连腹引喉咽痛。

凡犊鼻肿,可灸不可刺。若其上坚,勿攻,攻之即死。

四肢病

章门　主四肢懈惰，喜怒。

列缺　主四肢厥，喜笑。

曲泉、付阳、天池、大巨、支沟、小海、绝骨、前谷　主四肢不举。

照海　主四肢淫泺。

五里、三阳络、天井、厉兑、三间　主嗜卧，四肢不欲动摇。

复留、丰隆、大都　主风逆，四肢肿。

风　病

率谷　主酒醉风热发，两目眩痛。《甲乙》云：不能饮食，烦满呕吐。

完骨　主风头，耳后痛，烦心。《甲乙》云：及足不收，失履，口喎僻，头项摇摸痛，牙车急。

天柱　主风眩。

绝骨　主风劳身重。

天府、曲池、列缺、百会　主恶风邪气，泣出喜忘。

阳谷　主风眩惊，手卷，泄风汗出，腰项急。《甲乙》手卷作手腕痛。

阴跷　主风暴不知人，偏枯不能行。

解溪　主风从头至足，面目赤。

侠溪　主胸中寒如风状，头眩，两颊痛。

昆仑　主狂易大风。

临泣　主大风目痛。《甲乙》云：目外眦痛。

付阳　主痿厥，风头重痛。

涌泉　主风入腹中。

巨阙、照海　主瘛疭引脐腹,短气。又云照海主大风,默默不知所痛,视如见星。

间使　主头身风热。

商阳　主耳中风生。

关冲　主面黑渴风。

天井、神道、心腧　主悲愁恍惚,悲伤不乐。又云天井主大风,默默不知所痛,悲伤不乐。

命门　主瘛疭里急,腰腹相引。

后溪　主风身寒。

液门　主风寒热。

上关　主瘛疭沫出,寒热,痉引骨痛。

中胢腧、长强、肾腧　主寒热反折。

脾腧、膀胱腧　主热痉引骨痛。

肝腧　主筋寒热痉,筋急,手相引。

通里　主不能言。

鱼际　主痉,上气,失瘖不能言。

湿　痹

曲池、列缺　主身湿,摇,时时寒。

风市　主缓纵痿痹,腨肠疼冷不仁。

中渎　主寒气在肉分间,痛,苦痹不仁。

阳关　主膝外廉痛,不可屈伸,胫痹不仁。

悬钟　主湿痹流肿,髀筋急瘈,胫痛。

丰隆　主身湿。

曲泉　主卒瘈病,引膑下节。

阳陵泉　主髀痹,引膝股外廉痛不仁,筋急。

绝骨　主髀枢痛,膝胫骨摇,酸痹不仁,筋缩,诸节酸折。

漏谷　主久湿痹,不能行。

商丘　主骨痹烦满。

中封　主痿厥,身体不仁,少气,身湿重。

临泣　主身痹,洗淅振寒。

凡身体不仁,先取京骨,后取中封、绝骨,皆泻之。

癫　疾

偏历、神庭、攒竹、本神、听宫、上星、百会、听会、筑宾、阳溪、后顶、强间、脑户、胳却、玉枕　主癫疾呕逆。又云偏历主癫疾多言,耳鸣口僻。

攒竹、小海、后顶、强间　主痫发瘈疭,狂走,不得卧,心中烦。

金门、仆参　主癫疾马痫。

兑端、龈交、承浆、大迎、丝竹空、囟会、天柱、商丘　主癫疾呕沫,寒热,痉互引。又云承浆、大迎主寒热凄厥,鼓颔,痉口噤。又云天柱穴主卒暴痫眩。商丘主痫瘛。

上关　主瘈疭沫出,寒热痉。

丝竹空、通谷　主风痫癫疾,涎沫,狂,烦满。又云通谷主心中愦愦,数欠,癫,心下悸,胸中澹澹恐。

解溪、阳跷　主癫疾。

脑户、听会、风府,听宫、翳风　主骨酸眩狂,瘈疭口噤,喉鸣沫出,痦不能言。

臑会、申脉　主癫疾腠气。

五处、身柱、委中、委阳、昆仑 主脊强反折，瘈疭癫疾，头痛。又云身柱主癫疾瘈疭，怒欲杀人，身热狂走，谵言见鬼。又云昆仑主痫瘈，口闭不得开。

尺泽、然谷 主癫疾，手臂不得上头。

列缺 主热痫，惊有所见。

曲池、少泽 主瘈疭癫疾。

飞扬、太乙、滑肉门 主癫疾，狂，吐舌。

长强 主癫疾发如狂，面皮敦敦者不治。

温留、仆参 主癫疾，吐舌鼓颔，狂言见鬼。

筋缩、曲骨、阴谷、行间 主惊痫狂走，癫疾。

间使 主善悲惊狂，面赤目黄，瘖不能言。

阳溪、天井 主惊瘈。

完骨 主癫疾僵仆，狂疟。

天井、小海 主癫疾，羊痫吐舌，羊鸣戾颈。

悬厘、束骨 主癫疾互引，善惊羊鸣。

天冲 主头痛，癫疾互引，数惊悸。

风池、听会、复留 主寒热癫仆。

风府、昆仑、束骨 主狂易，多言不休。

脑空、束骨 主癫疾，大瘦头痛。

风府、肺腧 主狂走，欲自杀。

胳却、听会、身柱 主狂走瘈疭，恍惚不乐。

天柱、临泣 主狂易，多言不休，目上反。

支正、鱼际、合谷、少海、曲池、腕骨 主狂言惊恐。

温留、掖门、京骨 主狂仆。又云掖门主喜惊妄言，面赤。

神门、阳谷　主笑若狂。又云神门主数噫,恐悸不足。

阳溪、阳谷　主吐舌戾颈妄言。

巨阙、筑宾　主狂易,妄言怒骂。又云巨阙主惊悸少气。

冲阳、丰隆　主狂,妄行,登高而歌,弃衣而走。

下廉、丘墟　主狂言非常。

阴跷　主卧惊视如见鬼。

劳宫、大陵　主风热善怒,心中悲,喜思慕歔欷,喜笑不止。

曲泽、大陵　主心下澹澹,喜惊。《甲乙》作内关。

阴交、气海、大巨　主惊不得卧。又云大巨主善惊。

大钟、郄门　主惊恐畏人,神气不足。

然谷、阳陵泉　主心中怵惕恐,如人将捕之状。

解溪　主瘈疭而惊。

少冲　主太息烦满,少气悲惊。

少府　主数噫,恐悸,气不足。

行间　主心痛数惊,心悲不乐。

三间、合谷、厉兑　主吐舌戾颈,喜惊。又云厉兑主多卧好惊。

通里　主心下悸。

手少阴、阴郄　主气惊心痛。

后溪　主泣出而惊。

腕骨　主烦满,惊。

卒尸厥

隐白、大敦　主卒尸厥不知人,脉动如故。

中极、仆参　主恍惚尸厥,烦痛。

金门 主尸厥暴死。

内庭 主四肢手足闷者,久持之,厥热脑痛,腹胀皮痛者,使人久持之。

邪客于手足少阴、太阴、足阳明之络,此五络者,皆会于耳中,上络左角,五络俱竭,令人身脉动如故,其形无所知,其状若尸。刺足大趾内侧爪甲上去端如韭叶,后刺足心,后取足中趾爪甲上各一痏,后取手大指内去爪甲如韭叶,后刺手心主少阴兑骨之端各一痏,立已。不已,以筒吹其两耳中,立已。不已,拔其左角发方寸,燔治,饮以醇酒一杯。不能饮者灌之,立已。

卒中恶

百会、玉枕 主卒起僵仆,恶见风寒。

通天、胳却 主暂起僵仆。

大杼 主僵仆,不能久立,烦满里急,身不安席。

飞尸遁注

天府 主卒中恶风邪气,飞尸恶注,鬼语遁尸。

丰隆 主厥逆,足卒青,痛如刺,腹若刀切之状,大便难,烦,心狂见鬼,好笑,面四肢卒肿。

旁廷 在腋下四肋间,高下正与乳相当,乳后二寸陷中,俗名注市,举掖取之,刺入五分,灸五十壮,主卒中恶,飞尸遁注,胸胁满。

九曲、中府 在旁廷注市下三寸,刺入五分,灸三十壮,主恶风,邪气遁尸,内有瘀血。

卷之九十三　针灸孔穴方

热病第五

热　病

鱼际、阳谷　主热病，振栗鼓颌，腹满阴痿，色不变。

经渠、阳池、合谷、支沟、前谷、内庭、后溪、腕骨、阳谷、厉兑、冲阳、解溪　主热病汗不出。

孔最　主臂厥热痛，汗不出，皆灸刺之。此穴可以出汗。

列缺、曲池　主热病，烦心心闷，先手臂身热，瘛疭，唇口聚，鼻张，目下汗出如珠。《甲乙》云：两乳下一寸坚，胁下满悸。

中冲、劳宫、大陵、间使、关冲、少冲、阳溪、天窌　主热病，烦心心闷而汗不出，掌中热，心痛，身热如火，浸淫烦满，舌本痛。又云间使主热病，烦心喜哕，胸中澹澹，喜动而热。

劳宫　主热病三日已往不得汗，忧惕。《甲乙》云：主热病烦满而欲呕哕，三日已往不得汗，忧惕，胸胁不可转侧，咳满溺赤，小便血，衄不止，呕吐血，逆噫不止，嗌中痛，食不下，善渴，舌口中烂，掌中热，欲呕。

三间　主气热身热，喘。《甲乙》云：寒热口干，身热喘息，目急痛，善惊。

曲泽　主伤寒温病，身热，烦心口干。《甲乙》云：心澹然善惊，身热烦心，口干手清，逆气呕唾，肘瘛善摇，头颜清，汗出不过眉，伤寒温病，曲泽主之。

曲池　主伤寒余热不尽。

液门、中渚、通里　主热病先不乐，头痛，面热无汗。又云通里主热病先不药数日。

承浆　主汗出，衄血不止。

温留　主伤寒寒热，头痛哕衄，肩不举。

上脘、曲差、上星、陶道、天柱、上窍、悬厘、风池、命门、膀胱腧　主烦满，汗不出。

飞扬　主下部寒热，汗不出，体重。

五处、攒竹、正脘、上脘、缺盆、中府　主汗出寒热。

巨阙　主烦心喜呕。《甲乙》云：心腹胀，噫，烦热善呕，膈中不通利。

百会　主汗出而呕痉。

商丘　主寒热好呕。

悬颅　主热病，头痛身热。

少泽　主振寒，小指不用，头痛。

玉枕、大杼、肝腧、心腧、膈腧、陶道　主汗不出，悽厥恶寒。

大椎　主伤寒，热盛烦呕。

悬厘、鸠尾　主热病，偏头痛引目外眦。

膈腧、中府　主寒热，皮肉骨痛，少气，不得卧，支满。又云膈腧主嗜卧怠惰，不欲动摇，身当湿，不能食。

列缺　主寒热，掌中热。

神道，关元　主身热头痛，进退往来。

曲泉　主身热头痛，汗不出。

三焦腧　主头痛，食不下。

鱼际　主头痛不甚，汗出。

天井　主振寒，颈项痛。

肾腧　主头身热赤，振栗，腰中四肢淫泺，欲呕。

肩井、关冲　主寒热悽索，气上，不得卧。

尺泽　主气隔喜呕,鼓颔,不得汗,烦心身痛。

肩贞　主寒热,项历适。《甲乙》云:耳鸣无闻,引缺盆肩中热痛,麻木不举。

委中　主热病,侠脊痛。

冲阳　主振寒而欠。

大都　主热病,汗出且厥,足清。《外台》云:汗不出,厥,手足清。

大白　主热病,先头重颜痛,烦,闷心身热,热争则腰痛不可以俯仰,又热病满闷,不得卧,身重骨痛,不相知。

支正、少海　主热病,先腰胫酸,喜渴,数饮食,身热项痛而强,振寒寒热。《甲乙》云:主振寒寒热,颈项肿,实则肘挛,头眩痛,虚则生疣,小者痂疥。

后溪　主身热恶寒。

光明　主腹足清,寒热,汗不出。

复留　主寒热无所安,汗出不止,风逆,四肢肿。

凡热病烦心,足寒清,多汗,先取然谷,后取大溪、大指间动脉,皆先补之。

热病,先腰胫酸,喜渴数饮,身清,清则项痛而寒且酸,足热,不欲言,头痛颠颠然,先取涌泉及太阳井荥。热中,少气厥寒,灸之热去,灸涌泉三壮。烦心,不嗜食,灸涌泉。热去四逆,喘气偏风,身汗而清,皆取侠溪。

凡热病,刺陷谷,足先寒,寒上至膝,乃出针。身痹,洗淅振寒,季胁支满痛。

凡温病身热五日已上,汗不出,刺大泉,留针一时取针。若未满五日者,禁不可刺。

凡好太息,不嗜食,多寒热,汗出,病至则喜呕,呕已乃衰,即取公孙及井腧。实则肠中切痛,厥,头面肿起,烦心,狂,多饮,不嗜卧;虚则鼓胀,腹中气大满,热痛,不嗜食,霍乱,公孙主之。

黄 疸

然谷 主黄疸,一足寒一足热,喜渴。《甲乙》云:舌纵烦满。

章门 主伤饱身黄。

太冲 主黄疸,热中喜渴。

中封、五里 主身黄,时有微热。《甲乙》云:不嗜食,膝内廉内踝前痛,少气,身体重。

脊中 主黄疸腹满,不能食。

中脘、大陵 主目黄振寒。

劳宫 主黄疸目黄。

太溪 主黄疸。《甲乙》云:消瘅善喘,气走喉咽而不能言,手足清,大便难,嗌中肿痛,唾血,口中热,唾如胶。

脾腧、胃管 主黄疸。又云脾腧黄疸喜欠,不下食,主胁下满,欲吐,身重不欲动。

霍 乱

巨阙、关冲、支沟、公孙、阴陵泉 主霍乱。

期门 主霍乱泄注。

鱼际 主胃逆霍乱。

太阴、大都、金门、仆参 主厥逆霍乱。

太白 主霍乱逆气。

解溪 主膝重,脚转筋,湿痹。

三里 主霍乱,遗屎失气。

承筋　主瘈疭脚酸。《甲乙》云：霍乱，胫不仁。

大泉　主眼青转筋，乍寒乍热，缺盆中相引痛。

金门、仆参、承山、承筋　主转筋霍乱。

丘墟　主脚急肿痛，战掉不能久立，附筋脚挛。

窍阴　主四肢转筋。

委中、委阳　主筋急身热。

人迎　主凡霍乱，头痛胸满，呼吸喘鸣，穷窘不得息。

凡霍乱，泄出不自知，先取太溪，后取太仓之原。

疟　病

列缺、后溪、少泽、前谷　主疟寒热。又云列缺主疟甚热。

阳谷　主疟，胁痛不得息。

太冲　主多寒少热。

太溪　主热多寒少。《甲乙》云：疟闷呕甚，热多寒少，欲闭户而处，寒厥足热。

丘墟　主疟振寒。《甲乙》云：掖下肿。

中封　主色苍苍然，大息振寒。

昆仑　主疟多汗。《甲乙》云：腰痛不能俯仰，目如脱，项如拔。

临泣　主疟日西发。

然谷　主温疟汗出。

天府　主疟病。

天枢　主疟振寒，热盛狂言。

少海　主疟背振寒。《甲乙》云：项痛引肘掖，腰痛引小腹中，四肢不举。

少商　主振栗鼓颔。

阳溪　主疟甚苦寒，咳呕沫。

商丘、神庭、上星、百会、完骨、风池、神道、液门、前谷、光明、至阴、大杼　主痎疟热。又云商丘主寒疟,腹中痛。

阴都、少海、商阳、三间、中渚　主身热疟病。

太泉、太溪、经渠　主疟,咳逆心闷,不得卧,寒热。

大陵、腕骨、阳谷、少冲　主疟乍寒乍热。

合谷、阳池、侠溪、京骨　主疟寒热。

偏历　主风疟汗不出。

噫嘻、支正、小海　主风疟。

天井　主疟食时发,心痛,悲伤不乐。

三里、陷谷、侠溪、飞扬　主痎疟少气。又云侠溪主疟,足痛。又云飞扬主狂疟,头眩痛,痉反折。

温留　主疟面赤肿。

少泽、复留、昆仑　主疟寒,汗不出。

厉兑、内庭　主疟不嗜食,恶寒。

冲阳、束骨　主疟从脚胻起。又云冲阳主疟先寒洗淅,甚久而热,热去汗出。

瘿瘤第六

瘿　瘤

天府、臑会、气舍　主瘿瘤气,咽肿。《甲乙》天府作天窗。

脑户、通天、消泺、天突　主颈有大气。

通天　主瘿,灸五十壮,胸堂、羊屎灸一百壮。

痔　瘘

飞扬　主痔，篡伤痛。

绝骨　主瘘，马刀掖肿。

天突、章门、天池、支沟　主漏。又云支沟、章门主马刀肿瘘。

商丘、复留　主痔，血泄后重。又云商丘主痔，骨蚀，喜魇梦。

大迎、五里、臂臑　主寒热，颈瘰疬。

天突、天窗　主漏，颈痛。

劳宫　主热痔。

会阴　主痔。与阴相通者，死。

侠溪、阳辅、太冲　主掖下肿，马刀瘘。

承筋、承扶、委中、阳谷　主痔痛，腋下肿。

窍阴　主痈疽，头痛如锥刺，不可以动，动则烦心。

大陵、支沟、阳谷、后溪　主痂疥。

癫　疝

曲泉　主癫疝，阴跳痛引脐中，不尿阴痿。一云痛引茎中不得尿。

中都　主癫疝崩中。

中脘　主冲疝，冒死不知人。

合阳、中都　主癫疝崩中，腹上下痛，肠澼，阴暴败痛。

照海　主四肢淫泺，身闷，阴暴起疝。

大溪　主胞中有大疝瘕积聚，与阴相引。

商丘　主阴股内痛，气痛，狐疝走上下，引小腹痛，不可以俯仰。

关元　主癫疝又云主暴疝痛。

巨阙 主狐疝。

肩井 傍肩解与臂相接处,主偏癫。

脐中、石门、天枢、气海 主小腹疝气,游行五脏,绕脐痛,冲胸不得息。《甲乙》云:脐疝,绕脐痛,冲胸不得息,灸脐中。脐疝,绕脐痛,石门主之。脐疝,绕脐痛,时主天枢主之。

四满 主脐下疝积。《甲乙》云:胞中有血。

大敦 主卒疝暴痛,阴跳上入腹,寒疝,阴挺出,偏大肿脐,腹中愠愠不乐,小便难而痛,灸刺之,立已。左取右,右取左。《甲乙》云:照海主之。

大阴郄、冲门 主疝瘕阴疝。

天枢 主气疝,呕。

大巨 主癫疝偏枯。

交信 主气癃,癫疝阴急,股枢腨内廉痛。

中封 主癫疝,癃,暴痛,痿厥,身体不仁。

气冲 主癫阴肿痛,阴痿,茎中痛,两丸骞痛,不可仰卧。

少府 主阴痛,实时挺长,寒热,阴暴痛,遗尿,偏虚则暴痒,气逆卒疝,小便不利。

大赫、然谷 主精溢,阴上缩。

阴市 主寒疝,下至腹腠,膝腰痛如清水,小一作大腹诸痛,按之下至膝上伏兔中寒,疝痛,腹胀满,痿,少气。

大冲、中封、地机 主癫疝,精不足。又云太冲主狐疝呕厥。

中极 主失精。

鱼际 主阴湿,腹中余疾。

五枢 主阴疝,两丸上下,腹痛。

阴交、石门 主两丸骞。又云石门主腹满疝积。

太冲 主两丸骞缩,腹坚,不得卧。《甲乙》云:环脐痛,阴骞,两丸缩,腹坚痛,不得卧。

会阴 主阴头寒。

行间 主茎中痛。

阴谷 主阴痿不用,小腹急,引阴内廉痛。

杂病第七论一首

膏肓腧,无所不治,主羸瘦虚损,梦中失精,上气咳逆,狂惑忘误。取穴法:令人正坐曲脊,伸两手,以臂着膝前令正直,手大指与膝头齐,以物支肘,勿令臂得摇动,从胛骨上角摸索至胛骨下头,其间当有四肋三间,灸中间,依胛骨之里肋间空,去胛骨容侧指许,摩服肉之表肋间空处,按之自觉牵引胸户中。灸两胛中各一处,至六百壮,多至千壮,当觉气下砻砻然如流水状,亦当有所下出,若无停痰宿疾则无所下也。若病人已困,不能正坐,当令侧卧,挽上臂令前,求取穴灸之也。求穴,大较以右手从右肩上拄指头表所不及者是也,左手亦然,乃以前法灸之。若不能久正坐,当伸两臂者,亦可伏衣襆上,伸两臂,令人挽两胛骨使相离,不尔胛骨覆穴,不可得也。所伏衣襆当令大小常定,不尔则失其穴也。此灸讫后,令人阳气壮旺,当消息以自补养,取身体平复。其穴近第五椎相准望取之。

论曰:昔秦缓不救晋侯之疾,以其在膏之上,肓之下,针药所不及者,此穴是也。时人拙,不能求得此穴,所以宿癖难遣。若能用心方便求得灸之,无疾不愈矣。

三里,主腹中寒,胀满肠鸣,腹痛,胸腹中瘀血,小腹胀,皮肿,阴气不足,小腹坚,热病汗不出,喜呕,口苦壮热,身反折,口噤鼓颔,腰痛不可以顾,顾而有所见,喜悲,上下求之,口僻乳肿,喉痹不能言,胃气不足,久泄利,食不化,胁下柱满,不能久立,膝痿寒,热中,消谷苦饥,腹热身烦,狂言乳痈,喜噫,恶闻食臭,狂歌妄笑,恐怒大骂,霍乱,遗尿失气,阳厥,悽悽恶寒,头眩,小便不利,喜哕。凡此等疾,皆灸刺之,多至五百壮,少至二三百壮。

涌泉,主喜喘喉痹,身热痛,脊胁相引,忽忽喜忘,阴痹腹胀,腰痛,大便难,肩背颈项痛,时眩,男子如蛊,女子如阻,身体腰脊如解,不欲食,喘逆,足下清至膝,咽中痛,不可内食,瘖不能言,小便不利,小腹痛,风入肠中,癫疾,侠脐痛急,胸胁柱满痛,衄不止,五疝,指端尽痛,足不践地。凡此诸疾,皆主之。

妇人病第八

小腹坚痛,月水不通,刺带脉入六分,灸五壮。在手肋端一寸八分。端一作下。

漏下,若血闭不通,逆气胀,刺血海入五分,灸五壮。在膝膑上肉廉白肉际二寸中。

漏血,小腹胀满如阻,体寒热,腹偏肿,刺阴谷入四分,灸三壮。在膝内辅骨后大筋之下,小筋之上,屈膝乃得之。《甲乙》云:漏血,小便黄,阴谷主之。

女子疝瘕,按之如以汤沃两股中,少腹肿,阴挺出痛,经水来下,阴中肿或痒,漉青汁如蔡羹,血闭无子,不嗜食,刺曲泉。在膝内辅骨下大筋上小筋下陷中,屈膝乃得之。刺入六分,灸三壮。

疝瘕,按之如以汤沃股内至膝,飧泄,阴中痛,少腹痛坚急重,下湿，不嗜食，刺阴陵泉，入二分，灸三壮。在膝下内侧辅骨下陷中，伸足乃得之。

经逆，四肢淫泺，阴暴跳疝，小腹偏痛，刺阴跷入三分，灸三壮。在内踝下容爪甲。即照海穴也。

小腹大，字难，嗌干嗜饮，侠脐疝刺中封入四分，灸三壮。在踝前一寸半，伸足取之。

女子不字，阴暴出，经漏，刺然谷入三分，灸三壮。在足内踝前起大骨下陷中。

字难，若胞衣不出，泄风，从头至足，刺昆仑入五分，灸三壮。在足外踝后跟骨上。

月事不利，见赤白而有身反败，阴寒，刺行间入六分，灸三壮。在足大趾间，动应手。

月闭溺赤，脊强，互引反折，汗不出，刺腰输入二寸，留七呼，灸三壮。在第二十一椎节下间。

绝子，疟寒热，阴挺出不禁，白沥，痓，脊反折，刺上窌入二寸，留七呼，灸三壮。在第一空腰髁下一寸侠脊。

赤白沥，心下积胀，腰痛不可俯仰刺次窌入三寸，留七呼，灸三壮。在第二空侠脊陷中。

赤淫时白，气癃，月事少，刺中窌入二寸，留七呼，灸三壮。在第三空侠脊陷中。

下苍汁不禁，赤沥，阴中痒，痛引小腹，控䏚，不可以俯仰，刺腰尻交者两胛上，以月生死为痏数，发针立已。一云下窌。

肠鸣泄注，刺下窌入二寸，留七呼，灸三壮。在第四空侠脊陷中。

赤白里急，瘈疭，刺五枢入一寸，灸五壮。在带脉下三寸。

拘挛腹满,疝,月水不下,乳余疾,绝子阴痒,贲豚上腹,腹坚痛,下引阴中,不得小便,刺阴交入八分,灸五壮。在脐下一寸。

腹满疝积,乳余疾,绝子阴痒,贲豚上腹,小腹坚痛,下引阴中,不得小便,刺石门入五分。在脐下二寸。忌灸,绝孕。

绝子,衃血在内不下,胞转不得尿,小腹满,石水痛 刺关元入二寸,灸七壮。在脐下三寸。又主引胁下胀,头痛,身背热,贲豚寒,小便数,泄不止。

子门不端,小腹苦寒,阴痒及痛,贲豚抢心,饥不能食,腹胀,经闭不通,小便不利,乳余疾,绝子,内不足,刺中极入二寸,留十呼,灸三壮。在脐下四寸。

赤白沃,阴中干痛,恶合阴阳,小腹膜坚,小便闭,刺屈骨入一寸半,灸三壮。在中极下一寸。

月水不通,奔泄,气上下,引腰脊痛,刺气穴入一寸,灸五壮。在四满下一寸。

胞中痛,恶血月水不以时休止,腹胀肠鸣,气上冲胸,刺天枢入五分,灸三壮。去肓输一寸半。

小腹胀满,痛引阴中,月水至则腰背,胞子瘕,子门塞,大小便不通刺水道入二寸半,灸五壮。在大巨下三寸。

月水不利,或暴闭塞,腹胀满,癥,淫泺身热,乳难,子上抢心,若胞不出,众气尽乱,腹中绞痛,不得反息,正仰卧,屈一膝,伸一膝,并气冲针上入三寸,气至泻之。在归来下二寸,动脉应手。

产余疾,食饮不下,贲豚上下,伤食腹满 刺期门入四分,灸五壮。在第二肋端。

乳痈惊痹,胫重,足跗不收,跟痛刺下廉入三分,灸三壮。在上廉下三寸。

月水不利,见血而有身则败,乳肿刺临泣入二分,灸三壮。在足小趾次趾间,去侠溪一寸半。

女人疝及小腹肿,溏泄,癃,遗尿阴痛,面尘黑,目下眦痛,漏血刺大冲入三分,灸三壮。在足大趾本节后二寸中动脉。

女子疝,赤白淫下,时多时少,暴腹痛,刺蠡沟入三分,灸三壮。在内踝上五寸。

女子无子,咳而短气,刺涌泉入三分,灸三壮。在足心陷者中。

乳难,子上冲心,阴疝,刺冲门入七分,灸五壮。在府舍下,上去大横五寸。

女子不下月水,痹惊,善悲不乐,如堕坠,汗不出,刺照海入四分,灸二壮。在内踝下四分。又主女子淋,阴挺出,四肢淫泺。

血不通,刺会阴入二寸,留七呼,灸三壮。在大便前小便后。子藏中有恶血,内逆满痛,刺石关入一寸,灸五壮。在阴廉下一寸。

肓门 主乳余疾。

三里 主乳痈有热。

神封、膺窗 主乳痈,寒热短气,卧不安。

乳根 主膺肿乳痈,悽索寒热,痛不可按。

太溪、侠溪 主乳痈肿溃。又云侠溪主小腹坚痛,月水不通。

大泉 主妒乳,膺胸痛。

大赫 主女子赤沃。

四满 主子藏中有恶血,内逆满痛,疝。又云主胞中有血。

中极 主拘挛腹疝,月水不下,乳余疾,绝子阴痒。

气冲 主无子,小腹痛。

支沟　主女人脊急目。

筑宾　主大疝绝子。

阴廉　主绝产若未曾产。

涌泉、阴谷　主男子如蛊，女子如阻，身体腰脊如解，不欲食。

水原、照海　主不字，阴暴出，淋漏，月水不来而多闷，心下痛。

又云照海主阴挺下血，阴中肿或痒，漉清汁若葵汁。

小儿病第九

本神、前顶、囟会、天柱　主小儿惊痫。

临泣　主小儿惊痫反视。

颅息　主小儿痫，喘不得息。

然谷　主小儿脐风，口不开，善惊。

瘛脉，长强　主小儿惊痫瘛疭，呕吐泄注，惊恐失精，瞻视不明，眵。

悬钟　主小儿腹满，不能食饮。

噫嘻　主小儿食晦头痛。

千金翼方

校正千金翼方表

臣闻医方之学，其来远矣。上古神农播谷尝药，以养其生。黄帝歧伯君臣问对，垂于不刊，为万世法。中古有长桑、扁鹊，汉有阳庆、仓公、张机、华佗，晋宋如王叔和、葛稚川、皇甫谧、范汪、胡洽、深师、陶景之流，凡数十家，皆师祖农黄，著为经方。迨及唐世，孙思邈出，诚一代之良医也，其行事见诸史传，撰《千金方》三十卷，辨论精博，囊括众家，高出于前辈。犹虑或有所遗，又撰《千金翼方》以辅之。一家之书，可谓大备矣。其书之传于今，讹舛尤甚，虽洪儒硕学不能辨之。

仁宗皇帝诏儒臣校正医书，臣等今校定《千金翼方》。谓乎物之繁，必先得其要，故首之以药录纂要；凡治病者宜别药之性味，故次之以本草；人之生育，由母无疾，故次之以妇人；疾病之急，无急于伤寒，故次之以伤寒；然后养其少小，故次之以小儿；人身既立，必知所以自养，故次之以养性；养性者，莫善于养气，故次之以辟谷；气之盈乃可安闲，故次之以退居；退居者当事补养，故次之以补益；若补养失宜则风疾乃作，故次之以中风；风者百病之长，邪气缘而毕至，故次之以杂病；又次之以万病；愈诸疾者必资乎大药，故次之以飞炼；乳石性坚，久服生热，故次之以疮痈；众多之疾，源乎脉证，故次之以色脉；色脉既明，乃通腧穴，故次之以针灸，而禁经终焉。总三十卷，目录一卷。臣以为晋有人欲刊正《周易》及诸药方，与祖讷论。祖云：辨释经典，纵有异同，不足以伤风教。至于汤药，小小不达，则后人受弊不少。是医方不可以轻议也。臣等不敢肆臆见，妄加涂窜，取自神农以来书行于世者而质之，有所未至以俟来者。书成缮写，将预圣览。恭惟皇帝陛下天纵深仁，孝述前烈，刊行方论，拯治生类，俾天下家藏其书，人知其学，皆得为忠孝，亦皇风之高致焉。

太子右赞善大夫　　臣高保衡
尚书都官员外郎　　臣孙　奇
太常少卿充秘阁校理　臣林　亿等谨上

序

　　原夫神医秘术,至赜参于道枢;宝饵凝灵,宏功浃于真畛。知关籥玄牡,驻历之效已深。礜策天机,全生之德为大。稽炎农于纪箓,资太一而返营魂;镜轩后于遗编,事岐伯而宣药力。故能尝味之绩,郁腾天壤;诊体之教,播在神寰。医道由是滥觞,时义肇基于此。亦有志其大者,高密问紫文之术;先其远者,伯阳流玉册之经。拟斯寿于乾坤,岂伊难老;俦厥龄于龟鹤,讵可蠲疴。兹乃大道之真以持身,抑斯之谓也。若其业济含灵,命悬兹乎,则有越人彻视于腑藏,秦和洞达于膏肓,仲景候色而验眉,元化刳肠而涤胃。斯皆方轨叠迹,思韫入神之妙;极变探幽,精超绝代之巧。晋宋方技既其无继,齐梁医术曾何足云?若夫医道之为言,实惟意也。固以神存心手之际,意析毫芒之里,当其情之所得,口不能言,数之所在,言不能谕。然则三部九候,乃经络之枢机;气少神余,亦针刺之钧轴。况乎良医则贵察声色,神工则深究萌芽。心考锱铢,安假悬衡之验;敏同机骇,曾无挂发之淹。非天下之至精,其孰能与于此?是故先王镂之于玉板,往圣藏之以金匮,岂不以营叠至道括囊真颐者欤?余幼智蔑闻,老成无已,才非公干,凤婴沉疾,德异士安,早缠尪瘵。所以志学之岁,驰百金而徇经方;毫及之年,竟三余而勤药饵。酌华公之录帙,异术同窥;采葛生之玉函,奇方毕综。每以为生者两仪之大德,人者五行之秀气。气化则人育,伊人禀气而存;德合则生成,是生曰德而立。既知生不再于我,人处物为灵,可幸蕴灵心阙,颐我性源者。由检押神秘,幽求今古,撰方一部,号曰《千金》,可以济物摄生,可以穷微尽性。犹恐岱山临目,必昧秋毫之端;雷霆在耳,或遗玉石之响。所以更撰《方翼》三十卷,共成一家之学。譬輗軏之相济,运转无涯;等羽翼之交飞,抟摇不测。矧夫《易》道深矣,孔宣系十翼之辞;玄文奥矣,陆绩增玄翼之说。或沿斯义,述此方名矣。贻厥子孙,永为家训。虽未能譬言中庶,比润上池,亦足以慕远测深,稽门叩键者哉?倘经目于君子,庶知余之所志焉。

唐逸士孙思邈撰

卷第一　药录纂要

采药时节第一

论曰:夫药采取不知时节,不以阴干曝干,虽有药名,终无药实,故不依时采取,与朽木不殊,虚费人功,卒无裨益。其法虽具大经,学者寻览,造次难得,是以甄别,即日可知耳。

葳蕤　立春后采,阴干。

菊花　正月采根,三月采叶,五月采茎,九月采花,十一月采实,皆阴干。

白英　春采叶,夏采茎,秋采花,冬采根。

络石　正月采。

飞廉　正月采根,七八月采花,阴干。

藁本　正月、二月采,暴三十日成。

通草　正月采,阴干。

女菀　正月、二月采,阴干。

乌头乌喙　正月、二月采,春采为乌头,冬采为附子,八月上旬采根,阴干。

蒴藋　春夏采叶,秋冬采茎根。

柏叶　四时各依方面采,阴干。

枸杞　春夏采叶,秋采茎实,冬采根,阴干。

茗　春采。

桃枭 正月采。

天门冬 二月、三月、七月、八月采,暴。

麦门冬 二月、三月、八月、十月采,阴干。

术 二月、三月、八月、九月采,暴。

黄精 二月采,阴干。

干地黄 二月、八月采,阴干。

薯蓣 二月、八月采,暴。

甘草 二月、八月采,暴干,十日成。

人参 二月、四月、八月上旬采,暴干,无令见风。

牛膝 二月、八月、十月采,阴干。

细辛 二月、八月采,阴干。

独活 二月、八月采,暴。

升麻 二月、八月采,日干。

柴胡 二月、八月采,暴。

龙胆 二月、八月、十一月、十二月采,阴干。

巴戟天 二月、八月采,阴干。

白蒿 二月采。

防风 二月、十月采,暴。

黄连 二月、八月采。

沙参 二月、八月采,暴。

王不留行 二月、八月采。

黄芪 二月、十月采,阴干。

杜若 二月、八月采,暴。

茜根 二月、三月采,暴。

当归　二月、八月采，阴干。

秦艽　二月、八月采，暴。

芍药　二月、八月采，暴。

前胡　二月、八月采，暴。

知母　二月、八月采，暴。

栝楼　二月、八月采根，暴三十日成。

石龙芮　五月五日采子，二月、八月采皮，阴干。

石韦　二月采，阴干。

狗脊　二月、八月采，暴。

萆薢　二月、八月采，暴。

菝葜　二月、八月采，暴。

白芷　二月、八月采，暴。

紫菀　二月、三月采，阴干。

百合　二月、八月采，暴。

牡丹　二月、八月采，阴干。

防己　二月、八月采，阴干。

地榆　二月、八月采，暴。

莎草根　二月、八月采。

大黄　二月、八月采，火干。

桔梗　二月、八月采，暴。

甘遂　二月采，阴干。

赭魁　二月采。

天雄　二月采，阴干。

贯众　二月、八月采，阴干。

虎掌　二月、八月采,阴干。

白蔹　二月、八月采,暴。

羊桃　一月采,阴干。

狼毒　二月、八月采,阴干。

鬼臼　二月、八月采。

茯苓茯神　二月、八月采,阴干。

桂　二月、八月、十月采,阴干。

杜仲　二月、五月、六月、九月采。

商陆　二月、八月采,日干。

丁香　二月、八月采。

榆皮　二月采皮,暴干,八月采实。

猪苓　二月、八月采,阴干。

秦皮　二月、八月采,阴干。

石南　二月、四月采叶,八月采实,阴干。

蓝叶　二月、三月采,暴,本草无。

赤箭　三月、四月、八月采,暴。

防葵　三月三日采,暴。

芎劳　三月、四月采,暴。

徐长卿　三月采。

黄芩　三月三日采,阴干。

大青　三月、四月采,阴干。

玄参　三月、四月采,暴。

苦参　三月、八月、十月采,暴。

杜蘅　三月、三日采,暴。

紫草 三月采,阴干。

白薇 三月三日采,阴干。

紫参 三月采,火干。

泽兰 三月三日采,阴干。

王瓜 三月采,阴干。

垣衣 三月三日采,阴干。

艾叶 三月三日采,暴。

水萍 三月采,暴。

芫花 三月三日采,阴干。

泽漆 三月三日、七月七日采,阴干。

藜芦 三月采,阴干。

羊踯躅 三月采,阴干。

茵芋 三月三日采,阴干。

射干 三月三日采,阴干。

青葙子 三月采茎叶,阴干,五月、六月采子。

紫葛 三月、八月采,日干。

白附子 三月采。

桑上寄生 三月三日采,阴干。

厚朴 二月、九月、十月采,阴干。

芜荑 三月采,阴干。

黄环 三月采,阴干。

乌芋 三月三日采,暴。

桃花 三月三日采,阴干。

苦菜 三月三日采,阴干。

远志　四月采,阴干。

菥蓂子　四月、五月采,暴。

景天　四月四日、七月七日采,阴干。

蒲黄　四月采。

兰草　四月、五月采。

蘼芜　四月、五月采,暴。

白头翁　四月采。

夏枯草　四月采。

溲疏　四月采。

鼠尾草　四月采叶,七月采花,阴干。

菖蒲　五月、十二月采,阴干。

卷柏　五月、七月采,阴干。

泽泻　五月、六月、八月采,阴干,叶五月采,实九月采。

车前子　五月五日采,阴干。

茺蔚子　五月采。

石龙刍　五月、七月采,暴。

丹参　五月采,暴。

天名精　五月采。

肉苁蓉　五月五日采,阴干。

蛇床子　五月采,阴干。

茵陈蒿　五月及立秋采,阴干。

旋花　五月采,阴干。

葛根　五月采,暴。

酸浆　五月采,阴干。

蠡实　五月采,阴干。

大小蓟　五月采。

荭草　五月采实。

旋复花　五月采,日干。

鸢尾　五月采。

半夏　五月、八月采,暴。

茛菪子　五月采。

蜀漆　五月采,阴干。

蔄茹　五月采,阴干。

萹蓄　五月采,阴干。

生漆　夏至后采。

蕤核　五月、六月采,日干。

松萝　五月采,阴干。

五加皮　五月、七月采茎,十月采根,阴干。

莽草　五月采,阴干。

郁李根　五月、六月采。

栾华　五月采。

覆盆子　五月采。

梅实　五月采,火干。

杏核仁　五月采。

蘩蒌　五月五日采。

葫　五月五日采。

蒜　五月五日采。

青蘘　五月采,本草无。

紫芝　六月、八月采。

茅根　六月采。

莞花　六月采,阴干。

昨叶何草　夏采,日干。

松脂　六月采。

五木耳　六月采,暴干。

石斛　七月、八月采,阴干。

蒺藜子　七月、八月采,暴。

续断　七月、八月采,阴干。

薇衔　七月采。

麻黄　立秋采,阴干。

瞿麦　立秋采,阴干。

海藻　七月七日采,暴。

陆英　立秋采。

菌桂　立秋采。

槐实　七月七日、十月巳日采。

桃核仁　七月采,阴干。

瓜蒂　七月七日采,阴干。

水苏　七月采。

麻蕡　七月七日采。

腐婢　七月采,阴干。

菁实　八月、九月采,日干。

薏苡仁　八月采实,根无时。

地肤子　八月、十月采,阴干。

漏芦 八月采,阴干。

营实 八月、九月采,阴干。

五味子 八月采,阴干。

败酱 八月采。

恒山 八月采,阴干。

牙子 八月采,暴。

蛇含 八月采,阴干。

藋囷 八月采,阴干。

连翘 八月采,阴干。

屋游 八月、九月采。

女青 八月采,阴干。

牡荆实 八月、九月采,阴干。

酸枣 八月采,阴干。

楮实 八月、九月采,日干。

秦椒 八月、九月采。

卫矛 八月采,阴干。

巴豆 八月采,阴干。

蜀椒 八月采,阴干。

雷丸 八月采,暴。

大枣 八月采,暴。

藕实 八月采。

鸡头实 八月采。

白瓜子 八月采。

菟丝子 九月采,暴。

苤草　九月、十月采。

干姜　九月采。

松实　九月采，阴干。

辛夷　九月采，暴。

枳实　九月、十月采，阴干。

山茱萸　九月、十月采，阴干。

吴茱萸　九月九日采，阴干。

栀子　九月采，暴。

皂荚　九月、十月采，阴干。

栗　九月采。

荏　九月采，阴干。

麻子　九月采。

大豆　九月采。

菴藺子　十月采。

决明子　十月十日采，阴干百日。

云实　十月采，暴。

贝母　十月采，暴。

女贞　立冬采。

橘柚　十月采。

款冬花　十一月采，阴干。

棘刺　冬至后一百二十日采。

苋实　十一月采。

忍冬　十二月采，阴干。

大戟　十二月采，阴干。

木兰 十二月采,阴干。

冬葵子 十二月采。

白鲜 四月、五月采,阴干。

葶苈 立夏后采,阴干。

论曰:凡药皆须采之有时日,阴干暴干,则有气力。若不依时采之,则与凡草不别,徒弃功用,终无益也。学者当要及时采掇,以供所用耳。

药名第二

论曰:有天竺大医耆婆云:天下物类皆是灵药,万物之中,无一物而非药者。斯乃大医也。故《神农本草》,举其大纲,未尽其理,亦犹咎繇创律,但述五刑,岂卒其事,且令后学者因事典法,触类长之无穷竭,则神农之意从可知矣。所以述录药名品,欲令学徒知无物之非药耳。

玉泉　玉屑　丹砂　空青　绿青　曾青　白青　扁青　石胆
云母　朴硝　硝石　芒硝　滑石　石钟乳　紫石英　矾石马齿矾、绛矾、黄矾、青矾　白石英　五石脂　太一余粮　紫禹余粮　石中黄子　禹余粮　黄禹余粮　金屑　银屑　水银汞粉附　雄黄　雌黄　殷孽　孔公孽　石脑　石硫黄　熏黄　阳起石　凝水石　石膏　磁石　玄石　理石　长石　肤青　石黛　铁落　铁　生铁钢铁　铁精　铁浆　食盐　光明盐　绿盐　蜜陀僧　桃花石　珊瑚　石花　乳床　青琅玕　礜石　特生礜石　握雪礜石　方解石苍石　土阴孽　代赭　卤碱　大盐　戎盐　青盐　赤盐　白垩铅丹　锡粉　锡铜镜鼻　铜弩牙　金牙　石灰　冬灰　炭　锻

灶灰　伏龙肝　东壁土　半天河　地浆　硇砂　姜石　赤铜屑

铜矿石　铜青　白瓷瓦屑　乌古瓦　石燕　梁上尘　不灰木　青

芝　赤芝　黄芝　白芝　黑芝　紫芝　赤箭　天门冬　麦门冬

术　女葳　葳蕤　黄精　干地黄　昌蒲　远志小草　泽泻叶、实附

薯蓣　菊花　甘草　人参　石斛　牛膝　卷柏　细辛　独活

升麻　柴胡　防葵　菁实　菴䕡子　薏苡仁　车前子叶附　蒺葜

子　茺蔚子　木香　龙胆　菟丝子　巴戟天　白英　白蒿　肉苁

蓉　地肤子　忍冬　蒺藜子　防风叶附　石龙刍　络石　千岁蘽

黄连　沙参　丹参　蓝实　景天　天名精　王不留行　蒲黄

兰草　决明子　芎䓖　香蒲蒲根附　蘪芜　续断　云实　黄芪

徐长卿　杜若　蛇床子　茵陈蒿　漏芦　茜根　飞廉　营实　蔷

薇根　薇衔　五味子　旋花　白菟藿　鬼督邮　白花藤　当归

秦艽　黄芩　芍药　藁本实附　干姜生姜附　麻黄根、子附　葛根

汁、叶、花附　前胡　知母　大青　贝母　栝楼实、茎、叶附　玄参

苦参　石龙芮　石韦　狗脊　草薢　菝葜　通草　瞿麦　败酱

白芷　杜衡　紫草　紫菀　白鲜皮　白薇　菓耳　茅根　百合

酸浆　王参　女葳　淫羊藿　蠡实花、叶附　款冬花　牡丹　防己

女菀　泽兰　地榆　王孙　爵床　白前　百部根　王瓜　荠苨

高良姜　马先蒿　蜀羊泉　积雪草　恶实　莎草　大小蓟　垣

衣　艾叶　水萍　海藻　昆布　荭草　陟厘　蕲草　凫葵　井中

苔及萍蓝附　鳢肠　蒟酱　百脉根　萝摩子　白药　蘹香子　郁

金　姜黄　百两金　阿魏　大黄　桔梗　甘遂　葶苈　芫花　泽

漆　大戟　荛花　旋复花　钩吻　藜芦　赭魁　及己　天雄　乌

头射罔、乌喙附　附子　侧子　羊踯躅　茵芋　射干　鸢尾　贯众

花附　半夏　由跋　虎掌　莨菪子　蜀漆　恒山　青葙子　牙子

白蔹　白及　蛇含　草蒿　蘦菌　连翘　白头翁　蔄茹　苦芺

羊桃　羊蹄　鹿藿　牛扁　陆英　蒴藋　荩草　夏枯草　乌韭

蚤休　虎杖　石长生　鼠尾草　马鞭草　马勃　松脂实、叶、根、

节、花等附　蛇莓　苧根　菰根　狼跋子　弓弩弦　败天公　败蒲

席　败船茹　屋游　赤地利　赤车使者　三白草　牵牛子　猪膏

母　刘寄奴草　紫葛　萆麻子　葎草　格注草　独行根　狗舌草

乌蔹莓　豨莶　狼毒　鬼臼　芦根　甘蔗根　萹蓄　酢浆草

苘实　蒲公草　商陆　女青　水蓼　角蒿　白附子　鹤虱　鱼网

马绊绳　昨叶何草　破扇　破故纸　甄带灰　鬼盖　屋檐鼻绳

雀麦　茯苓茯神附　琥珀玉附　柏实叶、皮等附　麻布叩幅头　菌

桂　牡桂　桂　杜仲　故麻鞋底　枫香脂皮附　干漆生漆附　蔓荆

实　牡荆　女贞实　蕤核　五加皮　沉香薰陆香、鸡舌香、藿香、詹糖

香、枫香等附　丁香　蘖木根附　辛夷　木兰　桑上寄生　榆皮花附

酸枣　槐实枝、皮等附　枸杞　楮实叶、皮、茎、白汁附　苏合香　龙

眼　厚朴　猪苓　竹叶根、汁、实、沥、皮、茹、笋附　枳实刺、茹附　山

茱萸　吴茱萸根附　秦皮　栀子　槟榔　合欢　秦椒　卫矛　紫

葳　芫荑　食茱萸　棕子木　折伤木　每始王木　茗苦茶　蜀桑

根　松萝　桑根白皮叶、耳、五木耳、桑灰等附　白棘　安息香　龙脑

菴摩勒　棘刺花实、枣、针附　毗梨勒　紫铆　麒麟竭　胡桐泪

黄环　石南实附　巴豆　蜀椒　莽草　郁李仁根附　鼠李　栾华

杉材　楠材　钓樟根皮　榙实　蔓椒　雷丸　溲疏　榉树皮

白杨皮　水杨叶　栾荆　小檗　荚蒾　钓藤　药实根　皂荚　棟

实根附　柳华叶、实、汁附　桐叶花附　梓白皮　苏枋木　接骨木

枳椇　木天蓼　乌臼木　赤瓜木　诃梨勒　枫柳皮　卖子木　大
空　紫真檀　胡椒　椿木叶樗木附　橡实　无食子　杨栌木　槲
若　盐麸子　紫荆　发髲　乱发　人乳汁　头垢　屎溺　龙骨白
龙骨、齿、角等附　牛黄　麝香　象牙齿、睛等附　马乳　牛乳　羊乳
　酥　熊脂胆附　白胶　阿胶　醍醐　底野迦　酪　犀角　羚羊
角　鹿茸　羖羊角髓、肺、骨、肉、齿、骨头、血、肚、脂、屬、蹄、屎附　牛角
䚡髓、胆、肾、心、肝、齿、眼、尾、脂、肉、喉咙、脂中毛、耳中垢、屎、溺、屎中豆等
附　獐骨肉、髓等附　豹肉　狼牙　狸骨肉、阴茎等附　虎骨膏、爪、肉
等附　兔头骨脑、肝、肉等附　笔头灰　六畜毛蹄甲　鼺鼠　麋脂角
附　豚卵蹄、心、肾、胆、肚、胰、毛、筋、齿、膏、肉、耳中垢等附　鼹鼠　獭肝
肉、屎附　狐阴茎五脏、肠、屎等附　貒膏肉、胞等附　野猪黄　驴屎屎、
乳、轴垢等附　豺皮　野驼脂　败鼓皮　白马茎头、蹄、齿、心、肝、肺、
肉、骨、𩨏膏、𩨏毛、溺通汁、屎中粟等附　狗阴茎腹、心、脑、齿、血、肉、粪中
骨等附　丹雄鸡白雄鸡、黄雄鸡、脂、乌雄鸡、肉、胆、心、血、冠血、肪、肝、屎
白、肠、肶胵里黄皮、左右翅毛、黑雌鸡、黄雌鸡、鸡子卵中白皮、鸡喙、东门上鸡
头等附　白鹅膏毛、肉、子等附　鹜肪　雁肪　鹧鸪　雉肉喉下白毛附
　鹰屎白脂、雕屎附　鹳骨　雄鹊　鸤鸠　燕屎　雀卵脑、头、血、屎
附　伏翼　天鼠屎　孔雀　鸬鹚屎头附　鸱头　石蜜　蜜蜡白蜡附
　牡蛎　桑螵蛸　蜂子黄蜂、土蜂附　海蛤　文蛤　魁蛤　石决明
　珍珠　秦龟　龟甲　蠡鱼　鲍鱼　鲤鱼胆肉、骨附　鮧鱼　鳝鱼
血附　鲫鱼　黄鱼胆　猬皮　石龙子　露蜂房　樗鸡　蚱蝉　白
僵蚕　木虻　蜚虻　蜚蠊　䗪虫　蛴螬　蛞蝓　蜗牛　水蛭　水
马　鳖甲肉附　鮀鱼甲肉附　蟹爪附　蚖蚕蛾屎附　蚕子纸　乌贼
鱼骨　鳗鲡鱼　鲛鱼皮　紫贝　虾蟆　蛙　牡鼠肉、粪附　蚺蛇胆

膏附　蝮蛇胆肉附　鲮鲤甲　蜘蛛　蜻蛉　石蚕　蛇蜕　蛇黄　乌蛇　蜈蚣　马陆　蠷螋　雀瓮　鼠妇　萤火　衣鱼　蝼蛄　蠮螉　白项蚯蚓　斑蝥　芫青　地胆　马刀　葛上亭长　贝子　甲香　珂　田中螺汁　豆蔻　葡萄　蓬蘽　覆盆子　大枣生枣及叶附　藕实茎　鸡头实　芰实　栗　樱桃　橘柚　橙叶　梅实　枇杷叶　柿　木瓜　甘蔗　石蜜　沙糖　芋　乌芋　杏核仁花、实附　桃核仁花、枭、毛蠹、皮、叶、胶、实附　李核仁根、实附　梨叶附　柰　安石榴壳、根附　白瓜子　白冬瓜　瓜蒂子附　苋实　冬葵子根、叶附　苦菜　荠　芜菁　莱菔　龙葵　菘　芥　苜蓿　荏子　蓼　葱实　薤　白蘘荷　蒜菜　苏　水苏　假苏　香薷　薄荷　秦荻梨　苦瓠　水芹　马芹子　莼　落葵　蘩蒌　鸡肠草　蕺　葫　蒜　堇　芸薹　胡麻叶附　青蘘　麻黄子附　饴糖　大豆黄卷生寸豆附　赤小豆　豉　大麦　穬麦　小麦　麦奴　青粱米　黄粱米　白粱米　粟米　丹黍米　糵米　秫米　陈廪米　春杵头细糠　酒　腐婢　藊豆叶附　黍米　粳米　稻米稻穰附　稷米　醋　酱　荜豆

　　上六百八十种皆今时见用药，并可收采，以备急要用也。

药出州土第三

　　论曰：按本草所出郡县皆是古名，今之学者卒寻而难晓，自圣唐开辟，四海无外，州县名目，事事惟新，所以须甄明即因土地名号，后之学者容易即知，其出药土地，凡一百三十三州，合五百一十九种，其余州土皆有，不堪进御，故不繁录耳。

关内道

雍州：柏子仁、茯苓。

华州：覆盆子、杜蘅、茵芋、木防己、黄精、白术、柏白皮、茯苓、茯神、天门冬、薯蓣、王不留行、款冬花、牛膝、细辛、鳖甲、丹参、鬼臼、白芷、白蔹、狼牙、水蛭、松花、鳖头、桑螵蛸、松子、松萝、兔肝、远志、泽泻、五味子、菝葜、桔梗、玄参、沙参、续断、山茱萸、草薢、白薇、通草、小草、石南、石韦、龟头、麦门冬。

同州：寒水石、斑蝥、麻黄、䗪虫、麻黄根、芫荑、蒲黄、麻黄。

岐州：鬼督邮、樗鸡、獐骨、獐髓、及己、藜芦、秦艽、甘草。

宁州：菴䕡子、芫青、萹蓄、菴䕡花、荆子、虻虫。

鄜州：芍药、蔺茹、黄芩、秦艽。

原州：兽狼牙、苁蓉、黄芪、枫柳皮、白药。

延州：芫荑。

泾州：泽泻、防风、秦艽、黄芩。

灵州：代赭、野猪黄、苁蓉、狟脂。

盐州：青盐。

河南道

洛州：秦椒、黄鱼胆、黄石脂。

穀州：半夏、桔梗。

郑州：秦椒。

陕州：栝楼、柏子仁。

汝州：鹿角、鹿茸。

许州：鹿茸。

虢州：茯苓、茯神、桔梗、桑上寄生、细辛、栝楼、白石英。

豫州：吴茱萸、鹿茸。

齐州：阿胶、荣婆药、防风。

莱州：牡蛎、菌茹、海藻、马刀、七孔决明、文蛤、牛黄、海蛤、乌贼鱼。

兖州：防风、羊石、仙灵脾、云母、紫石英、桃花石。

密州：海蛤、牛黄。

泗州：麋脂、麋角。

徐州：桑上寄生。

淄州：防风。

沂州：紫石英。

河东道

蒲州：龙骨、紫参、蒲黄、五味子、石胆、龙角、龙齿。

绛州：防风。

隰州：当归、大黄。

汾州：石龙芮、石膏。

潞州：赤石脂、不灰木、人参、白石脂。

泽州：人参、禹余粮、防风、白石英。

并州：白薇、鬼督邮、白龙骨、柏子仁、矾石、礜石、甘草。

晋州：白垩、紫参。

代州：柏子仁。

蔚州：松子。

慈州：白石脂。

河北道

怀州：牛膝。

相州:知母、磁石。

箕州:人参。

沧州:蘿菌。

幽州:人参、知母、蛇胆。

檀州:人参。

营州:野猪黄。

平州:野猪黄。

山南西道

梁州:小蘖、芒硝、理石、皂荚、苏子、狟脂、防己、野猪黄。

洋州:野猪黄、狟脂。

凤州:鹿茸。

始州:重台、巴戟天。

通州:药子。

渠州:卖子木。

商州:香零皮、厚朴、熊胆、龙胆、枫香脂、菖蒲、枫香木、秦椒、辛夷、恒山、獭肝、熊、杜仲、莽草、枳实、芍药。

金州:獭肝、枳茹、莽草、蜀漆、獭肉、枳实、枳刺、恒山。

山南东道

邓州:夜干、甘菊花、蜥蜴、蜈蚣、栀子花、牡荆子。

均州:葳蕤。

荆州:橘皮。

襄州:石龙芮、蓝实、蜀水花、茗草、雷丸、鲮鲤甲、乌梅、牵牛子、干白鸬鹚头、橙叶、栀子花、蜥蜴、蜈蚣、孔公孽、败酱、贝母。

夔州:橘皮。

硖州：杜仲。

房州：野猪黄、貆脂。

唐州：鹿茸。

淮南道

扬州：白芷、鹿脂、蛇床子、鹿角。

寿州、光州、蕲州、黄州、舒州：并出生石斛。

申州：白及。

江南东道

润州：踯躅、贝母、卷柏、鬼臼、半夏。

越州：栀子、刘寄奴。

婺州、睦州、歙州、建州：并出黄连。

泉州：干姜。

江南西道

宣州：半夏、黄连。

饶州：黄连。

吉州：陟厘。

江州：生石斛。

岳州：杉木、蝉蜕、楠木、鳖甲。

潭州：生石斛。

朗州：牛黄。

永州：石燕。

郴州：钓樟根。

辰州：丹砂。

陇右道

秦州:防葵、芎䓖、狼毒、鹿角、兽狼牙、鹿茸、蘼芜。

成州:防葵、狼牙。

兰州:苁蓉、鹿角胶。

武州:石胆、雄黄、雌黄。

廓州:大黄。

宕州:藁本、独活、当归。

河西道

凉州:大黄、白附子、鹿茸。

甘州:椒根。

肃州:肉苁蓉、百脉根。

伊州:伏翼、葵子。

瓜州:甘草。

西州:蒲桃。

沙州:石膏。

剑南道

益州:苧根、枇杷叶、黄环、郁金、姜黄、木兰、沙糖、蜀漆、百两金、薏苡、恒山、干姜、百部根、慎火草。

眉州:巴豆。

绵州:天雄、乌头、附子、乌喙、侧子、甘皮、巴戟天。

资州:折伤木。

嘉州:巴豆、紫葛。

邛州:卖子木。

泸州:蒟酱。

茂州：升麻、羌活、金牙、芒硝、马齿矾、朴硝、大黄、雄黄、矾石、马牙硝。

嶲州：高良姜。

松州、当州：并出当归。

扶州：芎䓖。

龙州：侧子、巴戟天、天雄、乌头、乌喙、附子。

柘州：黄连。

岭南道

广州：石斛、白藤花、丁根、决明子、甘椒根。

韶州：石斛、牡桂、钟乳。

贺州、梧州、象州：并出蚺蛇胆。

春州、封州、泷州：并出石斛。

恩州：蚺蛇胆。

桂州：滑石、蚺蛇胆。

柳州：桂心、钓樟根。

融州：桂心。

潘州：蚺蛇胆。

交州：槟榔、三百两银、龙眼、木蓝子。

峰州：豆蔻。

马牙石，一名长石，一名太乳，一名牛脑石，出在齐州历城县。

论曰：既知无物非药及所出土地，复采得时，须在贮积，以供时急，不得虚弃光阴，临事匆遽，失其机要，使风烛不救，实可悲哉！博学者深可思之，用为备耳。

用药处方第四

论曰：凡人在身感病无穷，而方药医疗有限。由此观之，设药方之篇，是以述其大意，岂能得之万一，聊举所全，以发后学。此篇凡有六十五章，总摄众病，善用心者所以触类长之，其救苦亦以博矣，临事处方，可得依之取诀也。

治风第一

当归、秦艽、干姜、藁本、麻黄、葛根、前胡、知母、石韦、狗脊、草薢、杜蘅、白薇、白芷、菜耳、女葳、桔梗、大戟、乌头、乌喙、附子、侧子、天雄、踯躅、茵芋、贯众、白及、蒴藋、菌茹、鬼箭、磁石、石膏、天门冬、葳蕤、白术、菖蒲、泽泻、薯蓣、菊花、细辛、独活、升麻、菴蔺、薏苡、巴戟天、松叶、松节、石南、蜀椒、莽草、防风、王不留行、芎䓖、黄芪、杜若、辛夷、牡荆子、五加皮、木兰、枸杞、竹叶、厚朴、松实、秦皮、牡丹皮、防己、秦椒、女菀、泽兰、竹沥、山茱萸、吴茱萸、蒺藜子、曾青、礜石、代赭。

湿痹腰脊第二

白胶、阿胶、鹿茸、鹿角、鹿脂、鸡头、蔓荆、竹沥、肉苁蓉、防风、芎䓖、景天、丹参、络石、千岁虆汁、王不留行、山樱木汁、蛇床、漏芦、茜根、飞廉、礜石、桔梗、芫花、旋复花、附子、侧子、天雄、踯躅、茵芋、当归、秦艽、芍药、干姜、葛根、石龙芮、狗脊、草薢、菝葜、败酱、菜耳、白鲜、蠡实、青襄、大豆卷、石南、蜀椒、蔓荆、皂荚、天门冬、白术、葳蕤、干地黄、菖蒲、泽泻、菊花、署药、石斛、牛膝、细辛、柴胡、莪蒿、薏苡、车前子、柏子仁、蒺藜、蒴藋、桂心、杜仲、干漆、五加皮、酸枣、枸杞、松子、桑上寄生、续断、天名精。

挛急疼曳第三

秦艽、藁本、狗脊、萆薢、通草、石南、防风、芎䓖、续断、天门冬、女葳、干地黄、石斛、牛膝、薏苡、菟丝、杜仲、干漆、荆子、枸杞、大豆卷、天雄、附子、野葛、蒴藋。

身瘙痒第四

青琅玕、石灰、丹砂、雄黄、水银、硫黄、牙子、白及、铁落、枳实、蒺藜子、莽草、柳花、蜀羊泉、水萍、防风、蔄茹、羊蹄、茵草、败酱、藜芦、青葙、青蒿、羖羊角、蝉蜕、秦艽、天鼠矢。

惊痫第五

铅丹、紫石英、白石脂、秦皮、银屑、玄石、铁精、钓藤、款冬花、牡丹皮、白鲜皮、紫菀、女菀、柏子仁、茯苓、茯神、桔梗、莞花、茛菪子、蛇衔、远志、人参、细辛、防葵、龙胆、杏仁、龙骨、龙齿、牛黄、头发、白芝、龙角、羊齿、羊骨、乱发、牛齿、白马茎、白马齿、赤马齿、白马悬蹄、鹿茸、牡狗齿、豚卵、狐五脏、石蜜、海蛤、蚱蝉、露蜂房、白僵蚕、蛇脱、雀瓮、蛇黄、鼠妇、蛜蝌、六畜毛蹄甲。

鬼魅第六

代赭、粉锡、金牙、卫矛、赤箭、铜镜鼻、升麻、牛黄、青木香、蓝实、蘼芜、徐长卿、云实、黄环、狸骨、獭肝、桃花、桃枭、蜈蚣、蛇胆、亭长、芫青、斑蝥、石长生、狼毒、鬼臼、商陆、踯躅、白及、野葛、琥珀、六畜毛蹄甲。

蛊毒第七

方解石、代赭、金牙、卫矛、赤箭、徐长卿、升麻、瓜蒂、雷丸、紫菀、黄环、青木香、巴豆、麝香、景天、襄荷、犀角、羚羊角、豚卵、獭肝、狐茎、鹳骨、蜂房、胡燕屎、鲛鱼皮、白项蚯蚓、蛇蜕、蜈蚣、斑蝥、芫青、芫花、藜芦、野葛、樗子、猪苓、败鼓皮、桑上亭长、六畜毛蹄甲。

痰实第八

淡竹叶、枳实、吴茱萸、厚朴、胡椒、槟榔仁、莱菔、茯苓、恒山、松萝、旋复花、大黄、芫花、荛花、半夏、乌头、黄芩、前胡、巴豆、柴胡、白术、细辛、朴硝、芒硝。

固冷积聚腹痛肠坚第九

礜石、雄黄、殷蘖、厚朴、特生礜石、曾青、戎盐、硫黄、阳起石、石膏、理石、高良姜、朴硝、芫花、桔梗、吴茱萸、葶苈、旋复花、麦门冬、太一余粮、泽泻、茯苓、人参、柴胡、蒺藜、蘼菌、防葵、牡丹、荛花、海藻、肉苁蓉、丹参、巴戟天、莽草、芍药、乌头、麻黄、贝母、干姜、玄参、苦参、蔄茹、狼毒、大黄、附子。

腹痛胀满呕吐第十

厚朴、竹茹、枳实、吴茱萸、槟榔、葛根、桑白皮、松萝、橘皮、大黄、桔梗、甘遂、干姜、大戟、藜芦、半夏、恒山、朴硝、生姜、藁本、阿胶、禹余粮、人参、戎盐。

胸胁满第十一

方解石、兰草、杜若、莎草、竹叶、厚朴、枳实、干姜、前胡、玄参、紫菀、枸杞、桔梗、莞花、茯苓、芫花、旋复花、射干、乌头、半夏、恒山、人参、菊花、细辛、柴胡。

补五脏第十二

白石脂、五石脂、琥珀、紫菀、石韦、大黄、桔梗、石蜜、龙骨、牛髓、鹿肉、鹅肉、干漆、柏子仁、女贞、银屑、沙参、酸枣、五味子、枳实、山茱萸、麦门冬、干地黄、菖蒲、泽泻、署药、人参、石斛、细辛、蕲蒉、龙胆、巴戟天、牡丹、韭、贝母、芫青、葱白、覆盆、当归、钟乳、玄参、苦参。

益气第十三

玉泉、钟乳、五石脂、白石英、柏子仁、柏叶、兰草、续断、茵陈、黄芪、飞廉、营实、五味子、旋花、泽泻、署药、巴戟天、大枣、牡蒙、青蘘、乌麻、枳实、赤箭、芜菁子、苦菜、蒲桃、覆盆子、芍药、紫草、淫羊藿、羊肉、桑螵蛸、牛髓、蜡、牛肉、鹿茸、鹿角、麋角、猪肚、云母粉、兔屎、兔肉、戎盐、石蜜。

长阴阳益精气第十四

羊肾、牛肾、肉苁蓉、蓬蘽、磁石、理石、地肤子、决明子、杜若、白棘、蛇床子、茜根、黑石脂、五味子、天雄、附子、栝楼、玄参、石韦、石龙芮、白薇、草薢、紫参、麦门冬、远志、小草、署药、石斛、牛膝、卷柏、细辛、柴胡、车前子、芜蔚子、菟丝子、巴戟天、茯苓、枸杞、杜仲、丹砂、扁青、云母、滑石、钟乳。

补骨髓第十五

五石脂、干漆、金屑、干地黄、防葵、菟丝子、乌麻、天门冬、青囊、贝母、淫羊藿、附子、天雄、羊肾、羚羊角、磁石。

长肌肉第十六

藁本、天门冬、当归、白马茎、桑上寄生、冬葵子、白芷、蠡实、垣衣、麦门冬、麻仁、干地黄、泽泻、署药、菟丝子、石斛、甘草、女贞子、五加皮、枳实、胡麻、玉泉、磁石、赤石脂、厚朴、蒲桃、赤箭、五味子、酸枣仁。

坚筋骨第十七

玉泉、云母、杜仲、干漆、枸杞、硫黄、蔓荆、络石、磁石、戎盐、续断、乌麻、金屑、五加皮、酸枣仁。

阴下湿痒第十八

木兰、槐皮、五加皮、杜仲、蛇床子、漏芦、飞廉、阳起石。

消渴第十九

曾青、滑石、紫石英、白石英、凝水石、丹砂、石膏、理石、竹笋、桑白皮、枸杞根、松脂、茯苓、马乳、兔骨、紫参、赤小豆、大麦、小麦、泽泻、莱菔、人参、麦门冬、莼菜、腐婢、粟米、青梁、甘草、牡蛎、猪肚、鸡屎白、云实、黄连、礜石、栝楼、葛根、玄参、苦参、茅根、竹根、长石、知母、菰根、生葛汁、王瓜、冬瓜、水萍、羊酪。

消食第二十

白术、桔梗、大黄、黄芩、大豆屑熬、穬麦蘖、皂荚、莱菔根、麦门冬、吴茱萸、槟榔、橘皮、小蒜、厚朴、苦参。

淋闭第二十一

玉泉、石胆、芒硝、茯苓、琥珀、石燕、瞿麦、胡燕屎、茅根、鲤鱼齿、鬓发、乱发、头垢。

利小便第二十二

硝石、滑石、紫参、栝楼、百合、白石脂、海藻、榆皮、地肤子、山茱萸、蒲黄、棘仁、天门冬、车前子、麻子仁、赤小豆、郁李仁、冬瓜、冬葵子、牵牛子、茅根、葎草、犍牛尿、橘皮、楝实、长石、天名精、苦参、茵陈、秦艽。

止小便利第二十三

赤石脂、铅丹、粉锡、昌蒲、王瓜、栝楼、菝葜、牡蛎、菰根、芦根、鸡肠草、龙骨、鹿茸、鹿角、鸡肶胵、山茱萸。

明目第二十四

玉泉、丹砂、空青、紫贝、萤火、贝齿、马珂、石胆、钟乳、礜石、五石脂、卤咸、戎盐、理石、特生礜石、蔓荆子、桑椹子、槐子、蕤仁、地

肤子、铁精、长石、黄连、景天花、香蒲、决明子、飞廉、杜若、枳实、秦
芁、合欢、秦椒、棘仁、人参、细辛、蓍实、菴蕳、菟丝子、茺蔚子、蒺藜、
乌麻、荠子、芜菁子、蓼子、葱子、前胡、玄参、瞿麦、石决明、石龙芮、
羚羊角、羖羊角、青牛胆、兔肝、狗脊。

止泪第二十五

空青、曾青、蔓荆、蕤仁、绿盐、苦参、白芷、杜若、菊花、栾花、蒺
藜、皂荚、芎䓖、决明子、白术。

目赤痛第二十六

空青、车前子、曾青、石胆、矾石、戎盐、蒺藜、蕤仁、荠子、栾花、
鲤鱼胆、蘗木、石盐、葳蕤、决明子。

益肝胆第二十七

空青、曾青、礜石、酸枣仁、细辛、龙胆、苦参、荠菜、黄连。

补养心气第二十八

紫石英、远志、羚羊角、人参。

补养肾气第二十九

六畜肾、络石、泽泻、石南、草薢、车前子、狗脊、栗子、沙参、白
棘、玄参、黑石脂、磁石、瞿麦、粟米、石斛、鹿茸。

补脾第三十

大枣、樱桃、甘蔗、石蜜。

咳逆上气第三十一

石胆、蘼芜、蜀椒、款冬、桑根白皮、狼毒、竹叶、女菀、白前、吴茱萸、百部根、当归、麻黄、贝母、紫菀、白鲜皮、莞花、藜芦、乌头、附子、鬼臼、射干、半夏、蜀漆、菖蒲、远志、甘草、细辛、防葵、杏仁、桃仁、瓜丁、貒脂肉、牡蛎、桂心、白石脂、羊肺、紫石英、钟乳、硫黄、蒺藜、芫花、五味子、茯苓。

下气第三十二

铅丹、梅实、蛇床、石韦、水苏、竹叶、苏子、薄荷、蒺藜、秦荻梨、甘草、石斛、细辛、牡荆、枇杷叶、甘蔗、署药、马肉、白石英、鹿茸、杏仁、石膏、橘皮、钟乳、云母、礜石、胡椒。

霍乱转筋第三十三

木瓜、鸡屎白、干姜、附子、瞿麦、女葳、香薷、藊豆、薄荷、橘皮、人参、桂心、白术、厚朴。

肠痔第三十四

石胆、硝石、丹砂、五石脂、水银、雄黄、殷孽、石硫黄、孔公孽、磁石、蘖木、槐子、桐皮、飞廉、败酱、露蜂房、鳗鲡鱼、蛇脱皮、蠡鱼、猬皮、鳖甲、猪后足悬蹄。

鼠漏并痔第三十五

黄芪、续断、连翘、夏枯草、王不留行、鼠尾草、萹蓄、通草、狼毒、败酱、桐叶、及己、蛇衔草、侧子、地榆、王瓜、昆布、牡蛎、蠡鱼、露蜂房、文蛤、龟甲、猬皮、鳖甲、蚺蛇胆、蛇脱皮、斑蝥、虎骨、地胆、猪悬蹄、五石脂、鲮鲤甲。

三虫第三十六

粉锡、梓白皮、山茱萸、槟榔、卫矛、芫荑、天门冬、天名精、桑白皮、干漆、蔓荆、苦参、蘼芜、雷丸、特生礜石、楝实、芡实、麝香、通草、白颈蚯蚓、桃仁、桃花、连翘、贯众、鹤虱、萹蓄、青桐、藋芦、牙子、榧实、槲皮、薏苡根。

下部䘌第三十七

石硫黄、雄黄、雌黄、苦参、艾叶、大蒜、盐、马鞭草、蚺蛇胆。

崩中下血第三十八

白瓷屑、伏龙肝、败船茹、青石脂、卫矛、桃毛、紫葳、蘖木、当归、桑上寄生、白薇、茅根、牡狗齿、玉泉、鲤鱼骨、白僵蚕、龙骨、白胶、阿胶、牛角䚡、阳起石、地榆、生地黄、茜根、白芷、艾叶、景天花、乌贼鱼骨、小麦、大小蓟根。

女人血闭第三十九

铜镜鼻、铜弩牙、桃仁、茅根、乌贼鱼骨、白芷、栝楼、大黄、桑螵蛸、牛角䚡、蛴螬、虻虫、䗪虫、水蛭、芎䓖、菴䕡子、阳起石、紫葳、黄芩、巴豆、牛膝、瞿麦、当归。

女人寒热疝瘕漏下第四十

白垩、干漆、苁蓉、黄芪、蛇床子、禹余粮、阳起石、秦椒。

产难胞衣不出第四十一

代赭、石燕、冬葵子、弓弩弦、滑石、蚱蝉、泽泻、续断、羖羊角、王不留行。

女人阴冷肿痛第四十二

松萝、白鲜皮、卷柏。

阴蚀疮第四十三

土阴孽、萹蓄、五加皮、黑石脂、矾石、蘖木、桐叶、礜石、石胆、虾蟆、龟甲、狐茎。

伤寒温疫第四十四

犀角屑、羚羊角、徐长卿、麻黄、前胡、生葛汁、葛根、大青、栝楼、柴胡、青木香、吴蓝、贝母、玄参、白薇、知母、桂心、芍药。

健忘第四十五

远志、菖蒲、人参、茯神、薏实、蔄茹、白马心、龙胆、龟甲、通草。

通九窍第四十六

大枣、芥子、远志、菖蒲、细辛、蔓荆。

下部疮第四十七

梂实、龙骨、鼠尾草、营实、黄连、黄芩、干姜、附子、仓米、蜀椒、五石脂、无食子、槲若、地榆、龙胆、黄柏。

虚损泄精第四十八

白棘、韭子、鹿茸、山茱萸、泽泻、菟丝子、牡蛎、白龙骨。

唾黏如胶并唾血第四十九

紫菀、紫参、旋复花、麻黄、茯苓、桂心、槐子、芎䓖、干姜、射干、小麦。

吐血第五十

戎盐、柏叶、水苏、败船茹、生地黄汁、竹茹、蛴螬、艾叶、白胶、大小蓟根、羚羊角、马屎。

下血第五十一

白瓷屑、伏龙肝、柏叶、青羊脂、艾叶、五石脂、赤箭、天名精、蒲黄、生地黄、黄芩、茜根、败船茹、水苏、白胶、马屎、槲脉。

衄血第五十二

乱发灰、水苏、紫参、柏叶、王不留行、生地黄汁。

尿血第五十三

龙骨、戎盐、鹿茸、葱涕汁。

耳聋第五十四

磁石、菖蒲、山茱萸、乌鸡脂、鹅脂、通草、王瓜。

止汗第五十五

牡蛎、龙骨、柏实、卫矛。

出汗第五十六

山茱萸、细辛、石膏、蜀椒、干姜、葱白须、桂心、葛根、麻黄。

坚齿第五十七

桑上寄生、香蒲、蔓荆、秦椒、蜀椒、鼠李根、戎盐。

痈肿第五十八

营实、飞廉、蒺藜子、白棘、王不留行、木兰皮、络石、紫石英、五石脂、磁石、芍药、防己、泽兰、大蒜、连翘、黄芪、白蔹、苦参、败酱、通草、王瓜。

恶疮第五十九

白及、藋芦、蛇衔、青葙、牙子、狼毒、营实、黄芩、当归、苦参、萆薢、雌黄、松脂、漏芦、及己、通草、地榆、蜀羊泉。

热极喘口舌焦干第六十

石膏、石蜜、麦门冬、栝楼、络石、杏仁、茯苓、松脂、紫菀、款冬、梅子、大黄、甘草。

利血脉第六十一

玉泉、丹砂、空青、长石、芒硝、干地黄、人参、甘草、通草、芍药、桂心、蜀椒、麻子。

失魂魄第六十二

玉泉、丹砂、紫石英、茯神、琥珀、龙骨、人参、牛黄。

悦人面第六十三

白瓜子、雄黄、丹砂、落葵子、鹿髓、菌桂、旋复花、麝香、栝楼。

口疮第六十四

黑石脂、干地黄、黄连、龙胆、大青、升麻、蘖木、小蘗、苦竹叶、酪、酥、豉、石蜜。

脚弱疼冷第六十五

石斛、石钟乳、殷孽、孔公孽、石硫黄、附子、豉、丹参、五加皮、竹沥、大豆、天雄、侧子、木防己、独活、松节、牛膝。

卷第二　本草上

论曰:金石草木,自有本经,而条例繁富,非浅学近识所能悟之。忽逢事逼,岂假披讨? 所以录之于卷,附之于方,使忠臣孝子匆遽之际,造次可见,故录之以冠篇首焉。

玉石部上品 二十二味

玉泉　味甘,平,无毒。主五脏百病,柔筋强骨,安魂魄,长肌肉,益气,利血脉,疗妇人带下十二病,除气癃,明耳目,久服耐寒暑,不饥渴,不老神仙,轻身长年。人临死服五斤,死三年色不变。一名玉札。生蓝田山谷。采无时。

玉屑　味甘,平,无毒。主除胃中热,喘息烦满,止渴。屑如麻豆服之。久服轻身长年。生蓝田。采无时。

丹砂　味甘,微寒,无毒。主身体五脏百病,养精神,安魂魄,益气,明目,通血脉,止烦满消渴,益精神,悦泽人面,杀精魅邪恶鬼,除中恶腹痛,毒气,疥瘘,诸疮,久服通神明,不老,轻身神仙。能化为汞。作末名真朱。光色如云母可析者良。生符陵山谷。采无时。

空青　味甘酸,寒,大寒,无毒。主青盲耳聋,明目,利九窍,通血脉,养精神,益肝气,疗目赤痛,去肤翳,止泪出,利水道,下乳汁,通关节,破坚积,久服轻身,延年不老,令人不忘,志高神仙。能化铜铁铅锡作金。生益州山谷及越嶲山有铜处,铜精熏则生空青。

其腹中空。三月中旬采,亦无时。

绿青 味酸,寒,无毒。主益气,疗鼽鼻,止泄痢。生山之阴穴中。色青白。

曾青 味酸,小寒,无毒。主目痛,止泪出,风痹,利关节,通九窍,破癥坚积聚,养肝胆,除寒热,杀白虫,疗头风,脑中寒,止烦渴,补不足,盛阴气,久服轻身不老。能化金铜。生蜀中山谷及越巂。采无时。

白青 味甘酸咸,平,无毒。主明目,利九窍,耳聋,心下邪气,令人吐,杀诸毒三虫,久服通神明,轻身,延年不老。可消为铜剑,辟五兵。生豫章山谷。采无时。

扁青 味甘,平,无毒。主目痛,明目,折跌痈肿,金疮不瘳,破积聚,解毒气,利精神,去寒热,风痹及丈夫茎中百病,益精,久服轻身不老。生朱崖山谷武都朱提。采无时。

石胆 味酸辛,寒,有毒。主明目,目痛,金疮,诸痫痉,女子阴蚀痛,石淋寒热,崩中下血,诸邪毒气,令人有子,散癥积,咳逆上气及鼠瘘恶疮,炼饵服之不老,久服增寿神仙。能化铁为铜成金银。一名毕石,一名黑石,一名棋石,一名铜勒。生羌道山谷、羌里勾青山。二月庚子、辛丑日采。

云母 味甘,平,无毒。主身皮死肌,中风寒热,如在车船上,除邪气,安五脏,益子精,明目,下气坚肌,续绝补中,疗五劳七伤,虚损少气,止痢,久服轻身延年,悦泽不老,耐寒暑,志高神仙。一名云珠,色多赤;一名云华,五色具;一名云英,色多青,一名云液,色多白;一名云砂,色青黄;一名磷石,色正白。生太山山谷、齐卢山及琅邪北定山石间。二月采。

石钟乳　味甘,温,无毒。主咳逆上气,明目益精,安五脏,通百节,利九窍,下乳汁,益气,补虚损,疗脚弱疼冷,下焦肠竭,强阴,久服延年益寿,好颜色,不老,令人有子。不炼服之令人淋。一名公乳,一名芦石,一名夏石。生少室山谷及太山。采无时。

朴硝　味苦辛,寒,大寒,无毒。主百病,除寒热邪气,逐六腑积聚,结固留癖,胃中食饮热结,破留血闭绝,停痰痞满,推陈致新。能化七十二种石,炼饵服之轻身神仙,炼之白如银,能寒能热,能滑能涩,能辛能苦,能咸能酸,入地千岁不变。色青白者佳,黄者伤人,赤者杀人。一名硝石朴。生益州山谷,有咸水之阳。采无时。

硝石　味苦辛,寒,大寒,无毒。主五脏积热,胃胀闭,涤去蓄结饮食,推陈致新,除邪气,疗五脏十二经脉中百二十疾,暴伤寒,腹中大热,止烦满,消渴,利小便及瘘,蚀疮,炼之如膏,久服轻身。天地至神之物,能化成十二种石。一名芒硝。生益州山谷及武都、陇西、西羌。采无时。

芒硝　味辛苦,大寒。主五脏积聚,久热胃闭,除邪气,破留血,腹中痰实结搏,通经脉,利大小便及月水,破五淋,推陈致新。生于朴硝。

矾石　味酸,寒,无毒。主寒热,泄痢白沃,阴蚀,恶疮,目痛,坚骨齿,除固热在骨髓,去鼻中息肉,炼饵服之轻身,不老增年。歧伯云:久服伤人骨。能使铁为铜。一名羽碍,一名羽泽。生河西山谷及陇西、武都石门。采无时。

滑石　味甘,寒,大寒,无毒。主身热泄澼,女子乳难,癃闭,利小便,荡胃中积聚,寒热,益精气,通九窍六腑津液,去留结,止渴,令人利中,久服轻身,耐饥长年。一名液石,一名共石,一名脱石,一名番石。生赭阳山谷及太山之阴,或掖北白山,或卷山。采无时。

紫石英 味甘辛,温,无毒。主心腹咳逆邪气,补不足,女子风寒在子宫,绝孕十年无子,疗上气,心腹痛,寒热邪气结气,补心气不足,定惊悸,安魂魄,填下焦,止消渴,除胃中久寒,散痈肿,令人悦泽,久服温中,轻身延年。生太山山谷。采无时。

白石英 味甘辛,微温,无毒。主消渴,阴痿不足,咳逆,胸膈间久寒,益气,除风湿痹,疗肺痿,下气,利小便,补五脏,通日月光,久服轻身长年,耐寒热。生华阴山谷及太山。大如指,长二三寸,六面如削,白澈有光,其黄端白棱名黄石英,赤端名赤石英,青端名青石英,黑端名黑石英。二月采,亦无时。

青石、赤石、黄石、白石、黑石脂等 味甘,平。主黄疸泄痢,肠澼脓血,阴蚀,下血赤白,邪气痈肿,疽痔恶疮,头疡疥瘙,久服补髓益气,肥健不饥,轻身延年。五石脂各随五色补五脏。生南山之阳山谷中。

青石脂 味酸,平,无毒。主养肝胆气,明目,疗黄疸,泄痢肠澼,女子带下百病及疽痔,恶疮,久服补髓益气,不饥延年。生齐区山及海崖。采无时。

赤石脂 味甘酸辛,大温,无毒。主养心气,明目益精,疗腹痛泄澼,下痢赤白,小便利及痈疽疮痔,女子崩中漏下,产难,胞衣不出,久服补髓,好颜色,益智不饥,轻身延年。生济南射阳及太山之阴。采无时。

黄石脂　味苦,平,无毒。主养脾气,安五脏,调中,大人小儿泄痢肠澼,下脓血,去白虫,除黄,疽痔疽虫,久服轻身延年。生嵩高山。色如莺雏。采无时。

白石脂　味甘酸,平,无毒。主养肺气,厚肠,补骨髓,疗五脏惊悸不足,心下烦,止腹痛,下水,小肠澼热,溏便脓血,女子崩中,漏下赤白沃,排痈疽疮痔,久服安心不饥,轻身长年。生太山之阴。采无时。

黑石脂　味咸,平,无毒。主养肾气,强阴,主阴蚀疮,止肠澼泄痢,疗口疮,咽痛,久服益气,不饥延年。一名石涅,一名石墨。出颍川阳城。采无时。

太一余粮　味甘,平,无毒。主咳逆上气,癥瘕血闭,漏下,除邪气,肢节不利,大饱绝力,身重,久服耐寒暑,不饥,轻身,飞行千里,神仙。一名石脑。生太山山谷。九月采。

石中黄子　味甘,平,无毒。久服轻身,延年不老。此禹余粮壳中未成余粮黄浊水也,出余粮处有之。陶云芝品中有石中黄子,非也。

禹余粮　味甘寒,平,无毒。主咳逆,寒热烦满,下赤白,血闭癥瘕,大热,疗小腹痛结烦疼,炼饵服之不饥,轻身延年。一名白余粮。生东海池泽及山岛中,或池泽中。

玉石部中品二十九味

金屑　味辛,平,有毒。主镇精神,坚骨髓,通利五脏,除邪毒气,服之神仙。生益州,采无时。

银屑　味辛,平,有毒。主安五脏,定心神,止惊悸,除邪气,久服轻身长年。生永昌。采无时。

水银 味辛,寒,有毒。主疥瘘,痂疡,白秃,杀皮肤中虱,堕胎,除热,以敷男子阴,阴消无气,杀金银铜锡毒,熔化还复为丹,久服神仙不死。一名汞。生符陵平土。出于丹砂。

雄黄 味苦甘,平,寒,大温,有毒。主寒热,鼠瘘,恶疮,疽痔,死肌,疗疮虫蟨疮,目痛,鼻中息肉及绝筋破骨,百节中大风,积聚癖气,中恶,腹痛,鬼疰,杀精物恶鬼邪气百虫毒,胜五兵,杀诸蛇虺毒,解藜芦毒,悦泽人面,炼食之轻身神仙,饵服之皆飞入人脑中,胜鬼神;延年益寿,保中不饥。得铜可作金。一名黄食石。生武都山谷、敦煌山之阳。采无时。

雌黄 味辛甘,平,大寒,有毒。主恶疮,头秃,痂疥,杀毒虫虱身痒,邪气诸毒,蚀鼻中息肉,下部蟨疮,身面白驳,散皮肤死肌及恍惚邪气,杀蜂蛇毒,炼之久服轻身,增年不老,令人脑满。生武都山谷。与雄黄同山生,其阴山有金,金精熏则生雌黄。采无时。

殷孽 味辛,温,无毒。主烂伤瘀血,泄痢,寒热鼠瘘,癥瘕结气,脚冷疼弱。一名姜石,钟乳根也。生赵国山谷,又梁山及南海。采无时。

孔公孽 味辛,温,无毒。主伤食不化,邪结气恶,疮疽,瘘痔,利九窍,下乳汁,男子阴疮,女子阴蚀及伤食,病常欲眠睡。一名通石,殷孽根也。青黄色。生梁山山谷。

石脑 味甘,温,无毒。主风寒虚损,脚腰疼痹,安五脏,益气。一名石饴饼。生名山土石中。采无时。

石硫黄 味酸,温,大热,有毒。主妇人阴蚀,疽痔恶血,坚筋骨,除头秃,疗心腹积聚,邪气冷癖在胁,咳逆上气,脚冷疼弱无力及鼻衄恶疮,下部蜃疮上血,杀疥虫。能化金银铜铁奇物。生东海牧羊山谷中及太山河西山,矾石液也。

阳起石　味咸,微温,无毒。主崩中漏下,破子藏中血,癥瘕结气,寒热腹痛,无子,阴痿不起,补不足,疗男子茎头寒,阴下湿痒,去臭汗,消水肿,久服不饥,令人有子。一名白石,一名石生,一名羊起石,云母根也。生齐山山谷及琅邪,或云山阳起山。采无时。

凝水石　味辛甘,寒,大寒,无毒。主身热,腹中积聚邪气,皮中如火烧,烦满,水饮之除时气热盛,五脏伏热,胃中热,烦满,止渴,水肿,小腹痹,久服不饥。一名白水石,一名寒水石,一名凌水石。色如云母可析者良。盐之精也。生常山山谷,又中水县及邯郸。

石膏　味辛甘,微寒,大寒,无毒。主中风寒热,心下逆气惊喘,口干舌焦,不能息,腹中坚痛,除邪鬼,产乳金疮,除时气头痛身热,三焦大热,皮肤热,肠胃中隔气,解肌发汗,止消渴,烦逆腹胀,暴气喘息,咽热。亦可作浴汤。一名细石。细理白泽者良,黄者令人淋。生齐山山谷及齐卢山、鲁蒙山。采无时。

磁石　味辛咸,寒,无毒。主周痹风湿,肢节中痛,不可持物,洗洗酸痛,除大热烦满及耳聋,养肾藏,强骨气,益精除烦,通关节,消痈肿鼠瘘,颈核喉痛,小儿惊痫,炼,水饮之,亦令人有子。一名玄石,一名处石。生太山川谷及慈山山阴,有铁处则生其阳。采无时。

玄石　味咸,温,无毒。主大人小儿惊痫,女子绝孕,小腹冷痛,少精身重,服之令人有子。一名玄水石,一名处石。生太山之阳,山阴有铜,铜者雌,玄者雄。

理石 味辛甘,寒,大寒,无毒。主身热,利胃解烦,益精明目,破积聚,去三虫,除荣卫中去来大热结热,解烦毒,止消渴及中风痿痹。一名立制石,一名肌石。如石膏,顺理而细。生汉中山谷及卢山。采无时。

长石 味辛苦,寒,无毒。主身热,胃中结气,四肢寒厥,利小便,通血脉,明目,去翳眇,下三虫,杀蛊毒,止消渴,下气,除胁肋肺间邪气,久服不饥。一名方石,一名土石,一名直石。理如马齿,方而润泽玉色,生长子山谷及太山临淄。采无时。

肤青 味辛咸,平,无毒。主蛊毒,蛇菜肉诸毒,恶疮。不可久服,令人瘦。一名推青,一名推石。生益州川谷。

铁落 味辛甘,平,无毒。主风热,恶疮疡疽疮痂疥气在皮肤中,除胸膈中热气,食不下,止烦,去黑子。一名铁液。可以染皂。生牧羊平泽及祊城,或析城。采无时。

铁 主坚肌耐痛。

生铁 微寒。主疗下部及脱肛。

钢铁 味甘,无毒。主金疮,烦满热中,胸膈气塞,食不化。一名跳铁。

铁精 平,微温。主明目,化铜,疗惊悸,定心气,小儿风痫,阴㿉脱肛。

光明盐 味咸甘,平,无毒。主头面诸风,目赤痛,多眵泪。生盐州五原盐池下。凿取之,大者如升,皆正方光澈。一名石盐。

绿盐 味咸苦辛,平,无毒。主目赤泪出,肤翳眵暗。

蜜陀僧 味咸辛,平,有小毒。主久痢,五痔,金疮,面上瘢皯。

面膏药用之。

桃花石 味甘,温,无毒。主大肠中冷脓血痢,久服令人肌热能食。

珊瑚 味甘,平,无毒。主宿血,去目中翳,鼻衄,末吹鼻中。生南海。

石花 味甘,温,无毒。酒渍服,主腰脚风冷,与殷孽同。一名乳花。

石床 味甘,温,无毒。酒渍服。与殷孽同。一名乳床,一名逆石。

玉石部下品三十一味

青琅玕 味辛,平,无毒。主身痒,火疮痈伤,白秃,疥瘙,死肌浸淫在皮肤中,煮炼服之,起阴气。可化为丹。一名石珠,一名青珠。生蜀郡平泽。采无时。

礜石 味辛甘,大热,生温,熟热,有毒。主寒热鼠瘘,蚀疮死肌,风痹,腹中坚癖邪气,除热明目,下气,除膈中热,止消渴,益肝气,破积聚,痼冷腹痛,去鼻中息肉。久服令人筋挛,火炼百日,服一刀圭,不炼服则杀人及百兽。一名青分石,一名立制石,一名固羊石,一名白礜石,一名太白石,一名泽乳,一名食盐。生汉中山谷及少室。采无时。

特生礜石 味甘,温,有毒。主明目利耳,腹内绝寒,破坚结及鼠瘘,杀百虫恶兽,久服延年。一名苍礜石,一名鼠毒。生西域。采无时。

握雪礜石 味甘,温,无毒。主痼冷积,轻身延年。多食令人热。

方解石 味苦辛,大寒,无毒。主胸中留热结气,黄疸,通血脉,去蛊毒。一名黄石。生方山。采无时。

苍石 味甘,平,有毒。主寒热,下气,瘘蚀,杀禽兽。生西城。采无时。

土阴孽 味咸,无毒。主妇人阴蚀,大热干痂。生高山崖上之阴。色白如脂。采无时。

代赭 味苦甘,寒,无毒。主鬼疰,贼风蛊毒,杀精物恶鬼,腹中毒邪气,女子赤沃漏下,带下百病,产难,胞衣不出,堕胎,养血气,除五脏血脉中热,血痹,血瘀,大人小儿惊气入腹及阴痿不起。一名须丸,一名血师。生齐国山谷。赤红青色,如鸡冠有泽染爪甲不渝者良。采无时。

卤咸 味苦咸,寒,无毒。主大热,消渴,狂烦,除邪及下蛊毒,柔肌肤,去五脏肠胃留热结气,心下坚,食已呕逆喘满,明目,目痛。生河东盐池。

大盐 味甘咸,寒,无毒。主肠胃结热,喘逆,胸中病,令人吐。生邯郸及河东池泽。

戎盐 味咸,寒,无毒。主明目,目痛,益气,坚肌骨,去毒蛊,心腹痛,溺血吐血,齿舌血出。一名胡盐。生胡盐山及西羌、北地、酒泉福禄城东南角。北海青,南海赤。十月采。

白垩 味苦辛,温,无毒。主女子寒热,癥瘕,月闭,积聚,阴肿痛,漏下,无子,泄痢。不可久服,伤五脏,令人羸瘦。一名白善。生邯郸山谷。采无时。

铅丹 味辛,微寒。主吐逆胃反,惊痫癫疾,除热下气,止小便利,除毒热脐挛,金疮溢血,炼化还成丸光。久服通神明。一名铅华。生于铅。生蜀郡平泽。

粉锡 味辛,寒,无毒。主伏尸毒螫,杀三虫,去鳖瘕,疗恶疮,堕胎,止小便利。一名解锡。

锡铜镜鼻 主女子血闭,癥瘕伏肠,绝孕及伏尸邪气。生桂阳山谷。

铜弩牙 主妇人产难血闭,月水不通,阴阳隔塞。

金牙 味咸,无毒。主鬼疰,毒蛊,诸疰。生蜀郡。如金色者良。

石灰 味辛,温。主疽疡疥瘙,热气恶疮,癫疾死肌堕眉,杀痔虫,去黑子息肉,疗髓骨疽。一名恶灰,一名希灰。生中山川谷。

冬灰 味辛,微温。主黑子,去疣息肉,疽蚀疥瘙。一名藜灰。生玄谷川泽。

煅灶灰 主癥瘕坚积,去邪恶气。

伏龙肝 味辛,微温。主妇人崩中吐血,止咳逆,止血,消痈肿毒气。

东壁土 主下部疮,脱肛。

紫铆麒麟竭 味甘咸,平,有小毒。主五脏邪气,带下,止痛,破积血,金疮生肉。与麒麟竭二物大同小异。

硇砂 味咸苦辛,温,有毒。不宜多服。主积聚,破结血烂胎,止痛下气,疗咳嗽宿冷,去恶肉,生好肌。柔金银,可为焊药。出西戎。形如牙消,光净者良。驴马药亦用。

姜石 味咸,寒,无毒。主热,豌豆疮疔毒等肿。生土石间。状如姜,有五种色,白者最良,所在有之,以烂不碴者好,齐州历城东者良。

赤铜屑 以醋和如麦饭,袋盛,先刺腋下脉出血,封之,攻腋臭,神效。又熬使极热,投酒中,服五合,日三,主贼风反折。又烧赤铜五斤,内酒二斗中百遍,服同前,主贼风,甚验。

铜矿石 味酸,寒,有小毒。主疔肿恶疮,驴马脊疮,臭腋,石上水磨取汁,涂之。其疔肿,末之,敷疮上良。

白瓷瓦屑 平,无毒。主妇人带下白崩,止呕吐逆,破血止血,水磨涂疮,灭瘢。定州者良,余皆不如。

乌古瓦 寒,无毒。以水煮及渍汁饮,止消渴。取屋上年深者良。

石燕 以水煮汁饮之,主淋有效。妇人难产,两手各把一枚,立验。出零陵。

梁上尘 主腹痛,噎,中恶,鼻衄,小儿软疮。

草部上品之上 四十味

青芝 味酸,平。主明目,补肝气,安精魂,仁恕,久食轻身不老,延年神仙。一名龙芝。生泰山。

赤芝 味苦,平。主胸腹结,益心气,补中,增智惠,不忘,久食轻身不老,延年神仙。一名丹芝。生霍山。

黄芝 味甘,平。主心腹五邪,益脾气,安神,忠信和乐,久食轻身不老,延年神仙。一名金芝。生嵩山。

白芝 味辛,平。主咳逆上气,益肺气,通利口鼻,强志意,勇悍,安魄,久食轻身不老,延年神仙。一名玉芝。生华山。

黑芝 味咸,平。主癃,利水道,益肾气,通九窍,聪察,久食轻身不老,延年神仙。一名玄芝。生常山。

紫芝　味甘,温。主耳聋,利关节,保神,益精气,坚筋骨,好颜色,久服轻身,不老延年。一名木芝。生高夏山谷。六芝皆无毒。六月、八月采。

赤箭　味辛,温。主杀鬼精物,蛊毒恶气,消痈肿,下支满疝,下血,久服益气力,长阴肥健,轻身增年。一名离母,一名鬼督邮。生陈仓川谷、雍州及太山、少室。三月、四月、八月采根,曝干。

天门冬　味苦甘,平,大寒,无毒。主诸暴风湿偏痹,强骨髓,杀三虫,去伏尸,保定肺气,去寒热,养肌肤,益气力,利小便,冷而能补,久服轻身益气,延年不饥。一名颠勒。生奉高山谷。二月、三月、七月、八月采根,曝干。

麦门冬　味甘,平,微寒,无毒。主心腹结气,伤中伤饱,胃络脉绝,羸瘦短气,身重目黄,心下支满,虚劳客热,口干燥渴,止呕吐,愈痿蹶,强阴益精,消谷调中,保神,定肺气,安五脏,令人肥健,美颜色,有子,久服轻身,不老不饥。秦名羊韭,齐名爱韭,楚名马韭,越名羊耆,一名禹葭,一名禹余粮。叶如韭,冬夏长生。生函谷川谷及堤坂肥土石间久废处。二月、三月、八月、十月采,阴干。

术　味苦甘,温,无毒。主风寒湿痹,死肌痉疸,止汗除热,消食,主大风在身面,风眩头痛,目泪出,消痰水,逐皮间风水结肿,除心下急满及霍乱吐下不止,利腰脐间血,益津液,暖胃,消谷嗜食,作煎饵久服轻身,延年不饥。一名山蓟,一名山姜,一名山连。生郑山山谷汉中南郑。二月、三月、八月、九月采根,曝干。

女葳葳蕤　味甘,平,无毒。主中风暴热,不能动摇,跌筋结肉,诸不足,心腹结气,虚热湿毒,腰痛,茎中寒及目痛,眦烂泪出,久服去面黑皯,好颜色润泽,轻身不老。一名荧,一名地节,一名玉竹,一名马薰。生太山山谷及丘陵。立春后采,阴干。

黄精 味甘,平,无毒。主补中益气,除风湿,安五脏,久服轻身,延年不饥。一名重楼,一名菟竹,一名鸡格,一名救穷,一名鹿竹。生山谷。二月采根,阴干。

干地黄 味甘苦,寒,无毒。主折跌绝筋伤中,逐血痹,填骨髓,长肌肉,作汤除寒热积聚,除痹,主男子五劳七伤,女子伤中,胞漏下血,破恶血,溺血,利大小肠,去胃中宿食,饱力断绝,补五脏内伤不足,通血脉,益气力,利耳目。生者尤良。

生地黄 大寒。主妇人崩中血不止及产后血上薄心闷绝,伤身胎动,下血胎不落,堕坠跐折,瘀血留血,衄鼻吐血,皆捣饮之,久服轻身不老。一名地髓,一名苄,一名芑。生咸阳川泽。黄土地者佳。二月、八月采根,阴干。

菖蒲 味辛,温,无毒。主风寒湿痹,咳逆上气,开心孔,补五脏,通九窍,明耳目,出音声,主耳聋痈疮,温肠胃,止小便利,四肢湿痹,不得屈伸,小儿温疟,身积热不解,可作浴汤,久服轻身,聪耳明目,不忘,不迷惑,延年,益心智,高志不老。一名昌阳。生上洛池泽及蜀郡严道。一寸九节者良,露根不可用。五月、十二月采根,阴干。

远志 味苦,温,无毒。主咳逆伤中,补不足,除邪气,利九窍,益智惠,耳目聪明,不忘,强志倍力,利丈夫,定心气,止惊悸,益精,去心下膈气,皮肤中热,面目黄,久服轻身不老,好颜色,延年。叶名小草。主益精,补阴气,止虚损梦泄。一名棘苑,一名葽绕,一名细草。生太山及冤句川谷。四月采根叶,阴干。

泽泻 味甘咸,寒,无毒。主风寒湿痹,乳难,消水,养五脏,益气力,肥健,补虚损五劳,除五脏痞满,起阴气,止泄精,消渴淋沥,逐膀胱三焦停水,久服耳目聪明,不饥延年,轻身,面生光,能行水上。扁鹊云:多服病人眼。一名水泻,一名及泻,一名芒芋,一名鹄泻。生汝南池泽。五月、六月、八月采根,阴干。

叶 味咸,无毒,主大风,乳汁不出,产难,强阴气,久服轻身,五月采。

实 味甘,无毒,主风痹,消渴,益肾气,强阴,补不足,除邪湿,久服面生光,令人无子,九月采。

薯蓣 味甘,温,平,无毒。主伤中,补虚羸,除寒热邪气,补中,益气力,长肌肉,主头面游风,风头眼眩,下气,止腰痛,补虚劳羸瘦,充五脏,除烦热,强阴,久服耳目聪明,轻身不饥,延年。一名山芋,秦楚名玉延,郑越名土藷。生嵩高山谷。二月、八月采根,曝干。

菊花 味苦甘,平,无毒。主风头头眩肿痛,目欲脱,泪出,皮肤死肌,恶风湿痹,疗腰痛,去来陶陶,除胸中烦热,安肠胃,利五脉,调四肢,久服利血气,轻身,耐老延年。一名节华,一名日精,一名女节,一名女华,一名女茎,一名更生,一名周盈,一名敷延年,一名阴成。生雍州川泽及田野。正月采根,三月采叶,五月采茎,九月采花,十一月采实,皆阴干。

甘草 味甘,平,无毒。主五脏六腑寒热邪气,坚筋骨,长肌肉,倍力,金疮尰,解毒,温中下气,烦满短气,伤藏咳嗽,止渴,通经脉,利血气,解百药毒,为九土之精,安和七十二种石,一千二百种草,久服轻身延年。一名蜜甘,一名美草,一名蜜草,一名蕗草。生河西川谷积沙山及上郡。二月、八月除日采根,曝干,十日成。

人参 味甘,微寒,微温,无毒。主补五脏,安精神,定魂魄,止惊悸,除邪气,明目,开心益智,疗肠胃中冷,心腹鼓痛,胸胁逆满,霍乱吐逆,调中,止消渴,通血脉,破坚积,令人不忘,久服轻身延年。一名人衔,一名鬼盖,一名神草,一名人微,一名土精,一名血参。如人形者有神。生上党山谷及辽东。二月、四月、八月上旬采根,竹刀刮,曝干,无令见风。

石斛 味甘,平,无毒。主伤中,除痹下气,补五脏虚劳羸瘦,强阴益精,补内绝不足,平胃气,长肌肉,逐皮肤邪热痱气,脚膝疼冷痹弱,久服厚肠胃,轻身延年,定志除惊。一名林兰,一名禁生,一名杜兰,一名石蓫。生六安山谷水旁石上。七月、八月采茎,阴干。

牛膝 为君。味苦酸,平,无毒。主寒湿痿痹,四肢拘挛,膝痛不可屈伸,逐血气,伤热火烂,堕胎,疗伤中少气,男子阴消,老人失溺,补中续绝,填骨髓,除脑中痛及腰脊痛,妇人月水不通,血结,益精,利阴气,止发白,久服轻身耐老。一名百倍。生河内川谷及临朐。二月、八月、十月采根,阴干。

卷柏 味辛甘,温,平,微寒,无毒。主五脏邪气,女子阴中寒,热痛,癥瘕,血闭,绝子,止咳逆,治脱肛,散淋结,头中风眩,痿蹶,强阴益精,久服轻身,和颜色,令人好容体。一名万岁,一名豹足,一名求股,一名交时。生常山山谷石间。五月、七月采,阴干。

细辛 味辛,温,无毒。主咳逆,头痛脑动,百节拘挛,风湿痹痛,死肌,温中下气,破痰,利水道,开胸中,除喉痹齆鼻,风痫癫疾,下乳结汁不出,血不行,安五脏,益肝胆,通精气,久服明目,利九窍,轻身长年。一名小辛。生华阴山谷。二月、八月采根,阴干。

独活　味苦甘,平,微温,无毒。主风寒所击,金疮止痛,贲豚痫痓,女子疝瘕,疗诸贼风,百节痛风无久新者,久服轻身耐老。一名羌活,一名羌青,一名护羌使者,一名胡王使者,一名独摇草,此草得风不摇,无风自动。生雍州川谷或陇西、南安。二月、八月采根,曝干。

升麻　味甘苦,平,微寒,无毒。主解百毒,杀百精老物殃鬼,辟温疫瘴气,邪气蛊毒,入口皆吐出,中恶腹痛,时气毒疠,头痛寒热,风肿诸毒,喉痛口疮,久服不夭,轻身长年。一名周麻。生益州山谷。二月、八月采根,日干。

柴胡　为君。味苦,平,微寒,无毒。主心腹,去肠胃中结气,饮食积聚,寒热邪气,推陈致新,除伤寒心下烦热,诸痰热结实,胸中邪逆,五脏间游气,大肠停积水胀及湿痹拘挛,亦可作浴汤,久服轻身,明目益精。一名地薰,一名山菜,一名茹草。叶名芸蒿,辛香可食。生弘农川谷及冤句。二月、八月采根,曝干。

防葵　味辛甘苦,寒,无毒。主疝瘕肠泄,膀胱热结,溺不下,咳逆,温疟,癫痫惊邪狂走,疗五脏虚气,小腹支满,胪胀,口干,除肾邪,强志,久服坚骨髓,益气轻身。中火者不可服,令人恍惚见鬼。一名梨盖,一名房慈,一名爵离,一名农果,一名利茹,一名方盖。生临淄川谷及嵩高、太山、少室。三月三日采根,曝干。

蓍实　味苦酸,平,无毒。主益气,充肌肤,明目,聪慧先知,久服不饥,不老轻身。生少室山谷。八月、九月采实,日干。

菴䕡子　味苦,微寒,微温,无毒。主五脏瘀血,腹中水气,胪胀留热,风寒湿痹,身体诸痛,疗心下坚,膈中,寒热周痹,妇人月水不通,消食明目,久服轻身,延年不老。驱骡食之神仙。生雍州川谷,亦生上党及道边。十月采实,阴干。

薏苡仁　味甘,微寒,无毒。主筋急拘挛,不可屈伸,风湿痹,下气,除筋骨邪气不仁,利肠胃,消水肿,令人能食,久服轻身益气。其根下三虫。一名解蠡,一名屋菼,一名起实,一名赣。生真定平泽及田野。八月采实,采根无时。

车前子　味甘咸,寒,无毒。主气癃,止痛,利水道小便,除湿痹,男子伤中,女子淋沥,不欲食,养肺,强阴益精,令人有子,明目,疗赤痛,久服轻身耐老。

叶及根　味甘寒,主金疮,止血衄鼻,瘀血血瘕,下血,小便赤,止烦下气,除小虫。一名当道,一名芣苢,一名虾蟆衣,一名牛遗,一名胜舄。生真定平泽丘陵阪道中。五月五日采,阴干。

菥蓂子　味辛,微温,无毒,主明目,目痛泪出,除痹,补五脏,益精光,疗心腹腰痛,久服轻身不老。一名蔑菥,一名大蕺,一名马辛,一名大荠。生咸阳川泽及道旁。四月、五月采,曝干。

茺蔚子　味辛甘,微温,微寒,无毒。主明目益精,除水气,疗血逆大热,头痛心烦,久服轻身。茎主瘾疹_{上音隐,下音诊}痒,可作浴汤。一名益母,一名益明,一名大札,一名贞蔚。生海滨池泽。五月采。

木香　味辛,温,无毒。主邪气,辟毒疫温鬼,强志,主淋露,疗气劣,肌中偏寒,主气不足,消毒,杀鬼精物,温疟蛊毒,行药之精,久服不梦寤魇寐，轻身，致神仙。一名蜜香。生永昌山谷。

龙胆　味苦，寒，大寒，无毒。主骨间寒热，惊痫邪气，续绝伤，定五脏，杀蛊毒，除胃中伏热，时气温热，热泄下痢，去肠中小虫，益肝胆气，止惊惕，久服益智不忘，轻身耐老。一名陵游。生齐朐山谷及冤句。二月、八月、十一月、十二月采根，阴干。

菟丝子　味辛甘，平，无毒。主续绝伤，补不足，益气力，肥健，汁去面䵟，养肌强阴，坚筋骨，主茎中寒，精自出，溺有余沥，口苦燥渴，寒血为积。久服明目，轻身延年。一名菟芦，一名菟缕，一名蓎蒙，一名玉女，一名赤网，一名菟纍。生朝鲜川泽田野。蔓延草木之上，色黄而细为赤网，色浅而大为菟纍。九月采实，曝干。

巴戟天　味辛甘，微温，无毒。主大风邪气，阴痿不起，强筋骨，安五脏，补中，增志益气，疗头面游风，小腹及阴中相引痛，下气，补五劳，益精，利男子。生巴郡及下邳山谷。二月、八月采根，阴干。

白英　味甘，寒，无毒。主寒热，八疸消渴，补中益气，久服轻身延年。一名榖菜，一名白草。生益州山谷。春采叶，夏采茎，秋采花，冬采根。

白蒿　味甘，平，无毒。主五脏邪气，风寒湿痹，补中益气，长毛发令黑，疗心悬，少食常饥，久服轻身，耳目聪明，不老。

草部上品之下 三十八味

肉苁蓉　味甘酸咸，微温，无毒。主五劳七伤，补中，除茎中寒热痛，养五脏，强阴，益精气，多子，妇人癥瘕，除膀胱邪气，腰痛，止痢，久服轻身。生河西山谷及代郡、雁门。五月五日采，阴干。

地肤子　味苦，寒，无毒。主膀胱热，利小便，补中，益精气，去皮肤中热气,散恶疮疝瘕,强阴,久服耳目聪明,轻身耐老,使人润泽。一名地葵,一名地麦。生荆州平泽及田野。八月十日采实,阴干。

忍冬 味甘,温,无毒。主寒热身肿,久服轻身,长年益寿。十二月采,阴干。

蒺藜子 味苦辛,温,微寒,无毒。主恶血,破癥结积聚,喉痹乳难,身体风痒,头痛咳逆,伤肺肺痿,止烦下气,小儿头疮,痈肿阴瘄,可作摩粉。其叶主风痒,可煮以浴。久服长肌肉,明目轻身。一名旁通,一名屈人,一名止行,一名豺羽,一名升推,一名即藜,一名茨。生冯翊平泽或道旁。七月、八月采实,曝干。

防风 味甘辛,温,无毒。主大风头眩痛,恶风,风邪目盲无所见,风行周身,骨节疼痹烦满,胁痛胁风,头面去来,四肢挛急,字乳金疮内痉,久服轻身。叶主中风热汗出。一名铜芸,一名茴草,一名百枝,一名屏风,一名蔺根,一名百蜚。生沙苑川泽及邯郸、琅邪、上蔡。二月、十月采根,曝干。

石龙刍 味苦,微寒,微温,无毒。主心腹邪气,小便不利,淋闭风湿,鬼疰恶毒,补内虚不足,痞满,身无润泽,出汗,除茎中热痛,杀鬼疰恶毒气,久服补虚羸,轻身,耳目聪明,延年。一名龙须,一名草续断,一名龙朱,一名龙华,一名悬莞,一名草毒。九节多味者良。生梁州山谷湿地。五月、七月采茎,曝干。

络石 味苦,温,微寒,无毒。主风热,死肌痈伤,口干舌焦,痈肿不消,喉舌肿不通,水浆不下,大惊入腹,除邪气,养肾,主腰髋痛,坚筋骨,利关节,久服轻身明目,润泽好颜色,不老延年,通神。一名石鲮,一名石磋,一名略石,一名明石,一名领石,一名悬石。

生太山川谷或石山之阴，或高山岩石上，或生人间。正月采。

千岁虆汁 味甘，平，无毒。主补五脏，益气，续筋骨，长肌肉，去诸痹，久服轻身，不饥耐老，通神明。一名虆芜。生太山川谷。

黄连 味苦，微寒，无毒。主热气目痛，眦伤泪出，明目，肠澼，腹痛下痢，妇人阴中肿痛，五脏冷热，久下泄澼脓血，止消渴大惊，除水利骨，调胃厚肠，益胆，疗口疮，久服令人不忘。一名王连。生巫阳川谷及蜀郡太山。二月、八月采。

沙参 味苦，微寒，无毒。主血积惊气，除寒热，补中，益肺气，疗胃痹，心腹痛，结热邪气头痛，皮间邪热，安五脏，补中，久服利人。一名知母，一名苦心，一名志取，一名虎须，一名白参，一名识美，一名文希。生河内川谷及冤句、般阳续山。二月、八月采根，曝干。

丹参 味苦，微寒，无毒。主心腹邪气，肠鸣幽幽如走水，寒热积聚，破癥除瘕，止烦满，益气养血，去心腹痼疾结气，腰脊强，脚痹，除风邪留热，久服利人。一名郄蝉草，一名赤参，一名木羊乳。生桐柏山川谷及太山。五月采根，曝干。

王不留行 味苦甘，平、无毒。主金疮，止血，逐痛出刺，除风痹内寒，止心烦，鼻衄痈疽，恶疮瘘乳，妇人产难，久服轻身，耐老增寿。生太山山谷。二月、八月采。

蓝实 味苦，寒，无毒。主解诸毒，杀蛊蚑疰鬼螫毒，久服头不白，轻身。其叶汁杀百药毒，解狼毒、射罔毒。其茎叶可以染青。生河内平泽。

景天 味苦酸，平，无毒。主大热火疮，身热烦，邪恶气，诸蛊毒痂疕，寒热风痹，诸不足。花主女人漏下赤白，轻身明目，久服通神不老。一名戒火，一名火母，一名救火，一名据火，一名慎火。生太山川谷。四月四日、七月七日采，阴干。

天名精 味甘，寒，无毒。主瘀血血瘕欲死，下血止血，利小便，除小虫，去痹，除胸中结热，止烦渴，逐水，大吐下，久服轻身耐老。一名麦句姜，一名虾蟆蓝，一名豕首，一名天门精，一名玉门精，一名彘颅，一名蟾蜍兰，一名觐。生平原川泽。五月采。

蒲黄 味甘，平，无毒。主心腹膀胱寒热，利小便，止血，消瘀血，久服轻身，益气力，延年神仙。生河东池泽。四月采。

香蒲 味甘，平，无毒。主五脏心下邪气，口中烂臭，坚齿，明目聪耳，久服轻身耐老。一名睢，一名醮。生南海池泽。

兰草 味辛，平，无毒。主利水道，杀蛊毒，辟不祥，除胸中痰癖，久服益气，轻身不老，通神明。一名水香。生大吴池泽。四月、五月采。

决明子 味咸苦甘，平，微寒，无毒。主青盲，目淫肤赤白膜，眼赤痛泪出，疗唇口青，久服益精光，轻身。生龙门川泽，石决明生豫章。十月十日采，阴干百日。

芎䓖 味辛，温，无毒。主中风入脑，头痛寒痹，筋挛缓急，金疮，妇人血闭无子，除脑中冷动，面上游风去来，目泪出，多涕唾，忽忽如醉，诸寒冷气，心腹坚痛，中恶卒急肿痛，胁风痛，温中内寒。一名胡䓖，一名香果，其叶名蘼芜。生武功川谷斜谷西岭。三月、四月采根，曝干。

蘼芜 味辛，温，无毒。主咳逆，定惊气，辟邪恶，除蛊毒鬼疰，去三虫，久服通神，主身中老风，头中久风风眩。一名薇芜，一名茳蔏,芎䓖苗也。生雍州川泽及冤句。四月、五月采叶,曝干。

续断　味苦辛,微温,无毒。主伤寒,补不足,金疮痈伤折跌,续筋骨,妇人乳难,崩中漏血,金疮血内漏,止痛,生肌肉,及踠伤恶血腰痛,关节缓急,久服益气力。一名龙豆,一名属折,一名接骨,一名南草,一名槐。生常山山谷。七月、八月采,阴干。

云实　味辛苦,温,无毒。主泄痢肠澼,杀虫蛊毒,去邪恶结气,止痛,除寒热消渴。花主见鬼精物,多食令人狂走,杀精物,下水烧之致鬼,久服轻身,通神明,益寿。一名员实,一名云英,一名天豆。生河间川谷。十月采,曝干。

黄芪　味甘,微温,无毒。主痈疽久败疮,排脓止痛,大风癞疾,五痔鼠瘘,补虚,小儿百病,妇人子藏风邪气,逐五脏间恶血,补丈夫虚损,五劳羸瘦,止渴,腹痛泄痢,益气,利阴气。白水者冷补。其茎叶疗渴及筋挛,痈肿疽疮。一名戴糁,一名戴椹,一名独椹,一名芰草,一名蜀脂,一名百本。生蜀郡山谷、白水、汉中。二月、十月采,阴干。

徐长卿　味辛,温,无毒。主鬼物百精,蛊毒疫疾,邪恶气,温疟,久服强悍轻身,益气延年。一名鬼督邮。生太山山谷及陇西。三月采。

杜若　味辛,微温,无毒。主胸胁下逆气,温中,风入脑户,头肿痛,多涕泪出,眩倒,目䀮䀮,止痛,除口臭气,久服益精明目,轻身,令人不忘。一名杜蘅,一名杜连,一名白连,一名白芩,一名若芝。生武陵川泽及冤句。二月、八月采根,曝干。

蛇床子　味苦辛甘,平,无毒。主妇人阴中肿痛,男子阴痿湿痒,除痹气,利关节,癫痫恶疮,温中下气,令妇人子藏热,男子阴强,久服轻身,好颜色,令人有子。一名蛇粟,一名蛇米,一名虺床,一名思益,一名绳毒,一名枣棘,一名墙蘼。生临淄川谷及田野。五月采实,阴干。

茵陈蒿 味苦,平,微寒,无毒。主风湿寒热,邪气热结,黄疸,通身发黄,小便不利,除头热,去伏瘕,久服轻身益气,耐老,面白悦,长年,白兔食之仙。生太山及丘陵坂岸上。五月及立秋采,阴干。

漏芦 味苦咸,寒,大寒,无毒。主皮肤热,恶疮疽痔,湿痹,下乳汁,止遗溺,热气疮,痒如麻豆,可作浴汤,久服轻身益气,耳目聪明,不老延年。一名野兰。生乔山山谷。八月采根,阴干。

茜根 味苦,寒,无毒。主寒湿风痹,黄疸,补中止血,内崩下血,膀胱不足,踒跌蛊毒,久服益精气,轻身,可以染绛。一名地血,一名茹藘,一名茅蒐,一名蒨。生乔山川谷。二月、三月采根,曝干。

飞廉 味苦,平,无毒。主骨节热,胫重酸疼,头眩顶重,皮间邪风如蜂螫针刺,鱼子细起,热疮痈疽痔,湿痹,止风邪咳嗽,下乳汁,久服令人身轻,益气明目,不老,可煮可干。一名漏芦,一名天荠,一名伏猪,一名飞轻,一名伏兔,一名飞雉,一名木禾。生河内川泽。正月采根,七月、八月采花,阴干。

营实 味酸,温,微寒,无毒。主痈疽,恶疮结肉,跌筋败疮,热气阴蚀不瘳,利关节,久服轻身益气。根止泄痢腹痛,五脏客热,除邪逆气,疽癞诸恶疮,金疮伤挞,生肉复肌。一名墙薇,一名墙麻,一名牛棘,一名牛勒,一名蔷薇,一名山棘。生零陵川谷及蜀郡。八月、九月采,阴干。

薇衔　味苦,平,微寒,无毒。主风湿痹,历节痛,惊痫吐舌,悸气贼风,鼠瘘痈肿暴癥,逐水,疗痿蹶,久服轻身明目。一名麋衔,一名承膏,一名承肌,一名无心,一名无颠。生汉中川泽及冤句、邯郸。七月采茎叶,阴干。

五味子　味酸,温,无毒。主益气,咳逆上气,劳伤羸瘦,补不足,强阴,益男子精,养五脏,除热,生阴中肌。一名会及,一名玄及。生齐山山谷及代郡。八月采实,阴干。

旋花　味甘,温,无毒。主益气,去面皯黑,色媚好。其根味辛,主腹中寒热邪气,利小便,久服不饥轻身。一名筋根花,一名金沸,一名美草。生豫州平泽。五月采,阴干。

白兔藿　味苦,平,无毒。主蛇虺蜂虿猘狗菜肉蛊毒鬼疰风疰诸大毒不可入口者,皆消除之,又去血,可末著痛上,立消,毒入腹者,煮饮之即解。一名白葛。生交州山谷。

鬼督邮　味辛苦,平,无毒。主鬼疰,卒忤中恶,心腹邪气,百精毒,温疟疫疾,强腰脚,益膂力。一名独摇草。

白花藤　味苦,寒,无毒。主解诸药菜肉中毒,酒渍服之,主虚劳风热。生岭南交州、广州平泽。

草部中品之上 三十七味

当归　味甘辛,温,大温,无毒。主咳逆上气,温疟寒热,洗洗在皮肤中,妇人漏下绝子,诸恶疮疡,金疮,煮饮之,温中止痛,除客血内塞,中风痓汗不出,湿痹,中恶客气,虚冷,补五脏,生肌肉。一名干归。生陇西川谷。二月、八月采根,阴干。

秦艽　味苦辛,平,微温,无毒。主寒热邪气,寒湿风痹,肢节痛,下水,利小便,疗风无问久新,通身挛急。生飞乌山谷。二月、八月采根,曝干。

黄芩 味苦,平,大寒,无毒。主诸热黄疸,肠澼泄痢,逐水,下血闭,恶疮疽蚀,火疡,疗痰热,胃中热,小腹绞痛,消谷,利小肠,女子血闭,淋露下血,小儿腹痛。一名腐肠,一名空肠,一名内虚,一名黄文,一名经芩,一名妒妇。其子主肠澼脓血。生秭归川谷及冤句。三月三日采根,阴干。

芍药 味苦酸,平,微寒,有小毒。主邪气腹痛,除血痹,破坚积,寒热疝瘕,止痛,利小便,益气,通顺血脉,缓中,散恶血,逐贼血,去水气,利膀胱大小肠,消痈肿,时行寒热,中恶,腹痛腰痛。一名白术,一名余容,一名犁食,一名解仓,一名铤。生中岳川谷及丘陵。二月、八月采根,曝干。

干姜 味辛,温,大热,无毒。主胸满,咳逆上气,温中止血,出汗,逐风湿痹,肠澼下痢,寒冷腹痛,中恶,霍乱胀满,风邪诸毒,皮肤间结气,止唾血。生者尤良。

生姜 味辛,微温。主伤寒头痛鼻塞,咳逆上气,止呕吐,久服去臭气,通神明。生犍为川谷及荆州、扬州。九月采。

藁本 味辛苦,温,微温,微寒,无毒。主妇人疝瘕,阴中寒肿痛,腹中急,除风头痛,长肌肤,悦颜色,辟雾露,润泽,疗风邪弹曳,金疮,可作沐药面脂。实主风流四肢。一名鬼卿,一名地新,一名微茎。生崇山山谷。正月、二月采根,曝干,三十日成。

麻黄 味苦,温,微温,无毒。主中风伤寒,头痛温疟,发表出汗,去邪热气,止咳逆上气,除寒热,破癥坚积聚,五脏邪气,缓急风,胁痛,字乳余疾,止好唾,通腠理,疏伤寒头疼,解肌,泄邪恶气,消赤黑斑毒。不可多服,令人虚。一名卑相,一名龙沙,一名卑盐。生晋地及河东。立秋采茎,阴干令青。

葛根　味甘,平,无毒。主消渴,身大热,呕吐,诸痹,起阴气,解诸毒,疗伤寒中风头痛,解肌,发表出汗,开腠理,疗金疮,止痛,胁风痛。生根汁大寒,疗消渴,伤寒壮热。葛谷主下痢。十岁已上白葛烧以粉疮,止痛断血。叶主金疮,止血。花主消酒。一名鸡齐根,一名鹿藿,一名黄斤。生汶山川谷。五月采根,曝干。

前胡　味苦,微寒,无毒。主疗痰满,胸胁中痞,心腹结气,风头痛,去痰实,下气,治伤寒寒热,推陈致新,明目益精。二月、八月采根,曝干。

知母　味苦,寒,无毒。主消渴热中,除邪气,肢体浮肿,下水,补不足,益气,疗伤寒,久疟烦热,胁下邪气,膈中恶及风汗内疸。多服令人泄。一名蚔母,一名连母,一名野蓼,一名地参,一名水参,一名水浚,一名货母,一名蝭母,一名女雷,一名女理,一名儿草,一名鹿列,一名韭逢,一名儿踵草,一名东根,一名水须,一名沈燔,一名荨。生河内川谷。二月、八月采根,曝干。

大青　味苦,大寒,无毒。主疗时气头痛,大热口疮。三月、四月采茎,阴干。

贝母　味辛苦,平,微寒,无毒。主伤寒烦热,淋沥邪气,疝瘕喉痹,乳难,金疮风痉,疗腹中结实,心下满,洗洗恶风寒,目眩项直,咳嗽上气,止烦,热渴出汗,安五脏,利骨髓。一名空草,一名药实,一名苦花,一名苦菜,一名商草,一名勒母。生晋地。十月采根,曝干。

栝楼根 味苦,寒,无毒。主消渴身热,烦满大热,补虚安中,续绝伤,除肠胃中固热。八疸身面黄,唇干口燥,短气,通月水,止小便利。一名地楼,一名果蠃,一名天瓜,一名泽姑。实名黄瓜,主胸痹,悦泽人面。茎叶疗中热伤暑。生弘农川谷及山阴地。入土深者良,生卤地者有毒。二月、八月采根,曝干,三十日成。

玄参 味苦咸,微寒。无毒。主腹中寒热积聚,女子产乳余疾,补肾气,令人目明,主暴中风伤寒,身热支满,狂邪忽忽不知人,温疟洒洒,血瘕,下寒血,除胸中气,下水,止烦渴,散颈下核痈肿,心腹痛,坚癥,定五脏,久服补虚明目,强阴益精。一名重台,一名玄台,一名鹿肠,一名正马,一名咸,一名端。生河间川谷及冤句。三月、四月采根,曝干。

苦参 味苦,寒,无毒。主心腹结气,癥瘕积聚,黄疸,溺有余沥,逐水,除痈肿,补中,明目止泪,养肝胆气,安五脏,定志益精,利九窍,除伏热肠澼,止渴醒酒,小便黄赤,疗恶疮,下部䘌疮,平胃气,令人嗜食,轻身。一名水槐,一名苦蘵。一名地槐,一名菟槐,一名桥槐,一名白茎,一名虎麻,一名禄茎,一名禄白,一名陵郎。生汝南山谷及田野。三月、八月、十月采根,曝干。

石龙芮 味苦,平,无毒。主风寒湿痹,心腹邪气,利关节,止烦满,平肾胃气,补阴气不足,失精茎冷,久服轻身,明目不老,令人皮肤光泽,有子。一名鲁果能,一名地椹,一名石能,一名彭根,一名天豆。生太山川泽石边。五月五日采子,二月、八月采皮,阴干。

石韦 味苦甘,平,无毒。主劳热邪气,五癃闭不通,利小便水

道,止烦下气,通膀胱满,补五劳,安五脏,去恶风,益精气。一名石
韦,一名石皮。用之去黄毛,毛射人肺,令人咳,不可疗。生华阴山
谷石上。不闻水及人声者良。二月采叶,阴干。

狗脊 味苦甘,平,微温,无毒。主腰背强,关机缓急,周痹寒
湿膝痛,颇利老人,疗失溺不节,男子脚弱腰痛,风邪淋露,少气目
暗,坚脊,利俯仰,女子伤中,关节重。一名百枝,一名强膂,一名扶
盖,一名扶筋。生常山川谷。二月、八月采根,曝干。

萆薢 味苦甘,平,无毒。主腰背痛,强骨节,风寒湿周痹,恶
疮不瘳,热气伤中,恚怒,阴痿失溺,关节老血,老人五缓。一名赤
节。生真定山谷。二月、八月采根,曝干。

菝葜 味甘,平,温,无毒。主腰背寒痛,风痹,益血气,止小便
利。生山野。二月、八月采根,曝干。

通草 味辛甘,平,无毒。主去恶虫,除脾胃寒热,通利九窍血
脉关节,令人不忘,疗脾疸,常欲眠,心烦,哕出音声,疗耳聋,散痈
肿诸结不消及金疮恶疮,鼠瘘踒折,齆鼻息肉,堕胎,去三虫。一名
附支,一名丁翁。生石城山谷及山阳。正月采枝,阴干。

瞿麦 味苦辛,寒,无毒。主关格,诸癃结小便不通,出刺,决
痈肿,明目去翳,破胎堕子,下闭血,养肾气,逐膀胱邪逆,止霍乱,
长毛发。一名巨句麦,一名大菊,一名大兰。生太山川谷。立秋采
实,阴干。

败酱 味苦咸,平,微寒,无毒。主暴热火疮赤气,疥瘙疽痔,
马鞍热气,除痈肿浮肿,结热风痹,不足,产后腹痛。一名鹿肠,一
名鹿首,一名马草,一名泽败。生江夏川谷。八月采根,曝干。

白芷 味辛,温,无毒。主女人漏下赤白,血闭阴肿,寒热,风头侵目泪出,长肌肤润泽,可作面脂,疗风邪,久渴吐呕,两胁满,风痛,头眩目痒,可做膏药面脂,润颜色。一名芳香,一名白茝,一名䖀,一名莞,一名苻蓠,一名泽芬。叶名蒚麻,可作浴汤。生河东川谷下泽。二月、八月采根,曝干。

杜蘅 味辛,温,无毒。主风寒咳逆,香人衣体。生山谷。三月三日采根,熟洗,曝干。

紫草 味苦,寒,无毒。主心腹邪气,五疸,补中益气,利九窍,通水道,疗腹肿胀满痛,以合膏,疗小儿疮及面皶。一名紫丹,一名紫芙。生砀山山谷及楚地。三月采根,阴干。

紫菀 味苦辛,温,无毒。主咳逆上气,胸中寒热结气,去蛊毒痿蹶,安五脏,疗咳唾脓血,止喘悸,五劳体虚,补不足,小儿惊痫。一名紫蒨,一名青苑。生房陵山谷及真定、邯郸。二月、三月采根,阴干。

白鲜 味苦咸,寒,无毒。主头风黄疸,咳逆淋沥,女子阴中肿痛,湿痹死肌,不可屈伸起止行步,疗四肢不安,时行腹中大热,饮水欲走大呼,小儿惊痫,妇人产后余痛。生上谷川谷及冤句。四月、五月采根,阴干。

白薇 味苦咸,平,大寒,无毒。主暴中风,身热支满,忽忽不知人,狂惑邪气,寒热酸疼,温疟洗洗,发作有时,疗伤中淋露,下水气,利阴气,益精。一名白幕,一名薇草,一名春草,一名骨美,久服利人。生平原川谷。三月三日采根,阴干。

菜耳实 味甘苦,温,叶味苦辛,微寒,有小毒。主风头寒痛,风湿周痹,四肢拘挛痛,恶肉死肌,膝痛溪毒,久服益气,耳目聪明,强志轻身。一名胡菜,一名地葵,一名葹,一名常思。生安陆川谷及六安田野。实熟时采。

茅根 味甘,寒,无毒。主劳伤虚羸,补中益气,除瘀血血闭,寒热,利小便,下五淋,除客热在肠胃,止渴坚筋,妇人崩中,久服利人。其苗主下水。一名兰根,一名茹根,一名地菅,一名地筋,一名兼杜。生楚地山谷田野。六月采根。

百合 味甘,平,无毒。主邪气腹胀心痛,利大小便,补中益气,除浮肿胪胀,痞满寒热,通身疼痛及乳难,喉痹肿,止涕泪。一名重箱,一名重迈,一名摩罗,一名中逢花,一名强瞿。生荆州川谷。二月、八月采根,曝干。

酸浆 味酸,平、寒,无毒。主热烦满,定志益气,利水道,产难吞其实,立产。一名醋浆。生荆楚川泽及人家田园中。五月采,阴干。

紫参 味苦辛,寒、微寒,无毒。主心腹积聚,寒热邪气,通九窍,利大小便,疗肠胃大热,唾血衄血,肠中聚血,痈肿诸疮,止渴益精。一名牡蒙,一名众戎,一名童肠,一名马行。生河西及冤句山谷。三月采根,火炙使紫色。

女葳 味辛,温。主风寒洒洒,霍乱泄痢,肠鸣游气,上下无常,惊痫寒热,百病出汗。《李氏本草》云:止下消食。

淫羊藿 味辛,寒,无毒。主阴痿绝伤,茎中痛,利小便,益气力,强志,坚筋骨,消瘰疬赤痈,下部有疮洗出虫。丈夫久服令人无子。一名刚前。生上郡阳山山谷。

蠡实 味甘,平、温,无毒。主皮肤寒热,胃中热气,风寒湿痹,坚筋骨,令人嗜食,止心烦满,利大小便,长肌肉肥大,久服轻身。花叶去白虫,疗喉痹。多服令人溏泄。一名荔实,一名剧草,一名三坚,一名豕首。生河东川谷。五月采实,阴干。

草部中品之下 三十九味

款冬 味辛甘,温,无毒。主咳逆上气,善喘喉痹,诸惊痫,寒热邪气,消渴,喘息呼吸。一名橐吾,一名颗东,一名虎须,一名菟奚,一名氐冬。生常山山谷及上党水旁。十一月采花,阴干。

牡丹 味辛苦,寒,微寒,无毒。主寒热,中风瘛疭痉,惊痫邪气,除癥坚,瘀血留舍肠胃,安五脏,疗痈疮,除时气,头痛客热,五劳劳气,头腰痛,风噤癫疾。一名鹿韭,一名鼠姑。生巴郡山谷及汉中。二月、八月采根,阴干。

防己 味辛苦,平,温,无毒。主风寒温疟,热气诸痫,除邪,利大小便,疗水肿风肿,去膀胱热,伤寒寒热邪气,中风手脚挛急,止泄,散痈肿恶结,诸蜗疥癣虫疮,通腠理,利九窍。一名解离。文如车辐理解者良。生汉中川谷。二月、八月采根,阴干。

女菀 味辛,温,无毒。主风寒洗洗,霍乱泄痢,肠鸣上下无常处,惊痫,寒热百疾,疗肺伤咳逆出汗,久寒在膀胱,支满,饮酒夜食发病。一名白菀,一名织女菀,一名茆。生汉中川谷或山阳。正月、二月采,阴干。

泽兰 味苦甘,微温,无毒。主乳妇内衄,中风余疾,大腹水肿,身面四肢浮肿,骨节中水,金疮,痈肿疮脓,产后金疮内塞。一名虎兰,一名龙枣,一名虎蒲。生汝南诸大泽旁。三月三日采,阴干。

地榆 味苦甘酸,微寒,无毒。主妇人乳痓痛七伤,带下十二病,止痛,除恶肉,止汗,疗金疮,止脓血,诸瘘恶疮,消酒,除消渴,补绝伤,产后内塞,可作金疮膏。生桐柏及冤句山谷。二月、八月采根,曝干。

王孙 味苦,平,无毒。主五脏邪气,寒湿痹,四肢疼酸,膝冷痛,疗百病,益气。吴名白功草,楚名王孙,齐名长孙,一名黄孙,一名黄昏,一名海孙,一名蔓延。生海西川谷及汝南城郭垣下。

爵床 味咸,寒,无毒。主腰脊痛不得著床,俯仰艰难,除热,可作浴汤。生汉中川谷及田野。

白前 味甘,微温,无毒。主胸胁逆气,咳嗽上气。

百部根 微温,有小毒。主咳嗽上气。

王瓜 味苦,寒,无毒。主消渴内痹,瘀血月闭,寒热酸疼,益气愈聋,疗诸邪气,热结鼠瘘,散痈肿留血,妇人带下不通,下乳汁,止小便数不禁,逐四肢骨节中水,疗马骨刺人疮。一名土瓜。生鲁地平泽田野及人家垣墙间。三月采根,阴干。

荠苨 味甘,寒,无毒。主解百药毒。

高良姜 大温,无毒。主暴冷,胃中冷逆,霍乱腹痛。

马先蒿 味苦,平,无毒。主寒热鬼疰,中风,湿痹,女子带下病,无子。一名马屎蒿。生南阳川泽。

蜀羊泉 味苦,微寒,无毒。主头秃恶疮,热气疥瘙痂癣虫,疗龋齿,女子阴中内伤,皮间实积。一名羊泉,一名羊饴。生蜀郡川谷。

积雪草 味苦,寒,无毒。主大热恶疮,痈疽浸淫,赤熛皮肤赤,身热。生荆州川谷。

恶实 味辛,平,无毒。主明目补中,除风伤。根茎疗伤寒寒热汗出,中风面肿,消渴热中,逐水,久服轻身耐老。生鲁山平泽。

莎草根 味甘,微寒,无毒。主除胸中热,充皮毛,久服利人益气,长须眉。一名薃,一名侯莎,其实名缇。生田野。二月、八月采。

大小蓟根 味甘,温。主养精保血,大蓟主女子赤白沃,安胎,止吐血衄鼻,令人肥健。五月采。

垣衣 味酸,无毒。主黄疸,心烦咳逆,血气暴热在肠胃,金疮内塞,久服补中益气,长肌,好颜色。一名昔邪,一名乌韭,一名垣嬴,一名天韭,一名鼠韭。生古垣墙阴或屋上。三月三日采,阴干。

艾叶 味苦,微温,无毒。主灸百病,可作煎,止下痢,吐血,下部䘌疮,妇人漏血,利阴气,生肌肉,辟风寒,使人有子。一名水台,一名医草。生田野。三月三日采,曝干。作煎勿令见风。

水萍 味辛酸,寒,无毒。主暴热身痒,下水气,胜酒,长须发,止消渴,下气,以沐浴生毛发,久服轻身。一名水花,一名水白,一名水苏。生雷泽池泽。三月采,曝干。

海藻 味苦咸,寒,无毒。主瘿瘤气,颈下核,破散结气,痈肿癥瘕,坚气,腹中上下鸣,下十二水肿,疗皮间积聚暴癀,留气热结,利小便。一名落首,一名薚。生东海池泽。七月采,曝干。

昆布 味咸,寒,无毒。主十二种水肿,瘿瘤聚结气,瘘疮。生东海。

荭草 味咸,微寒,无毒。主消渴,去热,明目益气。一名鸿藹。如马蓼而大。生水旁。五月采实。

陟厘 味甘,大温,无毒。主心腹大寒,温中消谷,强胃气,止泄痢。生江南池泽。

井中苔及萍　大寒。主漆疮热疮，水肿。井中蓝杀野葛、巴豆诸毒。

蒒草　味甘，寒，无毒。主暴热喘息，小儿丹肿。一名蒒荣。生水旁。

凫葵　味甘，冷，无毒。主消渴，去热淋，利小便。生水中，即荇菜也。一名接余。五月采。

菟葵　味甘，寒，无毒。主下诸石五淋，止虎蛇毒。

鳢肠　味甘酸，平，无毒。主血痢，针灸疮发洪血不可止者，敷之立已，汁涂发眉，生速而繁。生下湿地。

蒟酱　味辛，温，无毒。主下气温中，破痰积。生巴蜀。

百脉根　味甘苦，微寒，无毒。主下气止渴，去热，除虚劳，补不足，酒浸若水煮，丸散兼用之。出肃州、巴西。

萝摩子　味甘辛，温，无毒。主虚劳。叶食之功同于子。陆机云：一名芄兰。幽州谓之雀瓢。

白药　味辛，温，无毒。主金疮，生肌。出原州。

蘹香子　味辛，平，无毒。主诸瘘，霍乱及蛇伤。

郁金　味辛苦，寒，无毒。主血积，下气，生肌止血，破恶血，血淋尿血，金疮。

姜黄　味辛苦，大寒，无毒。主心腹结积，疰忤，下气破血，除风热，消痈肿。功力烈于郁金。

阿魏　味辛，平，无毒。主杀诸小虫，去臭气，破癥积，下恶气，除邪鬼蛊毒。生西蕃及昆仑。

卷第三　本草中

草部下品之上<small>三十五味</small>

大黄<small>将军</small>　味苦,寒,大寒,无毒。主下瘀血,血闭,寒热,破癥瘕积聚,留饮宿食,荡涤肠胃,推陈致新,通利水谷,调中化食,安和五脏,平胃下气,除痰实,肠间结热,心腹胀满,女子寒血闭胀,小腹痛,诸老血留结。一名黄良。生河西山谷及陇西。二月、八月采根,火干。

桔梗　味辛苦,微温,有小毒。主胸胁痛如刀刺,腹满,肠鸣幽幽,惊恐悸气,利五脏肠胃,补血气,除寒热风痹,温中消谷,疗喉咽痛,下蛊毒。一名利如,一名房图,一名白药,一名梗草,一名荠苨。生嵩高山谷及冤句。二月、八月采根,曝干。

甘遂　味苦甘,寒,大寒,有毒。主大腹,疝瘕腹满,面目浮肿,留饮宿食,破癥坚积聚,利水谷道,下五水,散膀胱留热,皮中痞,热气肿满。一名甘藁,一名陵藁,一名陵泽,一名重泽,一名主田。生中山川谷。二月采根,阴干。

葶苈　味辛苦,寒,大寒,无毒。主癥瘕积聚,结气饮食,寒热,破坚逐邪,通利水道,下膀胱水,伏留热气,皮间邪水上出,面目浮肿,身暴中风热,痱痒,利小腹。久服令人虚。一名丁历,一名蕈蒿,一名大室,一名大适。生藁城平泽及田野。立夏后采实,阴干,得酒良。

芫花 味辛苦,温,微温,有小毒。主咳逆,上气喉鸣喘,咽肿短气,蛊毒鬼疟,疝瘕痈肿,杀虫鱼,消胸中痰水,喜唾,水肿,五水在五脏皮肤及腰痛,下寒毒肉毒。久服令人虚。一名去水,一名毒鱼,一名杜芫。其根名蜀桑根,疗疥疮,可用毒鱼。生淮源川谷。三月三日采花,阴干。

泽漆 味苦辛,微寒,无毒。主皮肤热,大腹水气,四肢面目浮肿,丈夫阴气不足,利大小肠,明目轻身。一名漆茎,大戟苗也。生太山川泽。三月三日、七月七日采茎叶,阴干。

大戟 味苦甘,寒,大寒,有小毒。主蛊毒,十二水,腹满急痛,积聚,中风,皮肤疼痛,吐逆,颈腋痈肿,头痛,发汗,利大小肠。一名邛钜。生常山。十二月采根,阴干。

荛花 味苦辛,寒,微寒,有毒。主伤寒温疟,下十二水,破积聚,大坚癥瘕,荡涤肠胃中留癖饮食,寒热邪气,利水道,疗痰饮咳嗽。生咸阳川谷及河南中牟。六月采花,阴干。

旋复花 味咸甘,温,微温,冷利,有小毒。主结气,胁下满,惊悸,除水,去藏间寒热,补中下气,消胸上痰结,唾如胶漆,心胁痰水,膀胱留饮,风气湿痹,皮间死肉,目中眵䁾,利大肠,通血脉,益色泽。一名戴椹,一名金沸草,一名盛椹。其根主风湿。生平泽川谷。五月采花,日干,二十日成。

钩吻 味辛,温,有大毒。主金疮乳痓,中恶风,咳逆上气,水肿,杀鬼疰蛊毒,破癥积,除脚膝痹痛,四肢拘挛,恶疮疥虫。杀鸟兽。一名野葛,折之青烟出者名固活,甚热,不入汤。生傅高山谷及会稽东野。

藜芦 味辛苦,寒,微寒,有毒。主蛊毒咳逆,泄痢肠澼,头疡疥瘙,恶疮,杀诸虫毒,去死肌,疗哕逆,喉痹不通,鼻中息肉,马刀烂疮。不入汤。一名葱苒,一名葱葵,一名山葱。生太山山谷。三月采根,阴干。

赭魁 味甘,平,无毒。主心腹积聚,除三虫。生山谷。二月采。

及己 味苦,平,有毒。主诸恶疮,疥痂瘘蚀及牛马诸疮。

乌头 味辛甘,温,大热,有大毒。主中风恶风,洗洗出汗,除寒湿痹,咳逆上气,破积聚寒热,消胸上痰冷,食不下,心腹冷疾,脐间痛,肩胛痛不可俯仰,目中痛不可久视,又堕胎。其汁煎之名射罔,杀禽兽。

射罔 味苦,有大毒。疗尸疰癥坚及头中风,痹痛。一名奚毒,一名即子,一名乌喙。

乌喙 味辛,微温,有大毒。主风湿,丈夫肾湿,阴囊痒,寒热历节,掣引腰痛,不能行步,痈肿脓结,又堕胎。生朗陵山谷。正月、二月采,阴干。长三寸以上为天雄。

天雄 味辛甘,温,大温,有大毒。主大风,寒湿痹,历节痛,拘挛缓急,破积聚邪气,金疮,强筋骨,轻身健行,疗头面风,去来疼痛,心腹结积,关节重,不能行步,除骨间痛,长阴气,强志,令人武勇,力作不倦,又堕胎。一名白幕。生少室山谷。二月采根,阴干。

附子 味辛甘,温,大热,有大毒。主风寒咳逆,邪气,温中,金疮,破癥坚积聚血瘕,寒湿踒躄拘挛,膝痛脚疼冷弱,不能行步,腰脊风寒,心腹冷痛,霍乱转筋,下痢赤白,坚肌骨,强阴,又堕胎。为百药长。生犍为山谷及广汉。冬月采为附子,春采为乌头。

侧子 味辛,大热,有大毒。主痈肿,风痹历节,腰脚疼冷,寒热,鼠瘘,又堕胎。

羊踯躅　味辛,温,有大毒。主贼风在皮肤中淫淫痛,温疟恶毒,诸痹邪气,鬼疰蛊毒。一名玉支。生太行山川谷及淮南山。三月采花,阴干。

茵芋　味苦,温,微温,有毒。主五脏邪气,心腹寒热,羸瘦如疟状,发作有时,诸关节风湿痹痛,疗久风流走四肢,脚弱。一名莞草,一名卑共。生太山川谷。三月三日采叶,阴干。

射干　味苦,平,微温,有毒。主咳逆上气,喉痹咽痛,不得消息,散结气,腹中邪逆,食饮大热,疗老血在心脾间,咳唾,言语气臭,散胸中热气。久服令人虚。一名乌扇,一名乌蒲,一名乌翣,一名乌吹,一名草姜。生南阳川谷田野。三月三日采根,阴干。

鸢尾　味苦,平,有毒。主蛊毒邪气,鬼疰诸毒,破癥瘕积聚,大水,下三虫,疗头眩,杀鬼魅。一名乌园。生九疑山谷。五月采。

贯众　味苦,微寒,有毒。主腹中邪热气,诸毒,杀三虫,去寸白,破癥瘕,除头风,止金疮。花疗恶疮,令人泄。一名贯节,一名贯渠,一名百头,一名虎卷,一名扁符,一名伯萍,一名药藻,此谓草鸱头。生玄山山谷及冤句少室山。二月、八月采根,阴干。

半夏　味辛,平,生微寒,熟温,有毒。主伤寒寒热,心下坚,下气,喉咽肿痛,头眩胸胀,咳逆肠鸣,止汗,消心腹胸膈痰热满结,咳嗽上气,心下急痛坚痞,时气呕逆,消痈肿,堕胎,疗痿黄,悦泽面目。生令人吐,熟令人下,用之汤洗令滑尽。一名守田,一名地文,一名水玉,一名示姑。生槐里川谷。五月、八月采根,曝干。

由跋　主毒肿结热。

虎掌　味苦,温,微寒,有大毒。主心痛,寒热结气,积聚伏梁,伤筋痿拘缓,利水道,除阴下湿,风眩。生汉中山谷及冤句。二月、八月采,阴干。

莨菪子 味苦甘,寒,有毒。主齿痛出虫,肉痹拘急,使人健行,见鬼,疗癫狂风痫,颠倒拘挛,多食令人狂走,久服轻身,走及奔马,强志益力,通神。一名横唐,一名行唐。生海滨川谷及雍州。五月采子。

蜀漆 味辛,平,微温,有毒。主疟及咳逆寒热,腹中癥坚痞结,积聚邪气,蛊毒鬼疰,疗胸中邪结气,吐出之。生江林山川谷及蜀汉中,常山苗也。五月采叶,阴干。

恒山 味苦辛,寒,微寒,有毒。主伤寒寒热,热发温疟,鬼毒,胸中痰结吐逆,疗鬼蛊往来,水胀,洒洒恶寒,鼠瘘。一名互草。生益州川谷及汉中。八月采根,阴干。

青葙子 味苦,微寒,无毒。主邪气皮肤中热,风瘙身痒,杀三虫,恶疮疥虱痔蚀,下部䘌疮。子名草决明,疗唇口青。一名草蒿,一名萋蒿。生平谷道旁。三月采茎叶,阴干,五月、六月采子。

牙子 味苦酸,寒,有毒。主邪气热气,疥瘙恶疡疮痔,去白虫。一名狼牙,一名狼齿,一名狼子,一名犬牙。生淮南川谷及冤句。八月采根,曝干。中湿腐烂生衣者杀人。

白蔹 味苦甘,平,微寒,无毒。主痈肿疽疮,散结气,止痛除热,目中赤,小儿惊痫温疟,女子阴中肿痛,下赤白,杀火毒。一名菟核,一名白草,一名白根,一名昆仑。生衡山山谷。二月、八月采根,曝干。

白及 味苦辛,平,微寒,无毒。主痈肿,恶疮败疽,伤阴死肌,胃中邪气,贼风鬼击,痱缓不收,除白癣疥虫。一名甘根,一名连及草。生北山川谷,又冤句及越山。

蛇含　味苦,微寒,无毒。主惊痫,寒热邪气,除热,金疮,疽痔鼠瘘,恶疮头疡,疗心腹邪气,腹痛湿痹,养胎,利小儿。一名蛇衔。生益州山谷。八月采,阴干。

草蒿　味苦,寒,无毒。主疥瘙,痂痒恶疮,杀虱,留热在骨节间,明目。一名青蒿,一名方溃。生华阴川泽。

藋菌　味咸甘,平,微温,有小毒。主心痛,温中,去长虫白癣蛲虫蛇螫毒,癥瘕,诸虫疽蜗,去蛔虫寸白,恶疮。一名藋芦。生东海池泽及渤海章武。八月采,阴干。

草部下品之下 六十八味

连翘　味苦,平,无毒。主寒热,鼠瘘瘰疬,痈肿恶疮,瘿瘤结热,蛊毒,去白虫。一名异翘,一名兰华,一名折根,一名轵,一名三廉。生太山山谷。八月采,阴干。

白头翁　味苦,温,无毒,有毒。主温疟,狂易寒热,癥瘕积聚,瘿气,逐血止痛,疗金疮鼻衄。一名野丈人,一名胡王使者,一名奈何草。生高山山谷及田野。四月采。亦疗毒痢。

茴茹　味辛酸,寒,微寒,有小毒。主蚀恶肉败疮死肌,杀疥虫,排脓恶血,除大风热气,善忘不乐,去热痹,破癥瘕,除息肉。一名屈据,一名离娄。生代郡川谷。五月采根,阴干。黑头者良。

苦芙　微寒。主面目通身漆疮,作灰疗金疮,大验。

羊桃　味苦,寒,有毒。主熛热,身暴赤色,风水积聚,恶疡,除小儿热,去五脏五水大腹,利小便,益气。可作浴汤。一名鬼桃,一名羊肠,一名苌楚,一名御弋,一名铫弋。生山林川谷及生田野。二月采,阴干。

羊蹄 味苦,寒,无毒。主头秃疥瘙,除热,女子阴蚀,浸淫疽痔,杀虫。一名东方宿,一名连虫陆,一名鬼目,一名蓄。生陈留川泽。

鹿藿 味苦,平,无毒。主蛊毒,女子腰腹痛不乐,肠痈,瘰疬疡气。生汶山山谷。

牛扁 味苦,微寒,无毒。主身皮疮热气,可作浴汤,杀牛虱小虫,又疗牛病。生桂阳川谷。

陆英 味苦,寒,无毒。主骨间诸痹,四肢拘挛疼酸,膝寒痛,阴痿,短气不足,脚肿。生熊耳川谷及冤句。立秋采。

蒴藋 味酸,温,有毒。主风瘙瘾疹,身痒滋痹,可作浴汤。一名堇草,一名芨。生田野。春夏采叶,秋冬采茎根。

荩草 味苦,平,无毒。主久咳上气,喘逆久寒,惊悸,痂疥,白秃,疡气,杀皮肤小虫。可以染黄作金色。生青衣川谷。九月、十月采。

夏枯草 味苦辛,寒,无毒。主寒热瘰疬,鼠瘘,头疮,破癥,散瘿结气,脚肿湿痹,轻身。一名夕句,一名乃东,一名燕面。生蜀郡川谷。四月采。

乌韭 味甘,寒,无毒。主皮肤往来寒热,利小肠膀胱气,疗黄疸,金疮内塞,补中益气,好颜色。生山谷石上。

蚤休 味苦,微寒,有毒。主惊痫摇头弄舌,热气在腹中,癫疾,痈疮,阴蚀,下三虫,去蛇毒。一名蚩休。生山阳川谷及冤句。

虎杖根 微温。主通利月水,破留血癥结。

石长生 味咸苦,微寒,有毒。主寒热,恶疮大热,辟鬼气不祥,下三虫。一名丹草。生咸阳山谷。

鼠尾草 味苦,微寒,无毒。主鼠瘘寒热,下痢脓血不止。白花者主白下,赤花者主赤下。一名葝,一名陵翘。生平泽中。四月采叶,七月采花,阴干。

　　马鞭草　主下部䘌疮。

　　胡桐泪　味咸苦,大寒,无毒。主大毒热,心腹烦满,水和服之取吐;又主牛马急黄黑汗,水研二三两灌之,立瘥。又为金银焊药。出肃州以西平泽及山谷中。形似黄矾而坚实,有夹烂木者。云是胡桐树滋沦入土石硵卤地作之。其树高大,皮叶似白杨、青桐、桑辈,故名胡桐木,堪器用,又名胡桐律。《西域传》云:胡桐似桑而曲。

　　马勃　味辛,平,无毒。主恶疮,马疥。一名马疕。生园中久腐处。

　　鸡肠草　主肿,止小便利。

　　蛇莓汁　大寒。主胸腹大热不止,疗溪毒射工,伤寒大热,甚良。

　　苎根　寒。主小儿赤丹,其渍苎汁疗渴。

　　菰根　大寒。主肠胃固热,消渴,止小便利。

　　狼跋子　有小毒。主恶疮蜗疥,杀虫鱼。

　　弓弩弦　主难产,胞衣不出。

　　舂杵头细糠　主卒噎。

　　败天公　平。主鬼疰精魅。

　　半天河　微寒。主鬼疰,狂邪气恶毒,洗诸疮用之。

　　地浆　寒。主解中毒烦闷。

　　败蒲席　平。主筋溢恶疮。

　　败船茹　平。主妇人崩中,吐痢血不止。烧作灰服之。

　　败鼓皮　平。主中蛊毒。烧作灰,水服。

　　屋游　味甘,寒。主浮热在皮肤,往来寒热,利小肠膀胱气。生屋上阴处。八月、九月采。

赤地利 味苦,平,无毒。主赤白冷热诸痢,断血破血,带下赤白,生肌肉。所在山谷有之。

赤车使者 味辛苦,温,有毒。主风冷邪痓,蛊毒癥瘕,五脏积气。

刘寄奴草 味苦,温。主破血下胀。多服令人痢。生江南。

三白草 味甘辛,寒,有小毒。主水肿,脚气,利大小便,消痰破癖,除积聚,消疔肿。生池泽畔。

牵牛子 味苦,寒,有毒。主下气,疗脚满水肿,除风毒,利小便。

猪膏莓 味辛苦,平,无毒。主金疮,止痛,断血生肉,除诸恶疮,消浮肿。捣封之,汤渍散敷并良。

紫葛 味甘苦,寒,无毒。主痈肿,恶疮。取根皮捣为末,醋和封之。生山谷中。不入方用。

蓖麻子 味甘辛,平,有小毒。主水癥,水研二十枚服之,吐恶沫,加至三十枚,三日一服,瘥则止;又主风虚寒热,身体疮痒,浮肿,尸痓恶气,窄取油涂之。叶主脚气风肿不仁,捣蒸敷之。

荭草 味甘苦,寒,无毒。主五淋,利小便,止水痢,除疟虚热渴。煮汁及生汁服之。生故墟道旁。

格注草 味辛苦,温,有大毒。主蛊痓,诸毒痛疼等。生齐鲁山泽。

独行根 味辛苦,冷,有毒。主鬼痓,积聚,诸毒热肿,蛇毒,水磨为泥封之,日三四,立瘥;水煮一二两,取汁服,吐蛊毒。

狗舌草 味苦,寒,有小毒。主蛊疗瘑痒,杀小虫。

乌蔹莓 味酸苦,寒,无毒。主风毒热肿,游丹蛇伤,捣敷并饮汁。

　　豨莶　味苦,寒,有小毒。主热蜃,烦满不能食。生捣汁,服三四合。多则令人吐。

　　狼毒　味辛,平,有大毒。主咳逆上气,破积聚,饮食寒热,水气,胁下积癖,恶疮鼠瘘,疽蚀,鬼精蛊毒。杀飞鸟走兽。一名续毒。生秦亭山谷及奉高。二月、八月采根,阴干。陈而沉水者良。

　　鬼臼　味辛,温,微温,有毒。主杀蛊毒,鬼疰精物,辟恶气不祥,逐邪,解百毒,疗咳嗽喉结,风邪烦惑,失魄妄见,去目中肤翳,杀大毒。不入汤。一名爵犀,一名马目毒公,一名九臼,一名天臼,一名解毒。生九真山谷及冤句。二月、八月采根。

　　芦根　味甘,寒。主消渴客热,止小便利。

　　甘蕉根　大寒。主痈肿结热。

　　萹蓄　味苦,平,无毒。主浸淫疥瘙疽痔,杀三虫,疗女子阴蚀。生东莱山谷。五月采,阴干。

　　酢浆草　味酸,寒,无毒。主恶疮瘑瘘,捣敷之,杀诸小虫。生道旁。

　　茴实　味苦平,无毒。主赤白冷热痢,散服饮之;吞一枚,破痈肿。

　　蒲公草　味甘,平,无毒。主妇人乳痈肿,水煮汁饮之及封之,立消。一名搆耨草。

　　商陆　味辛酸,平,有毒。主水胀疝瘕痹,熨除痈肿,杀鬼精物,疗胸中邪气,水肿痿痹,腹满洪直,疏五脏,散水气。如人形者有神。一名葛根,一名夜呼。生咸阳川谷。

　　女青　味辛,平,有毒。主蛊毒,逐邪恶气,杀鬼温疟,辟不祥。一名雀瓢,蛇衔根也。生朱崖。八月采,阴干。

水蓼　主蛇毒,捣敷之;绞汁服,止蛇毒入内;心闷,水煮渍;持脚,消气肿。

角蒿　味辛苦,平,有小毒。主甘湿䘌,诸恶疮有虫者。

昨叶何草　味酸,平,无毒。主口中干痛,水谷血痢,止血。生上党。屋上如蓬,初生一名瓦松。夏采,日干。

白附子　主心痛血痹,面上百病,行药势。生蜀郡。三月采。

鹤虱　味苦,平,有小毒。主蛔蛲虫。用之为散,以肥肉臛汁服方寸匕,亦丸散中用。生西戎。

甑带灰　主腹胀痛,脱肛,煮汁服,主胃反,小便失禁不通及淋,中恶尸疰,金疮刃不出。

屐屧鼻绳灰　水服,主噎哽,心痛胸满。

故麻鞋底　水煮汁服之,解紫石英发毒,又主霍乱吐下不止,及解食牛马肉毒,腹胀,吐痢不止。

雀麦　味甘,平,无毒。主女人产不出,煮汁饮之。一名蕳,一名燕麦。生故墟野林下。叶似麦。

笔头灰　久者,主小便不通,小便数难,阴肿,中恶,脱肛,淋沥,烧灰,水服之。

木部上品 二十七味

茯苓　味甘,平,无毒。主胸胁逆气,忧恚惊邪恐悸,心下结痛,寒热烦满,咳逆,口焦舌干,利小便,止消渴好唾,大腹淋沥,膈中痰水,水肿淋结,开胸腑,调藏气,伐肾邪,长阴,益气力,保神守中,久服安魂养神,不饥延年。一名伏菟。其有木根者名茯神。

茯神　平。主辟不祥,疗风眩风虚,五劳口干,止惊悸,多恚怒,善忘,开心益智,安魂魄,养精神。生太山山谷大松下。二月、八月采,阴干。

琥珀　味甘,平,无毒。主安五脏,定魂魄,杀精魅邪鬼,消瘀血,通五淋。生永昌。

松脂　味苦甘,温,无毒。主疽,恶疮头疡,白秃疥瘙,风气,安五脏,除热,胃中伏热,咽干消渴及风痹死肌,炼之令白,其赤者主恶痹,久服轻身,不老延年。一名松膏,一名松肪。生太山山谷。六月采。

松实　味苦,温,无毒。主风痹寒气,虚羸少气,补不足。九月采,阴干。

松叶　味苦,温。主风湿疮,生毛发,安五脏,守中,不饥延年。

松节　温。主百节久风风虚,脚痹疼痛。

松根白皮　主辟谷不饥。

柏实　味甘,平,无毒。主惊悸,安五脏,益气,除风湿痹,疗恍惚,虚损吸吸,历节,腰中重痛,益血止汗,久服令人润泽美色,耳目聪明,不饥不老,轻身延年。生太山山谷。柏叶尤良。

柏叶　味苦,微温,无毒。主吐血衄血利血,崩中赤白,轻身益气,令人耐寒暑,去湿痹,止饥。四时各依方面采,阴干。

柏白皮　主火灼烂疮,长毛发。

菌桂　味辛,温,无毒。主百病,养精神,和颜色,为诸药先聘通使,久服轻身不老,面生光华,媚好常如童子。生交趾、桂林山谷岩崖间。无骨,正圆如竹。立秋采。

牡桂　味辛,温,无毒。主上气咳逆,结气喉痹,吐吸心痛,胁风胁痛,温筋通脉,止烦出汗,利关节,补中益气,久服通神,轻身不老。生南海山谷。

桂 味甘辛,大热,有小毒。主温中,利肝肺气,心腹寒热冷疾,霍乱转筋,头痛腰痛,出汗,止烦止唾,咳嗽鼻齆,能堕胎,坚骨节,通血脉,理疏不足,宣导百药,无所畏,久服神仙不老。生桂阳。二月、八月、十月采皮,阴干。

杜仲 味辛甘,平,温,无毒。主腰脊痛,补中,益精气,坚筋骨,强志,除阴下痒湿,小便余沥,脚中酸疼,不欲践地,久服轻身耐老。一名思仙,一名思仲,一名木绵。生上虞山谷及上党、汉中。二月、五月、六月、九月采皮。

枫香脂 味辛苦,平,无毒。主瘾疹风痒,浮肿齿痛。一名白胶香。其树皮味辛平,有小毒,主水肿,下水气,煮汁用之。所在大山皆有。

干漆 味辛,温,无毒,有毒。主绝伤,补中,续筋骨,填髓脑,安五脏,五缓六急,风寒湿痹,疗咳嗽,消瘀血痞结,腰痛,女子疝瘕,利小肠,去蛔虫。生漆去长虫,久服轻身耐老。生汉中川谷。夏至后采,干之。

蔓荆实 味苦辛,微寒,平,温,无毒。主筋骨间寒热,湿痹拘挛,明目坚齿,利九窍,去白虫长虫,主风头痛脑鸣,目泪出,益气,久服轻身耐老,令人润泽颜色。小荆实亦等。

牡荆实 味苦,温,无毒。主除骨间寒热,通利胃气,止咳逆,下气。生河间、南阳、冤句山谷,或平寿都乡高岸上及田野中。八月、九月采实,阴干。

女贞实 味苦甘,平,无毒。主补中,安五脏,养精神,除百疾,久服肥健,轻身不老。生武陵川谷。立冬采。

桑上寄生 味苦甘,平,无毒。主腰痛,小儿背强,痈肿,安胎,充肌肤,坚发齿,长须眉,主金疮,去痹,女子崩中,内伤不足,产后余疾,下乳汁。其实明目,轻身通神。一名寄屑,一名寓木,一名宛童,一名茑。生弘农川谷桑上。三月三日采茎叶,阴干。

蕤核　味甘,温,微寒,无毒。主心腹邪结气,明目。目赤痛伤泪出,目肿眦烂,齆鼻,破心下结痰痞气,久服轻身,益气不饥。生函谷川谷及巴西。

五加皮　味辛苦,温,微寒,无毒。主心腹疝气,腹痛,益气,疗躄,小儿不能行,疽疮阴蚀,男子阴痿,囊下湿,小便余沥,女人阴痒及腰脊痛,两脚疼痹风弱,五缓虚羸,补中益精,坚筋骨,强志意,久服轻身耐老。一名豺漆,一名豺节。五叶者良。生汉中及冤句。五月、七月采茎,十月采根,阴干。

沉香、薰陆香、鸡舌香、藿香、詹糖香、枫香　并微温。悉疗风水毒肿,去恶气。薰陆、詹糖去伏尸,鸡舌、藿香疗霍乱心痛,枫香疗风瘾疹痒毒。

蘖木　味苦,寒,无毒。主五脏肠胃中结气热,黄疸肠痔,止泄痢,女子漏下赤白,阴伤蚀疮,疗惊气在皮间,肌肤热赤起,目热赤痛,口疮,久服通神。

根一名檀桓,主心腹百病,安魂魄,不饥渴,久服轻身,延年通神。生汉中山谷及永昌。

辛夷　味辛,温,无毒。主五脏身体寒热,风头脑痛,面䵟,温中解肌,利九窍,通鼻塞涕出,治面肿引齿痛,眩冒,身兀兀如在车船之上者,生须发,去白虫,久服下气,轻身明目,增年耐老,可作膏药用之。去心及外毛,毛射人肺,令人咳。一名辛矧,一名侯桃,一名房木。生汉中川谷。九月采实,曝干。

木兰 味苦,寒,无毒。主身大热在皮肤中,去面热,赤疱酒齇,恶风癫疾,阴下痒湿,明耳目,疗中风伤寒及痈疽水肿,去臭气。一名林兰,一名杜兰。皮似桂而香。生零陵山谷及太山。十二月采皮,阴干。

榆皮 味甘,平,无毒。主大小便不通,利水道,除邪气,肠胃邪热气,消肿,性滑利,久服轻身不饥。其实尤良,疗小儿头疮痂疕。花主小儿痫,小便不利,伤热。一名零榆。生颍川山谷。二月采皮取白,曝干,八月采实。并勿令中湿,湿则伤人。

酸枣 味酸,平,无毒。主心腹寒热,邪结气聚,四肢酸疼,湿痹,烦心不得眠,脐上下痛,血转久泄,虚汗烦渴,补中,益肝气,坚筋骨,助阴气,令人肥健,久服安五脏,轻身延年。生河东川泽。八月采实,阴干,四十日成。

槐实 味苦酸咸,寒,无毒。主五内邪气热,止涎唾,补绝伤,五痔火疮,妇人乳瘕,子藏急痛,以七月七日取之,捣取汁,铜器盛之,日煎令可作丸,大如鼠屎,内窍中,三易乃愈,又堕胎,久服明目益气,头不白,延年。枝主洗疮及阴囊下湿痒。皮主烂疮。根主喉痹寒热。生河南平泽。可作神烛。

楮实 味甘,寒,无毒。主阴痿水肿,益气,充肌肤,明目,久服不饥,不老轻身。生少室山,一名穀实,所在有之。八月、九月采实,日干,四十日成。叶味甘,无毒,主小儿身热,食不生肌,可作浴汤,又主恶疮,生肉。皮主逐水,利小便。茎主瘾疹痒,单煮洗浴。皮间白汁疗癣。

枸杞 味苦,寒,根大寒,子微寒,无毒。主五内邪气,热中消渴,周痹风湿,下胸胁气,客热头痛,补内伤,大劳嘘吸,坚筋骨,强阴,利大小肠,久服坚筋骨,轻身不老,耐寒暑。一名杞根,一名地骨,一名枸忌,一名地辅,一名羊乳,一名却暑,一名仙人杖,一名西王母杖。生常山平泽及诸丘陵阪岸。冬采根,春夏采叶,秋采茎实,阴干。

苏合香　味甘,温,无毒。主辟恶,杀鬼精物,温疟,蛊毒痫痓,去三虫,除邪,令人无梦魇,久服通神明,轻身长年。生中台川谷。

橘柚　味辛,温,无毒。主胸中瘕热逆气,利水谷,下气,止呕咳,除膀胱留热停水,五淋,利小便,主脾不能消谷,气冲胸中,吐逆霍乱,止泄,去寸白,久服之去臭,下气,通神明,长年。一名橘皮。生于南山川谷及生江南。十月采。

木部中品二十九味

龙眼　味甘,平,无毒。主五脏邪气,安志,厌食,除虫去毒,久服强魂聪明,轻身不老,通神明。一名益智。其大者似槟榔。生南海山谷。

厚朴　味苦,温,大温,无毒。主中风伤寒,头痛寒热,惊悸,气血痹,死肌,去三虫,温中益气,消痰下气,疗霍乱及腹痛胀满,胃中冷逆,胸中呕不止,泄痢淋露,除惊,去留热,心烦满,厚肠胃。一名厚皮,一名赤朴。其树名榛。其子名逐折,疗鼠瘘,明目益气。生交趾、冤句。三月、九月、十月采皮,阴干。

猪苓　味甘苦,平,无毒。主痎疟,解毒,蛊疰不祥,利水道,久服轻身耐老。一名豭猪屎。生衡山山谷及济阴冤句。二月、八月采,阴干。

箽竹叶　味苦,平,大寒,无毒。主咳逆上气,溢筋急恶疡,杀小虫,除烦热风痉,喉痹呕吐。根作汤,益气止渴,补虚,下气消毒。汁主风痉。实通神明,轻身益气。生益州。

淡竹叶 味辛,平,大寒。主胸中痰热,咳逆上气。沥大寒,疗暴中风风痹,胸中大热,止烦闷。皮茹微寒,主呕哕,温气寒热,吐血崩中,溢筋。

竹笋 味甘,无毒。主消渴,利水道,益气,可久食。

枳实 味苦酸,寒,微寒,无毒。主大风在皮肤中,如麻豆苦痒,除寒热结,止痢,长肌肉,利五脏,益气轻身,除胸胁痰澼,逐停水,破结实,消胀满,心下急,痞痛逆气,胁风痛,安胃气,止溏泄,明目。生河内川泽。九月、十月采,阴干。

山茱萸 味酸,平,微温,无毒。主心下邪气,寒热,温中,逐寒湿痹,去三虫,肠胃风邪,寒热疝瘕,头风,风气去来,鼻塞目黄,耳聋面疱,温中,下气出汗,强阴益精,安五脏,通九窍,止小便利,久服轻身明目,强力长年。一名蜀枣,一名鸡足,一名魁实。生汉中山谷及琅邪、冤句、东海承县。九月、十月采实,阴干。

吴茱萸 味辛,温,大热,有小毒。主温中,下气止痛,咳逆寒热,除湿血痹,逐风邪,开腠理,去痰冷,腹内绞痛,诸冷实不消,中恶心腹痛,逆气,利五脏。根杀三虫。根白皮杀蛲虫,治喉痹咳逆,止泄注,食不消,女子经产余血,疗白癣。一名蔽。生上谷川谷及冤句。九月九日采,阴干。

秦皮 味苦,微寒,大寒,无毒。主风寒湿痹,洗洗寒气,除热,目中青翳白膜,疗男子少精,妇人带下,小儿痫,身热,可作洗目汤,久服头不白,轻身,皮肤光泽,肥大,有子。一名岑皮,一名石檀。生庐江川谷及冤句。二月、八月采皮,阴干。

栀子　味苦,寒,大寒,无毒。主五内邪气,胃中热气,面赤,酒
疱齄鼻,白癞赤癞,疮疡,疗目热赤痛,胸心大小肠大热,心中烦闷,
胃中热。一名木丹,一名越桃。生南阳川谷。九月采实,曝干。

槟榔　味辛,温,无毒。主消谷逐水,除痰癖,杀三虫伏尸,疗
寸白。生南海。

合欢　味甘,平,无毒。主安五脏,利心志,令人欢乐无忧,久
服轻身明目,得所欲。生益州山谷。

秦椒　味辛,温,生温,熟寒,有毒。主风邪气,温中,除寒痹,
坚齿发,明目,疗喉痹,吐逆疝瘕,去老血,产后余疾,腹痛出汗,利
五脏,久服轻身,好颜色,耐老增年,通神。生大山川谷及秦岭上,
或琅邪。八月、九月采实。

卫矛　味苦,寒,无毒。主女子崩中下血,腹满汗出,除邪,杀
鬼毒蛊疰,中恶腹痛,去白虫,消皮肤风毒肿,令阴中解。一名鬼
箭。生霍山山谷。八月采,阴干。

紫葳　味酸,微寒,无毒。主妇人产乳余疾,崩中,癥瘕血闭,
寒热羸瘦,养胎。茎叶味苦,无毒,主痿蹶,益气。一名陵苕,一名
茇华。生西海川谷及山阳。

芜荑　味辛,平,无毒。主五内邪气,散皮肤骨节中淫淫温行
毒,去三虫,化食,逐寸白,散肠中嗢嗢喘息。一名无姑,一名蘧蒢。
生晋山川谷。三月采实,阴干。

食茱萸　味辛苦,大热,无毒。功用与吴茱萸同,少为劣尔,疗
水气用之乃佳。

椋子木　味甘咸,平,无毒。主折伤,破恶血,养好血,安胎止
痛,生肉。

每始王木 味苦,平,无毒。主伤折跌筋骨,生肌,破血止痛,酒水煮浓汁饮之。生资州山谷。

折伤木 味甘咸,平,无毒。主伤折筋骨疼痛,散血补血,产后血闷,止痛,酒水煮浓汁饮之。生资州山谷。

茗、苦茶 茗,味甘苦,微寒,无毒。主瘘疮,利小便,去痰热渴,令人少睡。春采之。

苦茶 主下气,消宿食,作饮加茱萸、葱、姜等良。

桑根白皮 味甘,寒,无毒。主伤中,五劳六极,羸瘦,崩中脉绝,补虚益气,去肺中水气,唾血热渴,水肿,腹满肿胀,利水道,去寸白,可以缝金疮。采无时。出土上者杀人。叶主除寒热出汗。汁解蜈蚣毒。

桑耳 味甘,有毒。黑者主女子漏下赤白汁,血病,癥瘕积聚,阴痛,阴阳寒热,无子,疗月水不调;其黄熟陈白者止久泄,益气不饥;其金色者治癖饮积聚,腹痛金疮。一名桑菌,一名木麦。五木耳名檽,益气不饥,轻身强志。生犍为山谷。六月多雨时采,即曝干。

松萝 味苦甘,平,无毒。主瞋怒邪气,止虚汗头风,女子阴寒肿痛,疗痰热温疟,可为吐汤,利水道。一名女萝。生熊耳山川谷松树上。五月采,阴干。

白棘 味辛,寒,无毒。主心腹痛,痈肿溃脓,止痛,决刺结,疗丈夫虚损,阴痿,精自出,补肾气,益精髓。一名棘针,一名棘刺。生雍州川谷。

棘刺花 味苦,平,无毒。主金疮内漏。冬至后百二十日采之。实主明目,心腹痿痹,除热,利小便。生道旁。四月采。一名菥蓂,一名马朐,一名刺原。又有枣针,疗腰痛,喉痹不通。

安息香　味辛苦,平,无毒。主心腹恶气,鬼疰。出西戎。似松脂,黄黑色,为块,新者亦柔韧。

龙脑香及膏香　味辛苦,微寒,一云温,平,无毒。主心腹邪气,风湿积聚,耳聋,明目,去目赤肤翳。出婆律国。形似白松脂,作杉木气,明净者善,久经风日或如雀屎者不佳。云合糯一作粳米、炭、相思子贮之则不耗。膏主耳聋。

菴摩勒　味苦甘,寒,无毒。主风虚热气。一名余甘。生岭南交、广、爱等州。

毗梨勒　味苦,寒,无毒。功用与菴摩勒同。出西域及岭南交、爱等州。戎人谓之三果。

木部下品四十五味

黄环　味苦,平,有毒。主蛊毒,鬼疰鬼魅,邪气在藏中,除咳逆寒热。一名凌泉,一名大就。生蜀郡山谷。三月采根,阴干。

石南　味辛苦,平,有毒。主养肾气,内伤阴衰,利筋骨皮毛,疗脚弱,五脏邪气,除热。女子不可久服,令思男。实杀蛊毒,破积聚,逐风痹。一名鬼目。生华阴山谷。二月、四月采叶,八月采实,阴干。

巴豆　味辛,温,生温,熟寒,有大毒。主伤寒温疟寒热,破癥瘕结聚坚积,留饮痰癖,大腹水胀,荡涤五脏六腑,开通闭塞,利水谷道,去恶肉,除鬼毒蛊疰邪物,杀虫鱼,疗女子月闭烂胎,金疮脓血,不利丈夫阴,杀斑蝥毒,可炼饵之,益血脉,令人色好变化,与鬼神通。一名巴椒。生巴郡川谷。八月采,阴干,用之去心皮。

蜀椒　味辛,温,大热,有毒。主邪气咳逆,温中,逐骨节皮肤死肌,寒湿痹痛,下气,除六腑寒冷,伤寒温疟,大风汗不出,心腹留饮宿食,肠澼下痢,泄精,女子字乳余疾,散风邪瘕结,水肿黄疸,鬼疰蛊毒,杀虫鱼毒,久服之头不白,轻身增年,开腠理,通血脉,坚齿发,调关节,耐寒暑。可作膏药。多食令人乏气,口闭者杀人。一名巴椒,一名蓎藙。生武都川谷及巴郡。八月采实,阴干。

莽草 味辛苦,温,有毒。主风头痛肿,乳痈疝瘕,除结气疥瘙,杀虫鱼,疗喉痹不通,乳难,头风痒。可用沐,勿令入眼。一名䒽,一名春草。生上谷山谷及宛句。五月采叶,阴干。

郁李仁 味酸,平,无毒。主大腹水肿,面目四肢浮肿,利小便水道。根主齿龈肿,龋齿,坚齿,去白虫。一名爵李,一名车下李,一名棣。生高山川谷及丘陵上。五月、六月采根。

鼠李 主寒热瘰疬疮。其皮味苦,微寒,无毒,主除身皮热毒。一名牛李,一名鼠梓,一名椑。生田野。采无时。

栾华 味苦,寒,无毒。主目痛泪出,伤眦,消目肿。生汉中川谷。五月采。

杉材 微温,无毒。主疗漆疮。

楠材 微温。主霍乱吐下不止。

榲实 味甘,无毒。主五痔,去三虫,蛊毒鬼疰。生永昌。

蔓椒 味苦,温,无毒。主风寒湿痹,历节疼,除四肢厥气,膝痛。一名豕椒,一名猪椒,一名彘椒,一名狗椒。生云中川谷及丘冢间。采茎根,煮酿酒。

钓樟根皮 主金疮,止血。

雷丸 味苦咸,寒,微寒,有小毒。主杀三虫,逐毒气,胃中热,利丈夫,不利女子,作摩膏,除小儿百病,逐邪气恶风,汗出,除皮中热,结积蛊毒,白虫寸白自出不止。久服令阴痿。一名雷失,一名雷实。赤者杀人。生石城山谷及汉中土中。八月采根，曝干。

溲疏　味辛苦，寒，微寒，无毒。主身皮肤中热，除邪气，止遗溺，通利水道，除胃中热，下气。可作浴汤。一名巨骨。生熊耳川谷及田野故丘墟地。四月采。

榉树皮　大寒。主时行头痛，热结在肠胃。

白杨皮　味苦，无毒。主毒风脚气肿，四肢缓弱不随，毒气游移在皮肤中，痰癖等。酒渍服之。取叶圆大蒂小，无风自动者良。

水杨叶　嫩枝，味苦，平，无毒。主久痢赤白。捣和水绞取汁，服一升，日二，大效。

栾荆　味辛苦，温，有小毒。主大风，头面手足诸风，癫痫狂痓，湿痹寒冷疼痛。俗方大用之，而本草不载，亦无别名，但有栾花，功用又别，非此花也。

小蘗　味苦，大寒，无毒。主口疮甘匶，杀诸虫，去心腹中热气。一名山石榴。

荚蒾　味甘苦，平，无毒。主三虫，下气消谷。

钓藤　微寒，无毒。主小儿寒热，十二惊痫。

药实根　味辛，温，无毒。主邪气，诸痹疼酸，续绝伤，补骨髓。一名连木。生蜀郡山谷。采无时。

皂荚　味辛咸，温，有小毒。主风痹，死肌邪气，风头泪出，利九窍，杀精物，疗腹胀满，消谷，除咳嗽囊结，妇人胞不落，明目益精。可为沐药，不入汤。生雍州川谷及鲁邹县。如猪牙者良。九月、十月采荚，阴干。

楝实　味苦，寒，有小毒。主温疾伤寒，大热烦狂，杀三虫疥疡，利小便水道。根微寒，疗蛔虫，利大肠。生荆山山谷。

柳叶 味苦,寒,无毒。主风水黄疸,面热黑,痂疥恶疮,金疮。一名柳絮。叶主马疥痂疮,取煎煮以洗马疥,立愈,又疗心腹内血,止痛。实主溃痈,逐脓血。子汁疗渴。生琅邪川泽。

桐叶 味苦,寒,无毒。主恶蚀疮。皮主五痔,杀三虫,疗奔豚气病。花主敷猪疮,饲猪肥大三倍。生桐柏山谷。

梓白皮 味苦,寒,无毒。主热,去三虫,疗目中疾。叶捣敷猪疮,饲猪肥大三倍。生河内山谷。

苏方木 味甘咸,平,无毒。主破血,产后血胀闷欲死者。水煮若酒煮五两,取浓汁服之,效。

接骨木 味甘苦,平,无毒。主折伤,续筋骨,除风痒龋齿。可作浴汤。

枳椇 味甘,平,无毒。主头风,小腹拘急。一名木蜜。其木皮温,无毒,主五痔,和五脏。以木为屋,屋中酒则味薄,此亦奇物。

木天蓼 味辛,温,有小毒。主癥结积聚,风劳虚冷。生山谷中。

乌臼木根皮 味苦,微温,有毒。主暴水,癥结积聚。生山南平泽。

赤瓜木 味苦,寒,无毒。主水痢,风头身痒。生平陆,所在有之。实味酸冷,无毒,汁服主水痢,沐头及洗身上疮痒。一名羊梂,一名鼠查。

诃梨勒 味苦,温,无毒。主冷气,心腹胀满,下食。生交爱州。

枫柳皮 味辛,大热,有毒。主风龋齿痛。出原州。

卖子木 味甘微咸,平,无毒。主折伤血内溜,续绝,补骨髓,止痛安胎。生山谷中,其叶似柿,出剑南邛州。

大空 味辛苦,平,有小毒。主三虫,杀虮虱。生山谷中。取根皮作末,油和涂,虮虱皆死。

紫真檀　味咸,微寒。主恶毒风毒。

椿木叶　味苦,有毒。主洗疮疥,风疽,水煮叶汁用之。皮主甘𧏾。樗木根叶尤良。

胡椒　味辛,大温,无毒。主下气,温中去痰,除藏腑中风冷。生西戎。形如鼠李子,调食用之,味甚辛辣,而芳香当不及蜀椒。

橡实　味苦,微温,无毒。主下痢,厚肠胃,肥健人。其壳为散及煮汁服,亦主痢,并堪染用。一名杼斗,槲栎皆有斗,以栎为胜。所在山谷中皆有。

无食子　味苦,温,无毒。主赤白痢,肠滑,生肌肉。出西戎。

杨栌木　味苦,寒,有毒。主疽瘘恶疮。水煮叶汁洗疮,立瘥。生篱垣间,一名空疏,所在皆有。

槲若　味甘苦,平,无毒。主痔,止血,疗血痢,止渴。取脉炙用之。皮味苦,水煎浓汁,除蛊毒及瘘,俗用甚效。

人兽部五十六味

发髲　味苦,温,小寒,无毒。主五癃,关格不通,利小便水道,疗小儿痫,大人痓,仍自还神化,合鸡子黄煎之,消为水,疗小儿惊热。

乱发　微温。主咳嗽五淋,大小便不通,小儿惊痫,止血,鼻衄,烧之吹内,立止。

人乳汁　主补五脏,令人肥白悦泽。

头垢　主淋闭不通。

人屎　寒。主疗时行大热狂走,解诸毒。宜用绝干者,捣末,沸汤沃服之。

人溺 疗寒热头疼,温气。童男者尤良。溺白垽疗鼻衄,汤火灼疮。东向圊厕溺坑中青泥疗喉痹,消痈肿,若已有脓即溃。

龙骨 味甘,平,微寒,无毒。主心腹鬼疰,精物老魅,咳逆,泄痢脓血,女子漏下,癥瘕坚结,小儿热气惊痫,疗心腹烦满,四肢痿枯,汗出,夜卧自惊,恚怒,伏气在心下,不得喘息,肠痈内疽,阴蚀,止汗,缩小便,溺血,养精神,定魂魄,安五脏。白龙骨疗梦寐泄精,小便泄精。齿主小儿大人惊痫,癫疾狂走,心下结气,不能喘息,诸痉,杀精物,小儿五惊十二痫,身热不可近,大人骨间寒热,又杀蛊毒。角主惊痫瘛疭,身热如火,腹中坚及热泄,久服轻身,通神明,延年。生晋地川谷及太山岩水岸土穴中死龙处。采无时。

牛黄 味苦,平,有小毒。主惊痫寒热,热盛狂痉,除邪逐鬼,疗小儿百病,诸痫热,口不开,大人狂癫,又堕胎,久服轻身增年,令人不忘。生晋地平泽。于牛得之,即阴干百日,使时燥,无令见日月光。

麝香 味辛,温,无毒。主辟恶气,杀鬼精物,温疟,蛊毒痫痉,去三虫,疗诸凶邪鬼气,中恶心腹暴痛,胀急痞满,风毒,妇人产难,堕胎,去面䵟,目中肤翳,久服除邪,不梦寤魇寐,通神仙。生中台川谷及益州雍州山谷。春分取之。生者益良。

马乳 止渴。

牛乳 微寒。补虚羸,止渴。

羊乳 温。补寒冷虚乏。

酥 微寒。补五脏,利大肠,主口疮。

熊脂 味甘,微寒,微温,无毒。主风痹不仁,筋急,五脏腹中积聚,寒热羸瘦,头疡白秃,面皯皰,食饮吐呕,久服强志不饥,轻身长年。生雍州山谷。十一月取。

白胶 味甘,平,温,无毒。主伤中劳绝,腰痛羸瘦,补中益气,妇人血闭无子,止痛安胎,疗吐血下血,崩中不止,四肢酸疼,多汗淋露,折跌伤损,久服轻身延年。一名鹿角胶。生云中。煮鹿角为之,得火良。

阿胶 味甘,平,微温,无毒。主心腹内崩劳极,洒洒如疟状,腰腹痛,四肢酸疼,女子下血,安胎,丈夫小腹痛,虚劳羸瘦,阴气不足,脚酸不能久立,养肝气,久服轻身益气。一名敷致胶。生东平郡,煮牛皮作之,出东阿。

醍醐 味甘,平,无毒。主风邪痹气,通润骨髓。可为摩药,性冷利,功优于酥。生酥中。

底野迦 味辛苦,平,无毒。主百病,中恶客忤,邪气,心腹积聚。出西戎。

酪 味甘酸,寒,无毒。主热毒,止渴,解散发利,除胸中虚热,身面上热疮肌疮。

犀角 味苦酸咸,寒,微寒,无毒。主百毒蛊疰,邪鬼瘴气,杀钩吻鸩羽蛇毒,除邪,不迷惑魇寐,疗伤寒温疫,头痛寒热,诸毒气,久服轻身骏健。生永昌山谷及益州。

羚羊角 味咸苦,寒,微寒,无毒。主明目益气,起阴,去恶血注下,辟蛊毒恶鬼不祥,安心气,常不魇寐,疗伤寒,时气寒热,热在肌肤,温风注毒伏在骨间,除邪气惊梦,狂越僻谬及食噎不通,久服强筋骨,轻身,利丈夫。生石城山川谷及华阴山。采无时。

羖羊角 味咸苦,温,微寒,无毒。主青肓,明目,杀疥虫,止寒泄,辟恶鬼虎狼,止惊悸,疗百节中结气,风头痛及蛊毒吐血,妇人产后余疾,烧之杀鬼魅,辟虎狼,久服安心益气,轻身。生河西川谷。取无时。勿使中湿,湿即有毒。

羊髓 味甘,温,无毒。主男女伤中,阴气不足,利血脉,益经气。以酒服之。

青羊胆 主青盲,明目。

羊肺 补肺,主咳嗽。

羊心 止忧恚膈气。

羊肾 补肾气,益精髓。

羊齿 主小儿羊痫寒热。三月三日取之。

羊肉 味甘,大热,无毒。主缓中,字乳余疾及头脑大风汗出,虚劳寒冷,补中益气,安心止惊。

羊骨 热。主虚劳寒中,羸瘦。

羊屎 燔之。主小儿泄痢肠鸣,惊痫。

牛角鰓 下闭血瘀血疼痛,女人带下血。燔之,味苦,无毒。水牛角疗时气寒热头痛。髓补中,填骨髓,久服增年。髓味甘,温,无毒,主安五脏,平三焦,温骨髓,补中,续绝伤,益气,止泄痢消渴,以酒服之。胆可丸药,胆味苦,大寒,除心腹热,渴利,口焦燥,益目精。心主虚忘。肝主明目。肾主补肾气,益精。齿主小儿牛痫。肉味咸,平,无毒,主消渴,止吐泄,安中益气,养脾胃,自死者不良。屎寒,主水肿恶气,用涂门户著壁者,燔之,主鼠瘘恶疮。黄犍牛乌牯牛溺主水肿,腹胀脚满,利小便。

白马茎 味咸甘,平,无毒。主伤中脉绝,阴不起,强志益气,长肌肉肥健，生子，小儿惊痫，阴干百日。眼主惊痫，腹满疟疾。悬蹄主惊邪瘛疭，乳难，辟恶气鬼毒，蛊疰不祥，止衄血内漏。龋齿，生云中平泽。白马蹄疗妇人瘘下白崩。赤马蹄疗妇人赤崩。齿主小儿马痫。鬐头膏主生发。鬐毛主女子崩中赤白。心主喜忘。肺主寒热，小儿茎痿。肉味辛苦，冷，主热，下气，长筋，强腰脊，壮健强志，轻身不饥。脯疗寒热痿痹。屎名马通，微温，主妇人崩中，止渴及吐下血，鼻衄金疮，止血。头骨主喜眠，令人不睡。溺味辛，微寒，主消渴，破癥坚积聚，男子伏梁积疝，妇人瘕疾，铜器承饮之。

牡狗阴茎　味咸，平，无毒。主伤中，阴痿不起，令强热大，生子，除女子带下十二疾。一名狗精。六月上伏取，阴干百日。胆主明目，痂疡恶疮。心主忧恚气，除邪。脑主头风痹，下部𧏾疮，鼻中息肉。齿主癫痫寒热，卒风痱，伏日取之。头骨主金疮，止血。四脚蹄煮饮之，下乳汁。白狗血味咸，无毒，主癫疾发作。肉味咸酸，温，主安五脏，补绝伤，轻身益气。屎中骨主寒热，小儿惊痫。

鹿茸　味甘酸，温，微温，无毒。主漏下恶血，寒热惊痫，益气强志，生齿不老，疗虚劳，洒洒如疟，羸瘦，四肢酸疼，腰脊痛，小便利，泄精溺血，破留血在腹，散石淋痈肿，骨中热，疽痒。骨安胎下气，杀鬼精物，不可近阴，令痿。久服耐老。四月、五月解角时取，阴干使时燥。角味咸，无毒，主恶疮痈肿，逐邪恶气，留血在阴中，除小腹血急痛，腰脊痛，折伤恶血，益气。七月取。髓味甘，温，主丈夫女子伤中绝脉，筋急痛，咳逆，以酒和服之良。肾平，主补肾气。肉温，补中，强五脏，益气力，生者疗口僻，割薄之。

獐骨　微温。主虚损泄精。肉温，补益五脏。髓益气力，悦泽人面。

虎骨 主除邪恶气，杀鬼疰毒，止惊悸，主恶疮鼠瘘。头骨尤良。膏主狗啮疮。爪辟恶魅。肉主恶心欲呕，益气力。

豹肉 味酸，平，无毒。主安五脏，补绝伤，轻身益气，久服利人。

狸骨 味甘温，无毒。主风疰尸疰鬼疰，毒气在皮中淫跃如针刺者，心腹痛走无常处及鼠瘘恶疮。头骨尤良。肉疗诸疰。阴茎主月水不通，男子阴癩，烧之，以东流水服之。

兔头骨 平，无毒。主头眩痛，癫疾。骨主热中消渴。脑主冻疮。肝主目暗。肉味辛，平，无毒，主补中益气。

六畜毛蹄甲 味咸，平，有毒。主鬼疰蛊毒，寒热惊痫，癫痓狂走。骆驼毛尤良。

鼺鼠 主堕胎，令产易。生山都平谷。

麋脂 味辛，温，无毒。主痈肿恶疮死肌，寒风湿痹，四肢拘缓不收，风头肿气，通腠理，柔皮肤。不可近阴，令痿。一名宫脂。角味甘，无毒，主痹，止血，益气力。生南山山谷及淮海边。十月取。

豚卵 味甘，温，无毒。主惊痫癫疾，鬼疰蛊毒，除寒热贲豚，五癃邪气，挛缩。一名豚颠。阴干藏之，勿令败。悬蹄主五痔，伏热在肠，肠痈内蚀。猪四足小寒，主伤挞，诸败疮，下乳汁。心主惊邪忧恚。肾冷，和理肾气，通利膀胱。胆主伤寒热渴。肚主补中益气，止渴利。齿主小儿惊痫，五月五日取。鬐膏生发。肪膏主煎诸膏药，解斑蝥芫青毒。猳猪肉味酸，冷，疗狂病。凡猪肉，味苦，主闭血脉，弱筋骨，虚人肌，不可久食，病人金疮者尤甚。猪屎主寒热，黄疸湿痹。

　　鼹鼠　味咸,无毒。主痈疽,诸瘘蚀恶疮,阴蜃烂疮。在土中行,五月取,令干,燔之。

　　獭肝　味甘,有毒。主鬼疰蛊毒,却鱼鲠,止久嗽,烧服之。肉疗疫气温病及牛马时行病,煮屎灌之亦良。

　　狐阴茎　味甘,有毒。主女子绝产阴痒,小儿阴癞卵肿。五脏及肠味苦,微寒,有毒,主蛊毒寒热,小儿惊痫。雄狐屎烧之,辟恶,在木石上者是。

　　貒肉胞膏　味甘,平,无毒。主上气乏气,咳逆,酒和三合服之,日二,又主马肺病虫颡等病。肉主久水胀不瘥垂死者,作羹臞食之,下水大效。胞干之,汤磨,如鸡卵许空腹服,吐诸蛊毒。

　　野猪黄　味辛甘,平,无毒。主金疮,止血生肉,疗癫痫。水研如枣核,日二服,效。

　　驴屎　熬之,主熨风肿瘘疮。屎汁主心腹卒痛,诸疰忤。尿主癥癖,胃反吐不止,牙齿痛,水毒。牝驴尿主燥水。犍驴尿主湿水,一服五合良。燥水者画体成字,湿水者不成字。乳主小儿热急黄等,多服使痢。尾下轴垢主疟,水洗取汁,和面如弹丸二枚,作烧饼,疟未发前食一枚,至发时食一枚,疗疟无久新,发无期者。

　　豺皮　性热。主冷痹脚气,熟之以缠病上,即瘥。

　　丹雄鸡　味甘,微温,微寒,无毒。主女人崩中,漏下赤白沃,补虚温中,止血,久伤乏疮,通神,杀毒,辟不祥。头主杀鬼,东门上者尤良。

　　白雄鸡肉　味酸,微温。主下气,疗狂邪,安五脏,伤中消渴。

　　乌雄鸡肉　微温。主补中止痛。胆微寒,主疗目不明,肌疮。

心主五邪。血主踒折骨痛及痿痹。肪主耳聋。肠主遗溺,小便数不禁。肝及左翅毛主起阴。冠血主乳难。肫腔里黄皮微寒,主泄,利小便,利遗溺,除热止烦。屎白薇寒,主消渴,伤寒寒热,破石淋及转筋,利小便,止遗溺,灭瘢痕。

黑雌鸡 主风寒湿痹,五缓六急,安胎。血无毒,主中恶腹痛及踒折骨痛,乳难。翮羽主下血闭。

黄雌鸡 味酸甘,平。主伤中消渴,小便数不禁,肠澼泄利,补益五脏,续绝伤,疗劳益气。肪骨主小儿羸瘦,食不生肌。鸡子主除热火疮,痫痓,可作虎魄,神物。卵白薇寒,疗目热赤痛,除心下伏热,止烦满咳逆,小儿下泄,妇人产难,胞衣不出,醯渍之一宿,疗黄疸,破大烦热。卵中白皮主久咳结气,得麻黄紫菀和服之,立已。鸡白蠹肥脂。生朝鲜平泽。

白鹅膏 主耳卒聋,以灌之。毛主射工水毒。肉平,利五脏。

鹜肪 味甘,无毒。主风虚寒热。白鸭屎名通。主杀石药毒,解结缚,散蓄热。肉补虚除热,和藏腑,利水道。

雁肪 味甘,平,无毒。主风挛拘急偏枯,气不通利,久服长毛发须眉,益气不饥,轻身耐老。一名鹜肪。生江南池泽。取无时。

鹧鸪 味甘,温,无毒。主岭南野葛菌毒,生金毒及温瘴久欲死不可差者。合毛熬,酒渍服之,生捣取汁服最良。生江南。形似母鸡,鸣云钩辀格磔者是。

雉肉 味酸,微寒,无毒。主补中,益气力,止泄痢,除蚁瘘。

鹰屎白 主伤挞,灭瘢。

雀卵 味酸,温,无毒。主下气,男子阴痿不起,强之令热,多精有子。脑主耳聋。头血主雀盲。雄雀屎疗目痛,决痈疖,女子带下,溺不利,除疝瘕。五月取之良。

鹳骨　味甘,无毒。主鬼蛊,诸疰毒五尸,心腹疾。

雄鹊肉　味甘,寒,无毒。主石淋,消结热。可烧作灰,以石投中,散解者是雄也。

鸲鹆肉　味甘,平,无毒。主五痔,止血,炙食,或为散饮服之。

燕屎　味辛,平,有毒。主蛊毒鬼疰,逐不祥邪气,破五癃,利小便。生高山平谷。

孔雀屎　微寒。主女子带下,小便不利。

鸬鹚屎　一名蜀水花。去面黑䵟黡痣。头微寒,主鲠及噎,烧服之。

鸱头　味咸,平,无毒。主头风眩颠倒,痫疾。

卷第四　本草下

虫鱼部 七十一味　论一首

石蜜　味甘，平，微温，无毒。主心腹邪气，诸惊痫痓，安五脏诸不足，益气补中，止痛，解毒，除众病，和百药，养脾气，除心烦，食饮不下，止肠澼，肌中疼痛，口疮，明耳目，久服强志轻身，不饥不老，延年神仙。一名石饴。生武都山谷河源山谷及诸山石中。色白如膏者良。

蜜蜡　味甘，微温，无毒。主下痢脓血，补中，续绝伤，金疮，益气不饥，耐老。白蜡疗久泄澼后重见白脓，补绝伤，利小儿，久服轻身不饥。生武都山谷，生于蜜房木石间。

蜂子　味甘，平，微寒，无毒。主风头，除蛊毒，补虚羸伤中，心腹痛，大人小儿腹中五虫口吐出者，面目黄，久服令人光泽，好颜色，不老，轻身益气。大黄蜂子主心腹胀满痛，干呕，轻身益气。土蜂子主痈肿嗌痛。一名蜚零。生武都山谷。

牡蛎　味咸，平，微寒，无毒。主伤寒寒热，温疟洒洒，惊恚怒气，除拘缓，鼠瘘，女子带下赤白，除留热在关节荣卫，虚热去来不定，烦满，止汗，心痛气结，止渴，除老血，涩大小肠，止大小便，疗泄精，喉痹咳嗽，心胁下痞热，久服强骨节，杀邪鬼，延年。一名蛎蛤，一名牡蛤。生东海池泽。采无时。

桑螵蛸　味咸甘，平，无毒。主伤中，疝瘕阴痿，益精生子，女子血闭腰痛,通五淋,利小便水道,又疗男子虚损,五脏气微,梦寐失精遗溺,久服益气养神。一名蚀疣,生桑枝上,螳螂子也。二月、三月采,蒸之,当火炙,不尔令人泄。

海蛤　味苦咸,平,无毒。主咳逆上气,喘息烦满,胸痛寒热,疗阴痿。一名魁蛤。生东海。

文蛤　味咸,平,无毒。主恶疮,蚀五痔,咳逆胸痹,腰痛胁急,鼠瘘,大孔出血,崩中漏下。生东海。表有文。取无时。

魁蛤　味甘,平,无毒。主痿痹,泄痢便脓血。一名魁陆,一名活东。生东海。正圆,两头空,表有文。取无时。

石决明　味咸,平,无毒。主目障翳痛,青盲,久服益精轻身。生南海。

秦龟　味苦,无毒。主除湿痹气,身重,四肢关节不可动摇。生山之阴土中。二月、八月取。

龟甲　味咸甘,平,有毒。主漏下赤白,破癥瘕痎疟,五痔阴蚀,湿痹,四肢重弱,小儿囟不合,头疮难燥,女子阴疮及惊恚气,心腹痛,不可久立,骨中寒热,伤寒劳复,或肌体寒热欲死,以作汤良,久服轻身不饥,益气资智,亦使人能食。一名神屋。生南海池泽及湖水中。采无时。勿令中湿,中湿即有毒。

鲤鱼胆　味苦,寒,无毒。主目热赤痛,青盲,明目,久服强悍,益志气。肉味甘,主咳逆上气,黄疸,止渴。生者主水肿脚满,下气。骨主女子带下赤白。齿主石淋。生九江池泽。取无时。

蠡鱼　味甘,寒,无毒。主湿痹,面目浮肿,下大水,疗五痔。有疮者不可食,令人瘢白。一名鲖鱼。生九江池泽。取无时。

鲍鱼　味辛臭,温,无毒。主坠堕骸蹋踠折瘀血,血痹在四肢不散者,女子崩中血不止。勿令中咸。

鮧鱼 味甘,无毒。主百病。

鳝鱼 味甘,大温,无毒。主补中益血,疗沈唇。五月五日取头骨烧之,止痢。

鲫鱼 主诸疮,烧,以酱汁和涂之,或取猪脂煎用,又主肠痈。头灰主小儿头疮,口疮重舌,目翳。一名鲋鱼。合莼作羹,主胃弱不下食。作鲙主久赤白痢。

伏翼 味咸,平,无毒。主目瞑痒痛,疗淋,利水道,明目,夜视有精光,久服令人喜乐,媚好无忧。一名蝙蝠。生太山川谷及人家屋间。立夏后采,阴干

天鼠屎 味辛,寒,无毒。主面痈肿,皮肤洗洗时痛,腹中血气,破寒热积聚,除惊悸,去面黑皯。一名鼠法,一名石肝。生合浦山谷。十月、十二月取。

猬皮 味苦,平,无毒。主五痔阴蚀,下血赤白,五色血汁不止,阴肿痛引腰背,酒煮杀之,又疗腹痛疝积,亦烧为灰,酒服之。生楚山川谷田野。取无时。勿使中湿。

石龙子 味咸,寒,有小毒。主五癃邪结气,破石淋,下血,利小便利水道。一名蜥蜴,一名山龙子,一名守宫,一名石蜴。生平阳川谷及荆山山石间。五月取,著石上令干。

露蜂房 味苦咸,平,有毒。主惊痫瘛疭,寒热邪气,癫疾,鬼精蛊毒,肠痔,火熬之良,又疗蜂毒毒肿。一名蜂肠,一名百穿,一名蜂勒。生牂牁山谷。七月七日采,阴干。

樗鸡 味苦,平,有小毒。主心腹邪气,阴痿,益精强志,生子,好色,补中轻身,又疗腰痛,下气,强阴多精。不可近目。生河内川

谷楮树上。七月采,曝干。

蚱蝉　味咸甘,寒,无毒。主小儿惊痫,夜啼癫病,寒热惊悸,妇人乳难,胞衣不出,又堕胎。生杨柳上。五月采,蒸干之,勿令蠹。

白僵蚕　味咸辛,平,无毒。主小儿惊痫夜啼,去三虫,灭黑䵟,令人面色好,男子阴疡病,女子崩中赤白,产后余病,灭诸疮瘢痕。生颍川平泽。四月取自死者。勿令中湿,中湿有毒,不可用。

木虻　味苦,平,有毒。主目赤痛,眦伤泪出,瘀血血闭,寒热酸惭,无子。一名魂常。生汉中川泽。五月取。

蜚虻　味苦,微寒,有毒。主逐瘀血,破下血积坚痞,癥瘕寒热,通利血脉及九窍,女子月水不通,积聚,除贼血在胸腹五脏者及喉痹结塞。生江夏川谷。五月取。腹有血者良。

蜚蠊　味咸,寒,有毒。主血瘀癥坚,寒热,破积聚,喉咽痹,内寒无子,通利血脉。生晋阳川泽及人家屋间。立秋采。

䗪虫　味咸,寒,有毒。主心腹寒热洗洗,血积癥瘕,破坚,下血闭,生子大良。一名地鳖,一名土鳖。生河东川泽及沙中人家墙壁下土中湿处。十月取,曝干。

蛴螬　味咸,微温,微寒,有毒。主恶血血瘀,痹气破折,血在胁下坚满痛,月闭,目中淫肤,青翳白膜,疗吐血在胸腹不去及破骨踒折血结,金疮内塞,产后中寒,下乳汁。一名蟦蛴,一名蟹齐,一名勃齐。生河内平泽及人家积粪草中。取无时。反行者良。

蛞蝓　味咸,寒,无毒。主贼风祸僻轶筋及脱肛,惊痫挛缩。一名陵蠡,一名土蜗,一名附蜗。生太山池泽及阴地沙石垣下。八月取。

蜗牛　味咸,寒。主贼风祸僻踠跌,大肠下脱肛,筋急及惊痫。

水蛭 味咸苦,平,微寒,有毒。主逐恶血瘀血,月闭,破血瘕积聚,无子,利水道及堕胎。一名蚑,一名至掌。生雷泽池泽。五月、六月采,曝干。

鳖甲 味咸,平,无毒。主心腹癥痕坚积,寒热,去痞息肉,阴蚀痔恶肉,疗温疟,血瘕腰痛,小儿胁下坚。肉味甘,主伤中,益气,补不足。生丹阳池泽。取无时。

鮀鱼甲 味辛,微温,有毒。主心腹癥痕,伏坚积聚,寒热,女子崩中,下血五色,小腹阴中相引痛,疮疥死肌,五邪涕泣时惊,腰中重痛,小儿气癃,眦溃。肉主少气吸吸,足不立地。生南海池泽。取无时。

乌贼鱼骨 味咸,微温,无毒。主女子漏下赤白经汁,血闭,阴蚀肿痛,寒热癥痕,无子,惊气入腹,腹痛环脐,阴中寒肿,令人有子,又止疮多脓汁不燥。肉味酸,平,主益气强志。生东海池泽。取无时。

蟹 味咸,寒,有毒。主胸中邪气热结痛,喝僻面肿,败漆,烧之致鼠,解结散血,愈漆疮,养筋益气。爪主破胞堕胎。生伊洛池泽诸水中。取无时。

原蚕蛾 雄者。有小毒。主益精气,强阴道,交接不倦,亦止精。屎温,无毒,主肠鸣,热中消渴,风痹瘾疹。

鳗鲡鱼 味甘,有毒。主五痔疮瘘,杀诸虫。

鲛鱼皮 主蛊气蛊疰,方用之。即装刀靶鲻鱼皮也。

紫贝 主明目,去热毒。

虾蟆 味辛,寒,有毒。主邪气,破癥坚血,痈肿阴疮,服之不患热病,疗阴蚀疽疬恶疮,猘犬伤疮。能合玉石。一名蟾蜍,一名鼀,又一名去甫,一名苦蘁。生江湖池泽。五月五日取,阴干。东行者良。

　　黿　味甘,寒,无毒。主小儿赤气,肌疮脐伤,止痛,气不足。一名长股。生水中。取无时。

　　牡鼠　微温,无毒。疗踠折,续筋骨,捣敷之,三日一易。四足及尾主妇人堕胎易产。肉热,无毒,主小儿哺露大腹,炙食之。粪微寒,无毒,主小儿痫疾大腹,时行劳复。

　　蚺蛇胆　味甘苦,寒,有小毒。主心腹蟿痛,下部蟿疮,目肿痛。膏平,有小毒,主皮肤风毒,妇人产后腹痛余疾。

　　蝮蛇胆　味苦,微寒,有毒。主蟿疮。肉酿作酒,疗癞疾诸瘘,心腹痛,下结气,除蛊毒。其腹中吞鼠有小毒,疗鼠瘘。

　　鲮鲤甲　微寒。主五邪惊啼悲伤,烧之作灰,以酒或水和方寸匕,疗蚁瘘。

　　蜘蛛　微寒。主大人小儿癀。七月七日取其网,疗喜忘。

　　蜻蛉　微寒。强阴止精。

　　石蚕　味咸,寒,有毒。主五癃,破石淋,堕胎。肉解结气,利水道,除热。一名沙虱。生江汉池泽。

　　蛇蜕　味咸甘,平,无毒。主小儿百二十种惊痫瘛疭,癫疾寒热,肠痔,虫毒蛇痫,弄舌摇头,大人五邪,言语僻越,恶疮呕咳,明目。火熬之良。一名石出子衣,一名蛇符,一名龙子皮,一名龙子单衣,一名弓皮。生荆州川谷及田野。五月五日、十五日取之良。

　　蛇黄　主心痛疰忤,石淋产难,小儿惊痫。以水煮研,服汁。出岭南蛇腹中,得之圆重如锡,黄黑青杂色。

　　蜈蚣　味辛,温,有毒。主鬼疰蛊毒,啖诸蛇虫鱼毒,杀鬼物老精,温疟,去三虫,疗心腹寒热结聚,堕胎,去恶血。生大吴川谷江南。赤头足者良。

马陆 味辛,温,有毒。主腹中大坚癥,破积聚息肉,恶疮白秃,疗寒热痞结,胁下满。一名百足,一名马轴。生玄菟川谷。

蠮螉 味辛,平,无毒。主久聋,咳逆毒气,出刺出汗,疗鼻窒。其土房主痈肿风头。一名土蜂。生熊耳川谷及牂柯,或人屋间。

雀瓮 味甘,平,无毒。主小儿惊痫,寒热结气,蛊毒鬼疰。一名燥舍。生汉中,采蒸之,生树枝间,蛅蟖房也。八月取。

鼠妇 味酸,温,微寒,无毒。主气癃不得小便,妇人月闭,血瘕,痫痓寒热,利水道。一名负蟠,一名蚍蟖,一名蜲蟋。生魏郡平谷及人家地上。五月五日取。

萤火 味辛,微温,无毒。主明目,小儿火疮,伤热气,蛊毒鬼疰,通神精。一名夜光,一名放火,一名熠耀,一名即炤。生阶地池泽。七月七日取,阴干。

衣鱼 味咸,温,无毒。主妇人疝瘕,小便不利,小儿中风,项强背起,摩之,又疗淋,堕胎,涂疮灭瘢。一名白鱼,一名蟫。生咸阳平泽。

白颈蚯蚓 味咸,寒,大寒,无毒。主蛇瘕,去三虫伏尸,鬼疰蛊毒,杀长虫,仍白化作水,疗伤寒伏热,狂谬,大腹黄疸。一名土龙。生平土。三月取,阴干。

蝼蛄 味咸,寒,无毒。主产难,出肉中刺,溃痈肿,下哽噎,解毒,除恶疮。一名蟪蛄,一名天蝼,一名毂。生东城平泽。夜出者良。夏至取,曝干。

蜣螂 味咸,寒,有毒。主小儿惊痫瘛疭,腹胀寒热,大人癫疾狂易,手足端寒,肢满,贲豚。一名蛣蜣。火熬之良。生长沙池泽。

五月五日取,蒸藏之,临用当炙。勿置水中,令人吐。

斑蝥　味辛,寒,有毒。主寒热,鬼疰蛊毒,鼠瘘疥癣,恶疮,疽蚀死肌,破石癃血积,伤人肌,堕胎。一名龙尾。生河东川谷。八月取,阴干。

芫青　味辛,微温,有毒。主蛊毒,风疰鬼疰,堕胎。三月取,曝干。

葛上亭长　味辛,微温,有毒。主蛊毒鬼疰,破淋结积聚,堕胎。七月取,曝干。

地胆　味辛,寒,有毒。主鬼疰,寒热鼠瘘,恶疮死肌,破癥瘕,堕胎,蚀疮中恶肉,鼻中息肉,散结气石淋,去子,服一刀圭,即下。一名蚖青,一名青蛙。生汶山川谷。八月取。

马刀　味辛,微寒,有毒。主漏下赤白,寒热,破石淋,杀禽兽贼鼠,除五脏间热,肌中鼠蹼,止烦满,补中,去厥痹,利机关。用之当炼。得水烂人肠,又云得水良。一名马蛤。生江湖池泽及东海。取无时。

田中螺汁　大寒。主目热赤痛,止渴。

贝子　味咸,平,有毒。主目翳,鬼疰蛊毒,腹痛下血,五癃,利水道,除寒热温疰,解肌,散结热。烧用之良。一名贝齿。生东海池泽。

甲香　味咸,平,无毒。主心腹满痛,气急,止痢下淋。生南海。

珂　味咸,平,无毒。主目中翳,断血生肌。贝类也,大如鳆,皮黄黑而骨白,以为马饰。生南海。采无时。

论曰:鸟兽虫鱼之类凡一百一十六种,皆是生命,各各自保爱其身,与人不殊,所以称近取诸身,远取诸物,人自受命,即鸟兽自爱,固可知也,是以须药者皆须访觅先死者,或市中求之,必不可得,自杀生以救己命,若杀之者,非立方之意也,慎之慎之。

果 部<small>二十五味</small>

豆蔻 味辛,温,无毒。主温中,心腹痛,呕吐,去口臭气。生南海。

葡萄 味甘,平,无毒。主筋骨湿痹,益气倍力,强志,令人肥健耐饥,忍风寒,久食轻身,不老延年,可作酒,逐水,利小便。生陇西五原敦煌山谷。

蓬蘽 味酸咸,平,无毒。主安五脏,益精气,长阴令坚,强志倍力,有子,又疗暴中风,身热大惊,久服轻身不老。一名覆盆,一名陵蘽,一名阴蘽。生荆山平泽及宛句。

覆盆子 味甘,平,无毒。主益气轻身,令发不白。五月采。

大枣 味甘,平,无毒。主心腹邪气,安中养脾,助十二经,平胃气,通九窍,补少气少津液,身中不足,大惊,四肢重,和百药,补中益气,强力,除烦闷,疗心下悬,肠澼,久服轻身长年,不饥神仙。一名干枣,一名美枣,一名良枣。八月采,曝干。三岁陈核中仁燔之,味苦,主腹痛邪气。生枣味甘辛,多食令人多寒热,羸瘦者不可食。叶覆麻黄能令出汗。生河东平泽。

藕实茎 味甘,平,寒,无毒。主补中养神,益气力,除百疾,久服轻身耐老,不饥延年。一名水芝丹,一名莲。生汝南池泽。八月采。

鸡头实 味甘,平,无毒。主湿痹,腰脊膝痛,补中,除暴疾,益精气,强志,令耳目聪明,久服轻身不饥,耐老神仙。一名雁喙实,一名芡。生雷泽池泽。八月采。

芰实 味甘,平,无毒。主安中,补五脏,不饥轻身。一名菱。

栗　味咸,温,无毒。主益气,厚肠胃,补肾气,令人耐饥。生山阴。九月采。

樱桃　味甘。主调中,益脾气,令人好颜色,美志。

梅实　味酸,平,无毒。主下气除热,烦满,安心,肢体痛,偏枯不仁,死肌,去青黑志,恶疾,止下痢,好唾口干。生汉中川谷。五月采,火干。

枇杷叶　味苦,平,无毒。主卒啘不止,下气。

柿　味甘,寒,无毒。主通鼻耳气,肠澼不足。

木瓜实　味酸,温,无毒。主湿痹邪气,霍乱大吐下,转筋不止。其枝亦可煮用之。

甘蔗　味甘,平,无毒。主下气和中,助脾气,利大肠。

石蜜　味甘,寒,无毒。主心腹热胀,口干渴。性冷利。出益州及西戎。煎炼沙糖为之,可作饼块,黄白色。

砂糖　味甘,寒,无毒。功体与石蜜同,而冷利过之。笮甘蔗汁煎作。蜀地、西戎、江东并有之。

芋　味辛,平,有毒。主宽肠胃,充肌肤,滑中。一名土芝。

乌芋　味苦甘,微寒,无毒。主消渴痹热,温中益气。一名藉姑,一名水萍。二月生,叶如芋。三月三日采根,曝干。

杏核仁　味甘苦,温,冷利,有毒。主咳逆上气雷鸣,喉痹,下气,产乳金疮,寒心贲豚,惊痫,心下烦热,风气去来,时行头痛,解肌,消心下急,杀狗毒。五月采之。其两仁者杀人,可以毒狗。花味苦,无毒,主补不足,女子伤中,寒热痹,厥逆。实味酸,不可多食,伤筋骨。生晋山川谷。

桃核仁　味苦甘,平,无毒。主瘀血血闭,瘕邪气,杀小虫,止咳逆上气,消心下坚,除卒暴击血,破癥瘕,通月水,止痛。七月采,取仁阴干。桃花杀疰恶鬼,令人好颜色,味苦平,无毒,主除水气,破石淋,利大小便,下三虫,悦泽人面。三月三日采,阴干。

桃枭 味苦,微温,主杀百鬼精物,疗中恶腹痛,杀精魅五毒不祥。一名桃奴,一名枭景,是实著树不落实中者。正月采之。桃毛主下血瘕,寒热积聚,无子,带下诸疾,破坚闭。刮取毛用之。桃蠹杀鬼,辟邪恶不祥。食桃树虫也。茎白皮味苦辛,无毒,除邪鬼,中恶腹痛,去胃中热。叶味苦,平,无毒,主除尸虫,出疮中虫。胶炼之,主保中不饥,忍风寒。实味酸,多食令人有热。生太山川谷。

李核仁 味苦,平,无毒。主僵仆跻,瘀血骨痛。根皮大寒,主消渴,止心烦,逆奔气。实味苦,除痼热,调中。

梨 味甘微酸,寒。多食令人寒中,金疮乳妇尤不可食。

奈 味苦,寒。多食令人胪胀,病人尤甚。

安石榴 味甘酸,无毒。主咽燥渴。损人肺,不可多食。酸实壳疗下痢,止漏精。东行根疗蛔虫寸白。

菜 部三十七味

白瓜子 味甘,平,寒,无毒。主令人悦泽,好颜色,益气不饥,久服轻身耐老,主除烦满不乐,久服寒中,可作面脂,令面悦泽。一名水芝,一名白瓜则绞切子。生嵩高平泽。冬瓜人也。八月采。

白冬瓜 味甘,微寒。主除小腹水胀,利小便,止渴。

瓜蒂 味苦,寒,有毒。主大水,身面四肢浮肿,下水,杀蛊毒,咳逆上气及食诸果病在胸腹中,皆吐下之,去鼻中息肉,疗黄疸。花主心痛咳逆。生嵩高平泽。七月七日采,阴干。

冬葵子　味甘，寒，无毒。主五脏六腑寒热羸瘦，五癃，利小便，疗妇人乳难内闭，久服坚骨，长肌肉，轻身延年。生少室山。十二月采之。葵根味甘，寒，无毒，主恶疮，疗淋，利小便，解蜀椒毒。叶为百菜主，其心伤人。

苋实　味甘，寒，大寒，无毒。主青盲白翳，明目除邪，利大小便，去寒热，杀蛔虫，久服益气力，不饥轻身。一名马苋，一名莫实，细苋亦同。生淮阳川泽及田中。叶如蓝。十一月采。

苦菜　味苦，寒，无毒。主五脏邪气，厌谷，胃痹肠澼，渴热中疾，恶疮，久服安心益气，聪察少卧，轻身耐老，耐饥寒，高气不老。一名荼苦，一名选，一名游冬。生益州川谷山陵道旁，凌冬不死。三月三日采，阴干。

荠　味甘，温，无毒。主利肝气，和中。其实主明目目痛。

芜菁及芦菔　味苦，温，无毒。主利五脏，轻身益气。可长食之。芜菁子主明目。

莱菔根　味辛甘，温，无毒。散服及炮煮服食。大下气消谷，去痰癖，肥健人，生捣汁服，主消渴，试有大效。

龙葵　味苦，寒，无毒。食之解劳少睡，去虚热肿。其子疗疔肿。所在有之。

菘　味甘，温，无毒。主通利肠胃，除胸中烦，解酒渴。

芥　味辛，温，无毒。归鼻。主除肾邪气，利九窍，明耳目，安中，久食温中。

苜蓿　味苦，平，无毒。主安中利人。可久食。

荏子　味辛，温，无毒。主咳逆，下气，温中补体。叶主调中，去臭气。九月采，阴干。

蓼实 味辛,温,无毒。主明目,温中,耐风寒,下水气,面目浮肿,痈疡。叶归于舌,除大小肠邪气,利中益志。马蓼去肠中蛭虫,轻身。生雷泽川泽。

葱实 味辛,温,无毒。主明目,补中不足。其茎葱白平,可作汤,主伤寒寒热出汗,中风面目肿,伤寒骨肉痛,喉痹不通,安胎,归于目,除肝邪气,安中,利五脏,益目睛,杀百药毒。葱根主伤寒头疼。葱汁平,温,主溺血,解藜芦毒。

薤 味辛苦,温,无毒。主金疮疮败,轻身不饥,耐老,归于骨,菜芝也,除寒热,去水气,温中散结,利病人,诸疮中风寒,水肿,以涂之。生鲁山平泽。

韭 味辛微酸,温,无毒。归于心。安五脏,除胃中热,利病人。可久食。子主梦泄精溺白。根主养发。

白蘘荷 微温。主中蛊及疟。

蓦菜 味甘苦,大寒。主时行壮热,解风热毒。

紫苏 味辛,温。主下气,除寒中。其子尤良。

水苏 味辛,微温,无毒。主下气杀谷,除饮食,辟口臭,去毒,辟恶气,久服通神明,轻身耐老,主吐血衄血血崩。一名鸡苏,一名劳祖,一名芥蒩,一名芥苴。生九真池泽。七月采。

假苏 味辛,温,无毒。主寒热鼠瘘,瘰疬生疮,破结聚气,下瘀血,除湿痹。一名鼠蓂,一名姜芥。生汉中川泽。

香薷 味辛,微温。主霍乱腹痛吐下,散水肿。

薄荷 味辛苦,温,无毒。主贼风伤寒,发汗,恶气,心腹胀满,霍乱,宿食不消,下气。煮汁服,亦堪生食。人家种之。饮汁发汗,大解劳乏。

秦荻梨　味辛,温,无毒。主心腹冷胀,下气消食。人所啖者。生下湿地,所在有之。

苦瓠　味苦,寒,有毒。主大水,面目四肢浮肿,下水,令人吐。生晋地川泽。

水芹　味甘,平,无毒。主女子赤沃,止血养精,保血脉,益气,令人肥健嗜食。一名水英。生南海池泽。

马芹子　味甘辛,温,无毒。主心腹胀满,下气消食。调味用之,香似橘皮而无苦味。

莼　味甘,寒,无毒。主消渴,热痹。

落葵　味酸,寒,无毒。主滑中,散热。实主悦泽人面。一名天葵,一名繁露。

蘩蒌　味酸,平,无毒。主积年恶疮不愈。五月五日日中采,干用之。

蕺　味辛,微温。主蠼螋溺疮。多食令人气喘。

葫　味辛,温,有毒。主散痈肿𧏾疮,除风邪,杀毒气。独子者亦佳。归五脏。久食伤人,损目明。五月五日采。

蒜　味辛,温,有小毒。归脾肾。主霍乱腹中不安,消谷理胃,温中,除邪痹毒气。五月五日采之。

堇汁　味甘,寒,无毒。主马毒疮,捣汁洗之并服之。堇,菜也,出《小品方》。《万异方》云:除蛇蝎毒及痈肿。

芸苔　味辛,温,无毒。主风游丹肿,乳痈。

米谷部二十八味

胡麻 味甘,平,无毒。主伤中虚羸,补五内,益气力,长肌肉,填髓脑,坚筋骨,疗金疮,止痛及伤寒温疟大吐后虚热羸困,久服轻身不老,明耳目,耐饥渴,延年。以作油微寒,利大肠,胞衣不落,生者摩疮肿,生秃发。一名巨胜,一名狗虱,一名方茎,一名鸿藏,叶名青蘘。生上党川泽。

青蘘 味甘,寒,无毒。主五脏邪气,风寒湿痹,益气,补脑髓,坚筋骨,久服耳目聪明,不饥,不老增寿。巨胜苗也。生中原川谷。

麻黄 味辛,平,有毒。主五劳七伤,利五脏,下血寒气,破积止痹,散脓,多食令人见鬼狂走,久服通神明,轻身。一名麻勃,此麻花上勃勃者。七月七日采良。麻子味甘,平,无毒。主补中益气,中风汗出,逐水,利小便,破积血,复血脉,乳妇产后余疾,长发,可为沐药,久服肥健,不老神仙。九月采。入土者损人。生太山川谷。

饴糖 味甘,微温。主补虚乏,止渴,去血。

大豆黄卷 味甘,平,无毒。主湿痹筋挛膝痛,五脏胃气结积,益气,止毒,去黑皯,润泽皮毛。生大豆味甘,平,涂痈肿,煮汁饮杀鬼毒,止痛,逐水胀,除胃中热痹,伤中淋露,下瘀血,散五脏结积内寒,杀乌头毒。久服令人身重。炒为屑味甘,主胃中热,去肿除痹,消谷,止腹胀。生太山平泽。九月采。

赤小豆 味甘酸,平,无毒。主下水,排痈肿脓血,寒热,热中消渴,止泄,利小便,吐逆卒澼,下胀满。

豉 味苦,寒,无毒。主伤寒头痛寒热,瘴气恶毒,烦躁满闷,虚劳喘吸,两脚疼冷,又杀六畜胎子诸毒。

大麦　味咸,温,微寒,无毒。主消渴,除热,益气调中。又云令人多热,为五谷长。

穬麦　味甘,微寒,无毒。主轻身,除热,久服令人多力健行。以作蘖温,消食和中。

小麦　味甘,微寒,无毒。主除热,止躁渴咽干,利小便,养肝气,止漏血唾血。以作曲温,消谷止痢。以作面温,不能消热止烦。

青粱米　味甘,微寒,无毒。主胃痹,热中消渴,止泄,利小便,益气补中,轻身长年。

黄粱米　味甘,平,无毒。主益气,和中止泄。

白粱米　味甘,微寒,无毒。主除热,益气。

粟米　味咸,微寒,无毒。主养肾气,去胃脾中热,益气。陈者味苦,主胃热消渴,利小便。

丹黍米　味苦,微温,无毒。主咳逆,霍乱,止泄,除热,止烦渴。

糵米　味苦,无毒。主寒中,下气除热。

秫米　味甘,微寒。止寒热,利大肠,疗漆疮。

陈廪米　味咸酸,温,无毒。主下气,除烦渴,调胃止泄。

酒　味苦甘辛,大热,有毒。主行药势,杀百邪恶气。

腐婢　味辛,平,无毒。主痎疟寒热,邪气泄痢,阴不起,止消渴,病酒头痛。生汉中。即小豆花也。七月采,阴干。

藊豆　味甘,微温。主和中下气。叶主霍乱吐下不止。

黍米　味甘,温,无毒。主益气补中。多热,令人烦。

粳米　味甘苦,平,无毒。主益气,止烦止泄。

稻米　味苦。主温中。令人多热,大便坚。

稷米　味甘,无毒。主益气,补不足。

醋 味酸,温,无毒。主消痈肿,散水气,杀邪毒。

酱 味咸酸,冷利。主除热,止烦满,杀百药热汤及火毒。

食盐 味咸,温,无毒。主杀鬼蛊邪疰毒气,下部䘌疮,伤寒寒热,吐胸中痰澼,止心腹卒痛,坚肌骨。多食伤肺,喜咳。

有名未用一百九十六味

青玉 味甘,平,无毒。主妇人无子,轻身,不老长年。一名毂玉。生蓝田。

白玉髓 味甘,平,无毒。主妇人无子,不老延年。生蓝田玉石间。

玉英 味甘。主风,疗皮肤痒。一名石镜。明白可作镜。生山窍。十二月采。

璧玉 味甘,无毒。主明目益气,使人多精生子。

合玉石 味甘,无毒。主益气,疗消渴,轻身辟谷。生常山中丘。如磝防。

紫石华 味甘,平,无毒。主渴,去小肠热。一名茈石华。生中牛山阴。采无时。

白石华 味辛,无毒。主瘅消渴,膀胱热。生液北乡北邑山。采无时。

黑石华 味甘,无毒。主阴痿消渴,去热,疗月水不利。生弗其劳山阴石间。采无时。

黄石华 味甘,无毒。主阴痿,消胸膈中热,去百毒。生液北山。黄色。采无时。

厉石华 味甘,无毒。主益气养神,止渴除热,强阴。生江南。

如石花。采无时。

石肺 味辛,无毒。主疠咳,寒久痿,益气明目。生水中,状如肺,黑泽有赤文,出水即干。陶隐居云:今浮石亦疗咳,似肺而不黑泽,恐非是。

石肝 味酸,无毒。主身痒,令人色美。生常山。色如肝。

石脾 味甘,无毒。主胃寒热,益气,令人有子。一名胃石,一名膏石,一名硝石。生隐蕃山谷石间。黑如大豆,有赤文,色微黄而轻薄如棋子。采无时。

石肾 味咸,无毒。主泄痢。色如白珠。

封石 味甘,无毒。主消渴热中,女子疽蚀。生常山及少室。采无时。

陵石 味甘,无毒。主益气,耐寒,轻身长年。生华山。其形薄泽。

碧石青 味甘,无毒。主明目益精,去白癣,延年。

逐石 味甘,无毒。主消渴伤中,益气。生太山阴。采无时。

白肌石 味辛,无毒。主强筋骨,止渴,不饥,阴热不足。一名肌石,一名洞石。生广焦国卷山青石间。

龙石膏 无毒。主消渴,益寿。生杜陵。如铁脂,中黄。

五羽石 主轻身长年。一名金黄。生海水中蓬葭山上仓中。黄如金。

石流青 味酸,无毒。主疗泄,益肝气,明目,轻身长年。生武都山石间。青白色。

石流赤 味苦,无毒。主妇人带下,止血,轻身长年。理如石者。生山石间。

石耆 味甘，无毒。主咳逆气。生石间。色赤如铁脂。四月采。

紫加石 味酸。主痹血气。一名赤英，一名石血。赤，无理，生邯郸山，如爵茈。二月采。

终石 味辛，无毒。主阴痿痹，小便难，益精气。生陵阴。采无时。

玉伯 味酸，温，无毒。主轻身益气，止渴。一名玉遂。生石上，如松，高五六寸，紫花，用茎叶。

文石 味甘。主寒热心烦。一名黍石。生东郡山泽中水下。五色，有汁润泽。

曼诸石 味甘。主益五脏气，轻身长年。一名阴精。六月、七月出石上，青黄色，夜有光。

山慈石 味苦，平，有毒。主女子带下。一名爰茈。生山之阳，正月生，叶如藜芦，茎有衣。

石濡 主明目，益精气，令人不饥渴，轻身长年。一名石芥。

石芸 味甘，无毒。主目痛，淋露，寒热，溢血。一名螫烈，一名顾喙。二月、五月采茎叶，阴干。

石剧 味甘，无毒。主渴，消中。

路石 味甘酸，无毒。主心腹，止汗生肌，酒痂，益气耐寒，实骨髓。一名陵石。生草石上，天雨独干，日出独濡，花黄，茎赤黑，三岁一实，赤如麻子。五月、十月采茎叶，阴干。

旷石 味甘，平，无毒。主益气养神，除热止渴。生江南，如石草。

败石 味苦，无毒。主渴，痹。

越砥石　味甘,无毒。主目盲,止痛,除热瘙。

金茎　味苦,平,无毒。主金疮内漏。一名叶金草。生泽中高处。

夏台　味甘。主百疾,济绝气。

柒紫　味苦。主小腹痛,利小腹,破积聚,长肌肉,久服轻身长年。生冤句。二月、七月采。

鬼目　味酸,平,无毒。主明目。一名来甘。实赤如五味。十月采。

鬼盖　味甘,平,无毒。主小儿寒热,痫。一名地盖。生垣墙下,丛生,赤,旦生暮死。

马颠　味甘,有毒。疗浮肿。不可多食。

马唐　味甘,寒。主调中,明耳目。一名羊麻,一名羊粟。生下湿地,茎有节,生根。五月采。

马逢　味辛,无毒。主癣虫。

牛舌实　味咸,温,无毒。主轻身益气。一名象户。生水中泽旁,实大,叶长尺。五月采。

羊乳　味甘温,无毒。主头眩痛,益气,长肌肉。一名地黄。三月采,立夏后母死。

羊实　味苦,寒。主头秃恶疮,疥瘙痂癣。生蜀郡。

犀洛　味甘,无毒。主癣。一名星洛,一名泥洛。

鹿良　味咸臭。主小儿惊痫,贲豚痫疭,大人痓。五月采。

菟枣　味酸,无毒。主轻身益气。生丹阳陵地。高尺许,实如枣。

雀梅　味酸,寒,有毒。主蚀恶疮。一名于雀。生海水石谷间,叶与实如麦李。

雀翘　味咸。主益气明目。一名去母,一名更生。生蓝中,叶细黄,茎赤有刺,四月实,兑黄中黑。五月采,阴干。

鸡涅　味甘,平,无毒。主明目,目中寒风,诸不足,水肿邪气,补中,止泄痢,疗女子白沃。一名阴洛。生鸡山。采无时。

相乌　味苦。主阴痿。一名乌葵。如兰香,赤茎。生山阳。五月十五日采,阴干。

鼠耳　味酸,无毒。主痹寒,寒热,止咳。一名无心。生田中下地。厚叶肥茎。

蛇舌　味酸,平,无毒。主除留血,惊气蛇痫。生大水之阳。四月采花,八月采根。

龙常草　味咸,温,无毒。主轻身,益阴气,疗痹寒湿。生河水旁,如龙刍,冬夏生。

离楼草　味咸,平,无毒。主益气力,多子,轻身长年。生常山。七月、八月采实。

神护草　可使独守,叱咄人,寇盗不敢入门。生常山北。八月采。

黄护草　无毒。主痹,益气,令人嗜食。生陇西。

吴唐草　味甘,平,无毒。主轻身益气,长年。生故稻田中。日夜有光,草中有膏。

天雄草　味甘,温,无毒。主益气,阴痿。生山泽中。状如兰,实如大豆,赤色。

雀医草　味苦，无毒。主轻身益气，洗浴烂疮，疗风水。一名白气。春生，秋花白，冬实黑。

木甘草　主疗痈肿盛热，煮洗之。生木间。三月生，大叶如蛇床，四四相值，但折枝种之便生，五月花白，实核赤。三月三日采。

益决草　味辛，温，无毒。主咳逆肺伤。生山阴。根如细辛。

九熟草　味甘，温，无毒。主出汗，止泄，疗闷。一名乌粟，一名雀粟。生人家庭中。叶如枣，一岁九熟。七月采。

兑草　味酸，平，无毒。主轻身益气，长年。生蔓草木上。叶黄有毛，冬生。

酸草　主轻身延年。生名山醴泉上，阴居。茎有五叶青泽，根赤黄，可以消玉。一名丑草。

异草　味甘，无毒。主痿痹寒热，去黑子。生篱木上。叶如葵，茎旁有角，汁白。

灌草叶　主痈肿。一名鼠肝。叶滑青白。

茋草　味辛，无毒。主伤金疮。

莘草　味甘，无毒。主盛伤痹肿。生山泽。如蒲黄，叶如芥。

勒草　味甘，无毒。主瘀血，止精溢盛气。一名黑草。生山谷，如栝楼。

英草华　味辛，平，无毒。主痹气，强阴，疗面劳疽，解烦，坚筋骨，疗风头。可作沐药。生蔓木上。一名鹿英。九月采，阴干。

吴葵叶　味咸，无毒。主理心，心气不足。

封华　味甘，有毒。主疥疮，养肌，去恶肉。夏至日采。

北荇华　味苦，无毒。主气脉溢。一云芹华。

陳华 味甘,无毒。主上气,解烦,坚筋骨。

枇华 味苦。主水气,去赤虫,令人好色。不可久服。春生乃采。

节华 味苦,无毒。主伤中,痿痹溢肿。皮主脾中客热气。一名山节,一名达节,一名通漆。十月采,曝干。

徐李 主益气轻身,长年。生太山阴。如李小形,实青色无核。熟采食之。

新雉木 味苦香,温,无毒。主风眩痛。可作沐药。七月采,阴干。实如桃。

合新木 味辛,平,无毒。解心烦,止疮痛。生辽东。

俳蒲木 味甘,平,无毒。主少气,止烦。生陵谷。叶如奈,实赤三核。

遂阳木 味甘,无毒。主益气。生山中。如白杨叶,三月实。十月熟赤可食。

学木核 味甘,寒,无毒。主胁下留饮,胃气不平,除热。如蕤核。五月采,阴干。

木核 疗肠澼。华疗不足。子疗伤中。根疗心腹逆气,止渴。十月采。

枸核 味苦。疗水,身面痈肿。五月采。

荻皮 味苦。止消渴,去白虫,益气。生江南。如松,叶有刺,实赤黄。十月采。

桑茎实 味酸,温,无毒。主字乳余疾,轻身益气。一名草王。叶如荏,方茎大叶。生园中。十月采。

蒲阴实　味酸,平,无毒。主益气,除热止渴,利小便,轻身,长年。生深山谷及园中。茎如芥,叶小,实如樱桃,七月成。

可聚实　味甘,温,无毒。主轻身,益气,明目。一名长寿。生山野道中。穗如麦,叶如艾。五月采。

让实　味酸。主喉痹,止泄痢。十月采,阴干。

蕙实　味辛。主明目,补中。根茎中汤—作渧疗伤寒寒热出汗,中风面肿,消渴热中,逐水。生鲁山平泽。

青雌　味苦。主恶疮秃败疮,火气,杀三虫。一名虫损,一名孟推。生方山山谷。

白背　味苦,平,无毒。主寒热,洗浴疗恶疮。生山陵。根似紫葳,叶如燕卢。采无时。

白女肠　味辛,温,无毒。主泄痢肠澼,疗心痛,破疝瘕。生深山谷中。叶如蓝,实赤,赤女肠亦同。

白扇根　味苦,寒,无毒。主疟,皮肤寒热出汗,令人变。

白给　味辛,平,无毒。主伏虫,白癣肿痛。生山谷。如藜芦,根白相连。九月采。

白并　味苦,无毒。主肺咳上气,行五脏,令百病不起。一名玉箫,一名箭悍。叶如小竹,根黄皮白。生山陵。三月、四月采根,曝干。

白辛　味辛,有毒。主寒热。一名脱尾,一名羊草。生楚山。三月采根。白而香。

白昌　味甘,无毒。主食诸虫。一名水昌,一名水宿,一名茎蒲。十月采。

赤举 味甘，无毒。主腹痛。一名羊饴，一名陵渴。生山阴。二月花，兑蔓草上，五月实黑，中有核。三月三日采叶，阴干。

赤涅 味甘，无毒。主痊，崩中，止血益气。生蜀郡山石阴地湿处。采无时。

黄秫 味苦，无毒。主心烦，止汗出。生如桐根。

徐黄 味辛，平，无毒。主心腹积瘕。茎主恶疮。生泽中。大茎细叶，香如藁本。

黄白支 生山陵。三月、四月采根，曝干。

紫蓝 味咸，无毒。主食肉得毒，能消除之。

紫给 味咸。主毒风头，泄注。一名野葵。生高陵下地。三月三日采根。根如乌头。

天蓼 味辛，有毒。主恶疮，去痹气。一名石龙。生水中。

地朕 味苦，平，无毒。主心气，女子阴疝血结。一名承夜，一名夜光。三月采。

地芩 味苦，无毒。主小儿痫，除邪，养胎，风痹，洗洗寒热，目中青翳，女子带下。生腐木积草处。如朝生，天雨生盖，黄白色。四月采。

地筋 味甘，平，无毒。主益气止渴，除热在腹脐，利筋。一名菅根，一名土筋。生泽中。根有毛，三月生，四月实白。三月三日采根。

地耳 味甘，无毒。主明目益气，令人有子。生丘陵。如碧石青。

土齿 味甘，平，无毒。主轻身益气，长年。生山陵地中。状如马牙。

　　燕齿　主小儿痫,寒热。五月五日采。

　　酸恶　主恶疮,去白虫。生水旁。状如泽泻。

　　酸赭　味酸。主内漏,止血不足。生昌阳山。采无时。

　　巴棘　味苦,有毒。主恶疥疮,出虫。一名女木。生高地。叶白有刺,根连数十枚。

　　巴朱　味甘,无毒。主寒,止血,带下。生雒阳。

　　蜀格　味苦,平,无毒。主寒热痿痹,女子带下,痈肿。生山阳。如藋菌,有刺。

　　累根　主缓筋,令不痛。

　　苗根　味咸,平,无毒。主痹及热中,伤跌折。生山阴谷中蔓草藤上。茎有刺,实如椒。

　　参果根　味苦,有毒。主鼠瘘。一名百连,一名乌蓼,一名鼠茎,一名鹿蒲。生百余根,根有衣裹茎。三月三日采根。

　　黄辩　味甘,平,无毒。主心腹疝瘕,口疮脐伤。一名经辩。

　　良达　主齿痛,止渴,轻身。生山阴。茎蔓延,大如葵,子滑小。

　　对庐　味苦,寒,无毒。主疥,诸久疮不瘳,生死肌,除大热,煮洗之。八月采。似菴䕡。

　　粪蓝　味苦。主身痒疮,白秃漆疮,洗之。生房陵。

　　委蛇　味甘,平,无毒。主消渴少气,令人耐寒。生人家园中。大枝长须,多叶而两两相值,子如芥子。

　　麻伯　味酸,无毒。主益气,出汗。一名君莒,一名衍草,一名道止,一名自死。生平陵。如兰,叶黑厚白裹茎,实赤黑。九月采根。

　　王明　味苦。主身热邪气,小儿身热,以浴之。生山谷。一名王草。

类鼻 味酸,温,无毒。主痿痹。一名类重。生田中高地。叶如天名精,美根。五月采。

师系 味甘,无毒。主痈肿恶疮,煮洗之。一名臣尧,一名臣骨,一名鬼芭。生平泽。八月采。

逐折 杀鼠,益气明目。一名百合。厚实,生禾间,茎黄,七月实,黑如大豆。

并苦 主咳逆上气,益肺气,安五脏。一名蛾薰,一名玉荆。三月采,阴干。

领灰 味甘,有毒。主心腹痛,炼中不足。叶如芒草,冬生。烧作灰。

父陛根 味辛,有毒。以熨痈肿肤胀。一名膏鱼,一名梓藻。

索干 味苦,无毒。主易耳。一名马耳。

荆茎 疗灼烂。八月、十月采,阴干。

鬼罳 生石上。接之日柔为沐。

竹付 味甘,无毒。主止痛,除血。

秘恶 味酸,无毒。主疗肝邪气。一名杜逢。

唐夷 味苦,无毒。主疗跌折。

知杖 味甘,无毒。疗疝。

垄松 味辛,无毒。主眩痹。

河煎 味酸。主结气,痈在喉颈者。生海中。八月、九月采。

区余 味辛,无毒。主心腹热痼。

三叶 味辛。主寒热,蛇蜂螫人。一名起莫,一名三石,一名当田。生田中。茎小黑白，高三尺，根黑。三月采，阴干。

五母麻　味苦，有毒。主瘘瘅不便，下痢。一名鹿麻，一名归泽麻，一名天麻，一名若一草。生田野。五月采。

疥拍腹　味辛，温，无毒。主轻身，疗瘅。五月采，阴干。生上党。

常吏之生　味苦，平，无毒。主明目。实有刺，大如稻米。

救赦人者　味甘，有毒。主疝痹，通气，诸不足。生人家宫室。五月、十月采，曝干。

丁公寄　味甘。主金疮痛，延年。一名丁父。生石间。蔓延木上，叶细大枝，赤茎，母大如碛，黄有汁。七月七日采。

城里赤柱　味辛，平。疗妇人漏血白沃，阴蚀，湿痹邪气，补中益气。生晋平阳。

城东腐木　味咸，温。主心腹痛，止泄便脓血。

芥　味苦，寒，无毒。主消渴，止血，妇人疾，除痹。一名梨。叶如大青。

载　味酸，无毒。主诸恶气。

庆　味苦，无毒。主咳嗽。

腜　味甘，无毒。主益气延年。生山谷中。白顺理。十月采。

雄黄虫　主明目，辟兵不祥，益气力。状如蠼螋。

天社虫　味甘，无毒。主绝孕，益气。如蜂大腰，食草木叶。三月采。

桑蠹虫　味甘，无毒。主心暴痛，金疮肉生不足。

石蠹虫　主石癃，小便不利。生石中。

行夜 疗腹痛寒热,利血。一名负盘。

蜗篱 味甘,无毒。主烛馆,明目。生江夏。

麋鱼 味甘,无毒。主痹,止血。

丹戬 味辛。主心腹积血。一名飞龙。生蜀都。如鼠负青股蜚,翼赤。七月七日采。

扁前 味甘,有毒。主鼠瘘,癫,利水道。生山陵。如牛虻,翼赤。五月、八月采。

蚖类 疗痹,内漏。一名蚖短。土色而文。

蜚厉 主妇人寒热。

梗鸡 味甘,无毒。疗痹。

益符 疗闭。一名无舌。

地防 令人不饥不渴。生黄陵。如濡,居土中。

黄虫 味苦。疗寒热。生地上。赤头长足,有角,群居。七月七日采。

唐本退 二十味

薰草 味甘,平,无毒。主明目止泪,疗泄精,去臭恶气,伤寒头痛,上气腰痛。一名蕙草。生下湿地。三月采,阴干。脱节者良。

姑活 味甘,温,无毒。主大风邪气,湿痹寒痛,久服轻身,益寿耐老。一名冬葵子。生河东。

别羁 味苦,微温,无毒。主风寒湿痹,身重,四肢酸疼,寒邪,历节痛。一名别枝,一名别骑,一名鳖羁。生蓝田川谷。二月、八月采。

牡蒿 味苦,温,无毒。主充肌肤,益气,令人暴肥。不可久服,血脉满盛。生田野。五月、八月采。

石下长卿　味咸，平，有毒。主鬼疰精物，邪恶气，杀百精蛊毒，老魅注易，亡走啼哭，悲伤恍惚。一名徐长卿。生陇西池泽山谷。

麇舌　味辛，微温，无毒。主霍乱腹痛，吐逆心烦。生水中。五月采。

练石草　味苦，寒，无毒。主五癃，破石淋，膀胱中结气，利水道小便。生南阳川泽。

弋共　味苦，寒，无毒。主惊气，伤寒腹痛，羸瘦，皮中有邪气，手足寒，无色。生益州山谷。

蕈草　味咸，平，无毒。主养心气，除心温温辛痛，浸淫身热。可作盐花。生淮南平泽。七月采。

五色符　味苦，微温。主咳逆，五脏邪气，调中益气，明目，杀虱。青符、白符、赤符、黑符、黄符，各随色补其藏。白符一名女木。生巴郡山谷。

蘘草　味甘苦，寒，无毒。主温疟寒热，酸嘶邪气，辟不祥。生淮南山谷。

蒴根　味甘，寒，平，有小毒。主下热气，益阴精，令人面悦好，明目，久服轻身耐老。以作蒸，饮酒病人。生嵩高平泽。二月、八月采。

鼠姑　味苦，平，寒，无毒。主咳逆上气，寒热鼠瘘，恶疮邪气。一名䑕。生丹水。

船虹　味酸，无毒。主下气，止烦满。可作浴汤药。色黄。生蜀郡。立秋取。

屈草　味苦，微寒，无毒。主胸胁下痛，邪气肠间，寒热阴痹，久服轻身益气，耐老。生汉中川泽。五月采。

赤赫 味苦,寒,有毒。主痂疡恶败疮,除三虫邪气。生益州川谷。二月、八月采。

淮木 味苦,平,无毒。主久咳上气,伤中虚羸,补中益气,女子阴蚀,漏下赤白沃。一名百岁城中木。生晋阳平泽。

占斯 味苦,温,无毒。主邪气湿痹,寒热疸疮,除水,坚积血癥,月闭无子,小儿躄不能行,诸恶疮痈肿,止腹痛,令女人有子。一名炭皮。生太山山谷。采无时。

樱桃 味辛,平,无毒。主止泄肠澼,除热调中,益脾气,令人好色美志。一名牛桃,一名英豆。实大如麦,多毛。四月采,阴干。

鸩鸟毛 有大毒。入五脏烂,杀人。其口主杀蝮蛇毒。一名鸩日。生南海。

卷第五 妇人一

论曰:妇人之病难疗,比之丈夫,十倍费功,所以古人别立妇人之方焉。是以今方具在四卷,一卷泛疗妇人,三卷专论产后,好学者宜细意用心观之,乃得睹其深趣耳。

妇人求子第一论一首　方七首

论曰:夫人求子者,服药须有次第,不得不知。其次第者,男服七子散,女服荡胞汤,及坐药,并服紫石门冬丸,则无不得效矣。不知此者,得力鲜焉。

七子散　主丈夫风虚目暗,精气衰少,无子,补不足方。

牡荆子　五味子　菟丝子　车前子　菥蓂子　石斛　薯蓣　干地黄　杜仲去皮,炙　鹿茸炙　远志各二两　附子炮,去皮　蛇床子　芎藭各一两半　山茱萸　天雄炮,去皮　人参　茯苓　黄芪　牛膝各五分　桂心二两半　巴戟天三两　肉苁蓉七分　钟乳二两,无亦得

上二十四味捣筛为散,酒服方寸匕,日二。不知,加至二匕,以知为度。忌生冷醋滑猪鸡鱼蒜油面。不能酒者,蜜和丸服亦佳。一方加覆盆子二两。行房法一依《素女经》,女人月信断一日为男,二日为女,三日为男,四日为女,以外无子。每日午时夜半后行事,生子吉,余时生子不吉。

荡胞汤　主妇人断绪二三十年,及生来无子,并数数失子,服此皆有子,长命无病方。

朴硝　桃仁去皮尖两仁者,熬　茯苓　牡丹皮　大黄各三两　人参　桂心　芍药　厚朴炙　细辛　牛膝　当归　橘皮各二两　附子一两半炮,去皮　虻虫去翅足,熬　水蛭各六十枚,熬

上一十六味㕮咀,以酒五升、水六升合渍一宿,煮取三升,分四服,日三夜一服,每服相去三时辰,少时更服如常。覆被少取汗,汗不出,冬月著火笼。必下积血及冷赤脓如赤小豆汁,本为妇人子宫内有此恶物令然。或天阴脐下痛,或月水不调,为有冷血,不受胎。若斟酌下尽,气力弱,大困,不堪更服,亦一日二三服即止。如大闷不堪,可食醋饭冷浆,一口即止,然恐去恶物不尽,不大得药力,若能忍服尽大好,一日后仍著导药。《千金》更有桔梗、甘草各二两。

坐导药方

皂荚一两,炙,去皮子　五味子　干姜　细辛各三两　葶苈子熬　苦瓠各三分,《千金》作山茱萸　矾石烧半日　大黄　戎盐　蜀椒汗　当归各二两

上一十一味捣筛,内轻绢袋子中,如指许大,长三寸,盛药令满,内子门中。坐卧任意,勿行走急,小便时即去之,仍易新者。一日当下青黄冷汁,汁尽止即可幸御,自有子。若未见病出,亦可至十日安之。《千金》无葶苈。一本又有砒霜三分。著药后一日,乃服紫石天门冬丸。

紫石天门冬丸

紫石英七日研之　乌头炮,去皮　天门冬各三两,去心　乌贼鱼骨　牛膝各一两半　人参　牡丹皮　桑寄生　干姜　细辛　厚朴炙　食茱萸　续断各五分　薯蓣一两半　柏子仁一两　牡荆子《千金》作牡蒙　禹余粮　紫葳　石斛　辛夷心　卷柏　当归　芎䓖　桂心

干地黄　甘草_{炙,各二两}

上二十六味捣筛为末,炼蜜和,丸如梧桐子,酒服十丸,日三,稍加至三十丸。慎如药法。

白薇丸　主久无子或断绪,上热下冷,百病皆疗方。

白薇　车前子_{各三分}　泽兰　太一余粮　赤石脂　细辛　人参　桃仁_{去皮尖,熬}　覆盆子　麦门冬_{去心}　白芷_{各一两半}　紫石英　石膏_研　藁本　菴䕡子　卷柏_{各五分}　蒲黄　桂心_{各二两半}　当归　芎䓖　蛇床子_{各一两}　干姜　蜀椒_汗　干地黄_{各三两}　茯苓　远志_{去心}　白龙骨_{各二两}　橘皮_{半两}

上二十八味捣筛为末,炼蜜和,丸如梧桐子,酒服十五丸,日再,增至四十丸,以知为度,亦可增至五十丸。慎猪鸡蒜生冷醋滑驴马等肉。觉有娠则止。秘之,勿妄传也。

庆云散　主丈夫阳气不足,不能施化,施化无成方。

覆盆子　五味子_{各二升}　菟丝子_{一升}　白术_{熬令色变}　石斛_{各三两}　天雄_{一两,炮,去皮}　天门冬_{九两,去心}　紫石英_{二两}　桑寄生_{四两}

上九味捣筛为散,先食酒服方寸匕,日三。素不耐冷者,去寄生,加细辛四两;阳气不少而无子者,去石斛,加槟榔十五枚,良。

承泽丸　主妇人下焦三十六疾,不孕绝产方。

梅核仁　辛夷_{各一升}　葛上亭长_{七枚}　泽兰子_{五合}　溲疏　藁本_{各一两}

上六味捣筛为末,炼蜜和,丸如大豆,先食酒服二丸,日三。不知,稍增之。若腹中无坚积者,去亭长,加通草一两;恶甘者,和药先以苦酒搜散,乃内少蜜,和为丸。

妇人积聚第二_{方一十三首}

牡蒙丸 主男子疝瘕，女子血瘕，心腹坚，积聚，乳余疾，小腹坚满，贯脐痛，热中，腰背痛，小便不利，大便难，不下食，有伏蛊，胪胀肿，久寒热，胃管有邪气方。

牡蒙 苁蓉 乌喙_{炮，去皮} 石膏_研 藜芦_{各三分} 巴豆_{六十枚，去心皮，熬} 干姜 桂心_{各二两} 半夏_{五分，洗}

上九味捣筛为末，别捣巴豆如膏，合诸药令调和，捣至熟，以饮服如小豆二丸，日三。如不相得，入少蜜。

乌头丸 主心腹积聚，膈中气闷，胀满疝瘕，内伤瘀血，产乳众病，及诸不足方。

乌头_{炮，去皮} 巴豆_{去心皮，熬，各半两} 人参 硝石_{各一两} 大黄_{二两} 戎盐_{一两半} 苦参 黄芩 䗪虫_熬 半夏_洗 桂心_{各三分}

上一十一味捣筛为末，内蜜青牛胆汁拌和，捣三千杵，丸如梧桐子大，宿不食，酒服五丸。卧须臾当下，黄者心腹积也，青如粥汁者膈上邪气也，下崩血如腐肉者内伤也，赤如血者乳余疾也，如蛊刺者虫也。下已必渴，渴饮粥，饥食苏縻，三日后当温食，食必肥浓，四十日平复。

干姜丸 治妇人瘕结，胁肋下疾。

干姜_{一两半} 芎䓖 芍药_{各二两} 前胡_熬 干地黄_熬 桃仁_{熬，去皮尖两仁者} 茯苓_{各一两} 人参 当归_{各三两} 杏仁_{熬，去皮尖两仁者} 朴硝 蜀椒_汗 蛴螬_熬 䗪虫_熬 虻虫_{去翅足，熬} 水蛭_{各一合，熬}

上一十六味捣筛为末，炼蜜和，丸如梧桐子，未食以饮服三丸，可增至十丸。《千金》用大黄、柴胡各二两，无前胡、地黄。

生地黄丸　主妇人脐下结坚,大如杯升,月经不通,发热往来,下痢羸瘦,此为气瘕也,若生肉瘕不可瘥,未生瘕者可疗方。

生地黄三十斤,捣绞取汁　干漆一斤,熬,捣筛为末

上二味相和,微火煎令可丸,药成,丸如梧桐子大,食后以酒服五丸。《千金》云服三丸,《集验》至七八丸止。

辽东都尉所上丸　主脐下坚癖,无所不疗。

恒山　巴豆去心皮,熬　大黄各一分　天雄二枚大者,炮　藋芦一两半,一方二两　干姜　人参　苦参　丹参　沙参　玄参　细辛　白薇各三分　龙胆　牡蒙各一两　芍药　附子炮,去皮　狼牙　牛膝　茯苓各五分

上二十味捣筛为末,炼蜜和丸,宿勿食,酒服五丸,日三。主大羸瘦而黄,月水不调,当十五日服之,下长虫,或下种种病出,二十五日腹中所苦悉愈,肌肤充盛,五十日万病除矣,断绪者皆有子也。

五京丸　主妇人腹中积聚,九痛七害,久寒,腰中冷引小腹,害食苦下,或热痢,得冷便下方。

干姜三两　黄芩一两　吴茱萸一升　附子炮,去皮　狼毒　当归　牡蛎各二两,熬

上七味捣筛为末,炼蜜和,丸如梧桐子大,酒日服五丸,加至十丸。此出京氏五君,故名五京丸。久患冷,当服之。

鸡鸣紫丸　主妇人腹中癥瘕积聚。

大黄二两　前胡　人参各四两　皂荚炙,去皮子　藜芦　巴豆去皮心,熬　礜石炼　乌喙炮,去皮,各半两　代赭五分　阿胶一两半,炙　桂心一分　杏仁去皮尖,熬　干姜　甘草各三分

上一十四味捣筛为末,炼蜜和丸,鸡鸣时饮服一丸如梧桐子,

日益一丸,至五丸止,仍从一丸起。下白者风也,赤者癥瘕也,青者疝也,黄者心腹病也,如白泔烂腐者水也。

炭皮丸 主妇人忧恚,心下支满,膈气腹热,月经不利,血气上抢心,欲呕,不可眠,懈怠不勤。

炭皮 芎䓖各一分 桂心 干姜 干漆熬 白术各一分半 蜀椒汗 黄芩 芍药 土瓜根 大黄炙令烟出 虻虫各半两,去翅足,熬

上一十二味捣筛为末,炼蜜和,丸如梧桐子,饮服五丸,日三。不知,稍增之。

七气丸 主妇人劳气食气,胸满气,吐逆大下气,其病短气,胸胁满,气结痛,小便赤黄,头重方。

葶苈子熬 半夏各一两,洗 大黄 玄参 人参 苦参 麦门冬去心 黄芩 干姜 芎䓖 远志去心,各一两半 硝石一两 瞿麦一两半

上一十三味捣筛为末,炼蜜和,丸如梧桐子,以酒服六丸,日一服。亦理呕逆,破积聚。

半夏汤 主妇人胸满,心下坚,咽中贴贴,如有炙脔,咽之不下,吐之不出方。

半夏一升,洗 生姜五两 茯苓 厚朴各四两

上四味㕮咀,以水六升煮取三升,分三服。《千金》有苏叶二两。

厚朴汤 主妇人下焦劳冷,膀胱肾气损弱,白汁与小便俱出。厚朴如手大,长四寸,去皮,炙,削,以酒五升煮两沸,去滓,取桂心一尺绢筛,内汁中调和,宿勿食,晓顿服之。

温经汤 主妇人小腹痛方。

茯苓六两 芍药 土瓜根各三两 薏苡仁半升

上四味㕮咀,以酒三升渍一宿,晓加三升水,煎取二升,分再服之。

大补内黄芪汤　主妇人七伤,骨髓疼,小腹急满,面目黄黑,不能食饮,并诸虚不足,少气,心悸不安方。

黄芪　半夏各三两,洗　大枣三十枚　当归　干地黄　桂心　人参　茯苓　远志去心　芍药　泽泻　五味子　麦门冬去心　白术　甘草各二两,炙　干姜四两

上一十六味㕮咀,以水一斗半煮取二升,一服五合,日三。

妇人乳疾第三方六首

治乳坚方

当归　芍药　黄芪　蒺藜子　鸡骨　附子炮,去皮　枳实各二两,炙　桂心三两　人参　薏苡仁各一两

上一十味捣筛为散,酒服方寸匕,日三服。

治乳痈始作方

大黄　楝实　芍药　马蹄炙

上四味等分,捣筛为散,酒服方寸匕,取汗出,瘥。《广济》云:治乳痈大坚硬,赤紫色,衣不得近,痛不可忍,经宿乃消。

排脓散　主乳痈方。

铁粉　细辛　芎䓖　人参　防风　干姜　黄芩　桂心　芍药　苁蓉各一两　当归　甘草炙,各五分

上一十二味捣筛为散,酒服方寸匕,日三夜一服,加至一匕半,服十日。脓血出多,勿怪,是恶物除。

生鱼薄乳痈方

生鲫鱼长五寸　伏龙肝　大黄　莽草各六两

上四味,别捣鱼如膏,下筛三物,更捣令调,以生地黄汁和如粥,敷肿上,日五六,夜二三。

治乳痈,初有异则行此汤,并将丸补之,即愈方。

麦门冬一升,去心　黄芩　黄芪　芍药　茯苓　甘草炙　通草各二两　桑寄生　防风　人参各三两　糖八两　大枣十枚

上一十二味㕮咀,以水一斗煮取三升,去滓内糖,分四服。

次服天门冬丸

天门冬五两,去心　通草　黄芪　防风　干地黄　桑寄生　人参各二两　羌活三两　大黄二两半　白芷一两半　升麻一两半　泽兰　茯神　天雄炮,去皮　黄芩　枳实炙　五味子各一两

上一十七味捣筛为末,炼蜜和丸,酒服二十丸,日二,加至三十丸。

妇人杂病第四方一十三首

治妇人断产方

故蚕子布一尺烧,一味末,酒下,终身不复怀孕也。

治妇人无故尿血方

龙骨五两

上一味捣筛为散,酒服方寸匕,空腹服,日三,久者二十服,愈。

又方　鹿角屑　大豆黄卷　桂心各一两

上三味捣筛为散,空腹酒服方寸匕,日三服。

又方　船故茹为散,酒服方寸匕,日三服。亦主遗尿。

治妇人遗尿,不知出时方。

白薇　芍药各二两半

上二味捣筛为散,酒服方寸匕,日三服。

又方　矾石熬　牡蛎熬,各三两

上二味捣筛为散,酒服方寸匕。亦治丈夫。

治妊娠得热病五六日,小便不利,热入五脏方。

葵子一升　榆白皮一把,切

上二味,水五升煮五沸,服一升,日三服。

又方　葵子　茯苓各一两

上二味捣筛为散,水服方寸匕,日三,小便利则止。

治妇人小便不通方。

葵子二升　朴硝一两

上二味,以水五升煮取二升,分再服。

治妇人卒不得小便方。

杏仁七枚,熬令变色,去皮尖

上一味捣筛为散,以水服之,立下。

又方　紫菀为末,井花水服三指撮,立通。

治丈夫妇人转胞,不得小便八九日方。

滑石一两,碎　寒水石一两,碎　葵子一升

上三味,以水一斗煮取五升,服一升,即利。

妇人经服硫黄丸,忽患头痛项冷,冷歇又心胸烦热,眉骨眼眦痒痛,有时生疮,喉中干燥,四肢痛痒方。

栝楼根　麦门冬去心　龙胆各三两　土瓜根八两　大黄二两
杏仁一升,去尖皮两仁,熬

上六味捣筛为末,别捣杏仁如泥,炼蜜和,丸如梧桐子大,饮下十丸,日三,稍加至二十丸。

妇人面药第五论一首　方三十九首

论曰：面脂手膏，衣香澡豆，仕人贵胜，皆是所要。然今之医门极为秘惜，不许子弟泄漏一法，至于父子之间亦不传示。然圣人立法，欲使家家悉解，人人自知，岂使愚于天下，令至道不行，拥蔽圣人之意，甚可怪也。

面脂　主面及皱皵黑𪒗，凡是面上之病，悉皆主之方。

丁香十分　零陵香　桃仁去皮　土瓜根　白蔹　白及　栀子花　沉香　防风　当归　辛夷　麝香研　芎藭　商陆各三两　白芷　葳蕤　菟丝子　甘松香　藿香各十五分　蜀水花　青木香各二两　茯苓十四分　木兰皮　藁本　白僵蚕各二两半　冬瓜仁四两鹅脂　羊髓各一升半　羊肾脂一升　猪胰六具　清酒五升　生猪肪脂三大升

上三十二味切，以上件酒挼猪胰汁，渍药一宿，于脂中以炭火煎，三上三下，白芷黄，绵滤，贮器中，以涂面。

面脂方

防风　芎藭　白芷　白僵蚕　藁本　葳蕤　茯苓　白蔹　细辛　土瓜根　栝楼仁　桃仁去皮尖　蜀水花　青木香　当归　辛夷各半两　鹅脂一升　羊肾脂一升　猪脂二升

上一十九味细切，绵裹，酒二升渍一日一夜，内脂中，急火煎之，三上三下，然后缓火，一夜药成，去滓，以寒水石粉半两内脂中，以柳木篦熟搅，任用之。

又方　杏仁二升，去皮尖　白附子三两　密陀僧二两，研如粉　生白羊髓二升半　珍珠十四枚，研如粉　白鲜皮一两　鸡子白七枚　胡

粉二两，以帛四重裹，一石米下蒸之，熟下，阴干

上八味，以清酒二升半先取杏仁盆中研之如膏，又下鸡子白研二百遍，又下羊髓研二百遍，捣筛诸药，内之，研五百遍，至千遍弥佳。初研杏仁，即少少下酒薄，渐渐下使尽，药成，以指捻看如脂，即可用也。草药绢筛，直取细如粉佳。

又方　当归　芎䓖　细辛各五分　蜀水花　密陀僧　商陆　辛夷　木兰皮　栝楼　白僵蚕　藁本　桃花　香附子　杜蘅　鹰屎　零陵香　葳蕤　土瓜根各三分　麝香　丁香各半两　白术二两　白芷七分　白附子　玉屑各一两　鹅脂五合　鹿髓一升　白蜡四两　猪膏二两　羊髓一升

上二十九味细切，醋浸，密封一宿，明晓以猪膏煎，三上三下，以白芷黄为药成，去滓，搅数万遍，令色白，敷面。慎风日，良。

面膏方

杜蘅　牡蛎熬，一云杜若　防风　藁本　细辛　白附子　白芷　当归　木兰皮　白术　独活　葳蕤　天雄　茯苓　玉屑各一两　菟丝子　防己　商陆　栀子花　橘皮一云橘仁　白蔹　人参各三两　甘松香　青木香　藿香　零陵香　丁香各二两　麝香半两　白犬脂　白鹅脂无鹅脂，以羊髓代之　牛髓各一升　羊胰三具

上三十二味，以水浸膏髓等五日，日别再易水，又五日，日别一易水，又十日，二日一易水，凡二十日止，以酒一升挼羊胰令消尽，去脉，乃细切香，于瓷器中浸之，密封一宿，晓以诸脂等合煎，三上三下，以酒水气尽为候，即以绵布绞去滓，研之千遍，待凝乃止，使白如雪，每夜涂面，昼则洗却，更涂新者，十日以后色等桃花。《外台》有冬瓜仁、蘼芜花，无白蔹、人参。

面膏 主有鼾黯及痦瘰，并皮肤皱劈方。

防风　藁本　辛夷　芍药　当归　白芷　牛膝　商陆　细辛　密陀僧　芎䓖　独活　鸡舌香　零陵香　葳蕤　木兰皮　麝香　丁香　未穿珍珠各一两　蕤仁　杏仁各二两，去皮尖　牛髓五升　油一升　腊月猪脂三升，炼　獐鹿脑各一具，若无獐鹿，羊脑亦得

上二十五味，先以水浸脑髓使白，藿香以上㕮咀如麦片，乃于脑、髓、脂、油内煎之，三上三下，即以绵裹搦去滓，乃内麝香及珍珠末，研之千遍，凝，即涂面上，甚妙。今据药止二十六味，后云藿香以上，而方中无藿香，必脱漏三味也。

又方　香附子十枚，大者　白芷一两　零陵香二两　茯苓一大两，细切　蔓菁油二升，无，即猪脂代之　牛髓　羊髓各一斗　白蜡八两　麝香半两

上九味切，以油、髓微火煎五物令色变，去滓，内麝香，研千遍，凝，每澡豆洗面而涂之。

面药方

朱砂研　雄黄研　水银霜各半两　胡粉二团　黄鹰屎一升

上五味合和，净洗面，夜涂之。以一两药和面脂，令稠如泥，先于夜欲卧时，澡豆净洗面并手，干拭，以药涂面，厚薄如寻常涂面厚薄，乃以指细细熟摩之，令药与肉相入，乃卧。一上经五日五夜勿洗面，止就上作妆即得，要不洗面。至第六夜洗面，涂，一如前法。满三度，洗更不涂也，一如常洗面也，其色光净，与未涂时百倍也。

悦泽面方

雄黄研　朱砂研　白僵蚕各一两　珍珠十枚，研末

上四味并粉末之，以面脂和胡粉，内药和搅，涂面作妆，晓以醋

浆水洗面讫,乃涂之,三十日后如凝脂,五十岁人涂之面如弱冠。夜常涂之,勿绝。

令面生光方

密陀僧研,以乳煎之,涂面,即生光。

令面白媚好方

白附子　白芷　杜若　赤石脂　白石脂　杏仁<small>去皮尖</small>　桃花　瓜子　牛膝　鸡屎白　葳蕤　远志<small>去心</small>

上一十二味各三分,捣筛为末,以人乳汁一升、白蜜一升和,空腹服七丸,日三服。

鹿角涂面方

鹿角<small>一握</small>　芎䓖　细辛　白蔹　白术　白附子　天门冬<small>去心</small>　白芷<small>各二两</small>　杏仁<small>二七枚,去皮尖</small>　牛乳<small>三升</small>

上一十味,鹿角先以水渍之百日令软,总内乳中,微火煎之令汁竭,出角,以白练袋盛之,余药勿收,至夜取牛乳石上摩鹿角,涂面,晓以清浆水洗之,令老如少也。<small>一方用酥三两。</small>

紧面皮方

大猪蹄一具,治如食法,水二升、清浆水一升釜中煎成胶,以洗面,又和澡豆,夜涂面,晓以浆水洗,令面皮紧矣。

治妇人,令好颜色方。

女菀<small>二两半</small>　铅丹<small>五分</small>

上二味捣筛为散,酒服一刀圭,日再服,男十日,女二十日。知则止,黑色皆从大便出,色白如雪。

又方　白瓜子<small>五分</small>　白杨皮<small>三分</small>　桃花<small>一两</small>

上三味捣筛为散,以饮服方寸匕,日三服。三十日面白,五十日手足白。一云：欲白加瓜子，欲赤加桃花。

令人面手白净，澡豆方。

白鲜皮　白僵蚕　白附子　鹰屎白　白芷　芎䓖　白术　青木香一方用藁本　甘松香　白檀香　麝香　丁香各三两　桂心六两　瓜子一两，一方用土瓜根　杏仁三十枚，去皮尖　猪胰三具　白梅三七枚　冬瓜仁五合　鸡子白七枚　面三升

上二十味，先以猪胰和面，暴令干，然后合诸药捣筛为散，又和白豆屑二升，用洗手面。十日内色白如雪，二十日如凝脂。《千金》有枣三十枚，无桂心。

又方　麝香二分　猪胰两具　大豆黄卷一升五合　桃花一两　菟丝子三两　冬葵子五合，一云冬瓜子　白附子二两　木兰皮三两　葳蕤二合　栀子花二两　苜蓿一两

上一十一味，以水浸猪胰，三四度易水，血色及浮脂尽，乃捣诸味为散，和令相得，暴，捣筛，以洗手面，面净光润而香。一方若无前件可得者，直取苜蓿香一升，土瓜根、商陆、青木香各一两，合捣为散，洗手面，大佳。

澡豆方

细辛半两　白术三分　栝楼二枚　土瓜根三分　皂荚五挺，炙，去皮子　商陆一两半　冬瓜仁半升　雀屎半合　菟丝子二合　猪胰一具，去脂　藁本　防风　白芷　白附子　茯苓　杏仁去皮尖　桃仁去皮尖，各一两　豆末四升　面一升

上一十九味捣细筛，以面浆煮猪胰一具令烂，取汁和散，作饼子，暴之令干，更熟捣细罗之，以洗手面，甚佳。

又方　丁香　沉香　青木香　桃花　钟乳粉　珍珠　玉屑

蜀水花　木瓜花各三两　榇花　梨花　红莲花　李花　樱桃花

白蜀葵花　旋复花各四两　麝香一铢

上一十七味,捣诸花,别捣诸香,珍珠、玉屑别研成粉,合和大豆末七合,研之千遍,密贮勿泄,常用洗手面作妆,一百日其面如玉,光净润泽,臭气粉滓皆除,咽喉臂膊皆用洗之,悉得如意。

治面疱疮瘢三十年以上,并冷疮虫瘢,令灭方。

斑蝥去翅足,熬　巴豆去心皮,熬,各三枚　胡粉　鹅脂　金洮沙

密陀僧　高良姜　海蛤各三两

上八味为粉,以鹅脂和,夜半涂,晓以甘草汤洗之。

治面皯黷方

矾石烧　硫黄　白附子各一两

上三味细研,以大醋一盏浸之一宿,净洗面,涂之。慎风。

治面疱方

白附子　青木香　麝香　由跋　细辛各二两

上五味细末,水和之,涂面,日三。《外台方》无细辛。

又方　木兰皮五两,取厚者　栀子仁六两

上二味为散,以蜜浆服方寸匕,日三服。

治面疱甚如麻豆,痛痒,搔之黄水出,及黑色黯黷不可去方

冬瓜子　柏子仁　茯苓　冬葵子

上四味等分,捣筛,饮服方寸匕,日三服。《外台方》无冬瓜子。

白膏　主面瘫疱疥痂恶疮方。

附子十五枚　蜀椒一升　野葛一尺五寸

上三味切,醋渍一宿,猪膏一斤煎附子黄,去滓,涂之,日三。

栀子丸　治酒瘫鼻疱方。

栀子仁三升　芎䓖四两　大黄六两　好豉熬,三升　木兰皮半斤
甘草炙,四两

上六味捣筛为末,炼蜜和,丸如梧桐子,以饮服十丸,日三服,
稍加至二十五丸。

又方　蒺藜子　栀子仁　豉各一两,熬　木兰皮半斤,一方无

上四味为末,以醋浆水和之如泥,夜涂上,日未出时以暖水洗
之。亦灭瘢痕。

又方　鸬鹚屎一斤

上一味捣筛,腊月猪脂和如泥,夜涂之。

飞水银霜方

水银一斤　朴硝八两　大醋半斤　黄矾十两　锡二十两,成炼二遍
者　玄精六两　盐花三斤

上七味,先炼锡讫,又温水银令热,乃投锡中,又捣玄精黄矾令
细,以绢筛之,又捣锡令碎,以盐花并玄精等合和,以醋拌之令湿,
以盐花一斤藉底,乃布药令平,以朴硝盖上讫,以盆盖合,以盐灰为
泥泥缝固际,干之,微火三日,武火四日,凡七日,去火一日开之,扫
取。极须勤心守,勿令须臾间懈慢,大失矣。

炼粉方

胡粉三大升,盆中盛水,投粉于中,熟搅,以鸡羽水上扫取,以
旧破鸡子十枚去黄,泻白于瓷碗中,以粉置其上,以瓷碗密盖之,五
升米下蒸之,乃曝干研用,敷面,百倍省,面有光。

灭瘢方

衣鱼二枚　白石脂一分　雁屎三分　白附子一分　白僵蚕半两

上五味为末,腊月猪脂和敷。慎生冷风日。令肌腻。

灭瘢方

丹参　羊脂

上二味和煎,敷之。灭瘢神妙。

又方　以蜜涂之,佳。

又方　取禹余粮、半夏等分,捣末,以鸡子黄和,先以新布拭瘢上令赤,以涂之。勿见风。涂之二十日,十年瘢并灭。

手膏方

桃仁　杏仁各二十枚,去皮尖　橘仁一合　赤芍十枚　大枣三十枚　辛夷　芎䓖　当归　牛脑　羊脑　白狗脑各二两。无白狗,诸狗亦得。

上一十一味,先以酒渍脑,又别以酒六升煮赤芍以上药令沸,停冷,乃和诸脑等,然后碎辛夷三味,以绵裹之,去枣皮核,合内酒中,以瓷器贮之,五日以后,先净讫,取涂手,甚光润,而忌近火炙手。

治手足皴裂,血出疼痛方

取猪胰著热酒中,以洗之,即瘥。

治冬月冒涉冻凌,面目手足瘃坏,及始热疼痛欲瘃方

取麦槀煮取浓汁,热渍手足,兼洗之,三五度即瘥。

治手足皴冻欲脱方

椒　芎䓖各半两　白芷一分　防风一分　姜一分,作盐

上五味,以水四升煎令浓,涂洗之,三数遍即瘥。

治冻伤十指欲堕方

取马屎三升,煮令麻沸,渍,冷易之,半日愈。

熏衣浥衣香第六方六首

熏衣香方

薰陆香八两　藿香　览探各三两,一方无　甲香二两　詹糖五两　青桂皮五两

上六味末,前件干香中,先取硬者黏湿难碎者,各别捣,或细切咬咀使如黍粟,然后一一薄布于盘上,自余别捣,亦别布于其上,有须筛下者以纱,不得木,细别煎蜜,就盘上以手搜搦令匀,然后捣之。燥湿必须调适,不得过度,太燥则难丸,太湿则难烧,湿则香气不发,燥则烟多,烟多则惟有焦臭,无复芬芳,是故香复须粗细燥湿合度,蜜与香相称,火又须微,使香与绿烟而共尽。

浥衣香方

沉香　苜蓿香各五两　丁香　甘松香　藿香　青木香　艾纳香　鸡舌香　雀脑香各一两　麝香半两　白檀香三两　零陵香十两

上一十二味,各捣令如黍粟麸糠等物,令细末,乃和令相得。若置衣箱中,必须绵裹之,不得用纸,秋冬犹著,盛热暑之时令香速浥,凡诸草香不但须新,及时乃佳。若欲少作者,准此为大率也。

干香方

丁香一两　麝香　白檀　沉香各半两　零陵香五两　甘松香七两　藿香八两

上七味,先捣丁香令碎,次捣甘松香,合捣讫,乃和麝香合和,浥衣。

五香丸并汤　主疗一切肿,下气散毒,心痛方。

丁香　藿香　零陵香　青木香　甘松香各三两　桂心　白芷　当归　香附子　槟榔各一两　麝香一铢

上一十一味捣筛为末,炼蜜和,捣千杵,丸如梧子大,含咽令津尽,日三夜一。一日一夜用十二丸,当即觉香,五日身香,十日衣被香。忌食五辛。其汤法:取槟榔以前随多少皆等分,以水微微火上煮一炊久,大沸定,内麝香末一铢,勿去滓,澄清,服一升。凡疗肿,口中喉中脚底背甲下痛疽痔漏,皆服之。其汤不瘥,作丸含之,数以汤洗之。一方有豆蔻,无麝香。

十香丸　令人身体百处皆香方。

沉香　麝香　白檀香　青木香　零陵香　白芷　甘松香　藿香　细辛　芎䓖　槟榔　豆蔻各一两　香附子半两　丁香三分

上一十四味捣筛为末,炼蜜和,绵裹如梧子大,日夕含之,咽津,味尽即止。忌五辛。

香粉方

白附子　茯苓　白术　白芷　白敛　白檀各一两　沉香　青木香　鸡舌香　零陵香　丁香　藿香各二两　麝香一分　粉英六升

上一十四味各细捣筛绢下,以取色青黑者乃粗捣纱下,贮粉囊中,置大合子内,以粉覆之,密闭七日后取之,粉香至盛而色白。如本欲为香粉者,不问香之白黑,悉以和粉,粉虽香而色至黑,必须分别用之,不可悉和之,粉囊以熟帛双纳作之。

令身香第七方一十三首

香身方

甘草五分,炙　芎䓖一两　白芷三分

上三味捣筛为散,以饮服方寸匕,日三服。三十日口香,四十日身香。

又方　瓜子　松根白皮　大枣各一两

上三味为散,酒服方寸匕,日二服。百日衣被皆香。

又方　瓜子　芎劳　藁本　当归　杜蘅　细辛　防风各一分

上七味捣筛为散,食后以饮服方寸匕,日三服。五日口香,十日身香,二十日肉香,三十日骨香,五十日远闻香,六十日透衣香。一方有白芷。

治诸身体臭方

竹叶十两　桃白皮四两

上二味,以水一石二斗煮取五斗,浴身,即香也。

治诸腋臭方

伏龙肝为末,和作泥,敷之,瘥。

又方　牛脂和胡粉三合,煎令可丸,涂之。

又方　三年苦酒和石灰,涂之。

又方　赤铜屑以大醋和,铜器中炒令极热,以布裹熨腋下,冷则易之,瘥。

又方　青木香二两　附子　石灰各一两　矾石半两,烧　米粉一升

上五味捣筛为散,如常粉腋,良。

又方　马齿草一束捣碎,以蜜和作团,纸裹之,以泥纸上厚半寸,曝干,以火烧熟,破取,更以少许蜜和,仍令热,勿使冷也,先以生布揩之,然后药夹腋下,令极痛亦忍,不能得,然后以手巾勒两臂著身,即瘥。

石灰散方

石灰一升　青木香　枫香　薰陆香　丁香　阳起石各二两　橘

皮二两　矾石四两

上八味并熬,捣筛为散,以绵作袋,粗如四指,长四寸,展使著药,先以布揩令痛,夹之也。

又方　石灰五合　马齿草二两　矾石三两,烧　甘松香一两

上四味合捣筛,先以生布揩病上令黄汁出,拭干,以散敷之,满三日瘥,永除。

又方　二月社日,盗取社家糜饆一团,狠地摩腋下三七遍,掷著五道头,勿令人知,永瘥,人知即不效。

生发黑发第八方一十九首

治发薄不生方

先以醋泔清洗秃处,以生布揩令火热,腊月脂并细研铁生煎三沸,涂之,日三遍。

生发须膏方

附子　荆实各二两　松叶　柏叶各三两　乌鸡脂三合

上五味㕮咀,合盛新瓦瓶中,阴干百日,出,捣,以马鬐膏和如薄粥,涂头发如泽法,裹絮中,无令中风,三十日长。

生发膏　令发速长而黑,敷药时特忌风方。

乌喙　莽草　续断　皂荚　泽兰　白术　细辛　竹叶各一两　防风　辛夷各一两　柏叶细切,四两　杏仁别捣　松叶各三两　猪脂三升

上一十四味切,先以三年大醋三升渍令一宿,内药脂中,煎,三上三下,膏成去滓,涂发及顶上。《千金》有石南。

生发膏　主发鬓秃落不生方。

升麻　茺蔚各二两　莽草　白芷　防风各一两　蜣螂四枚　马鬐脂　驴鬐脂　雄鸡脂一云熊脂　猪脂　狗脂各五合

上十一味药,五味脂取成煎者,并切,以醋渍一宿,晓合煎之,沸则停火,冷更上,一沸停,三上三下,去滓,敷头,以当泽用之,三十日生矣。

又方　羊屎灰灌取汁,洗之,三日一洗,不过十洗即生矣。

治发落方

柏叶切,一升　附子二两

上二味捣筛,猪脂和,作三十丸,洗发时即内一丸泔中,发不落。其药以布裹,密器贮,勿令泄气。

长发方

蔓荆子三升　大附子三枚

上二味咬咀,以酒一斗二升渍之,盛瓷瓶中,封头二十日,取鸡肪煎,以涂之,泽以汁,栉发,十日长一尺。勿逼面涂。

又方　麻子仁三升　秦椒三升

上二味合,以泔渍一宿,以沐发,长矣。

又方　麻子二升　白桐叶一把

上二味,以米泔汁煮,去滓,适寒温,沐,二十日长矣。

治发落方

石灰三升,水拌令湿,炒令极焦,停冷,以绢袋贮之,以酒三升渍之,密封,冬二七日,春秋七日,取酒温服一合,常令酒气相接,七日落止,百日服之,终身不落,新发生也。

又方　桑白皮一石,以水一石煮三沸,以沐发三过,即止。

令白发还黑方

陇西白芷　旋复花　秦椒_{各一升}　桂心_{一尺}

上四味捣筛为散，以井花水服方寸匕，日三服，三十日还黑。禁房室。

又方　乌麻九蒸九暴，捣末，枣膏和丸，久服之。

又方　八角附子_{一枚}　大醋_{半升}

上二味，于铜器中煎取两沸，内好矾石大如棋子一枚，消尽，内脂三两，和令相得，下之搅至凝，内竹筒中，拔白发，以膏涂上，即生黑发。

发黄方

腊月猪膏和羊屎灰、蒲灰等分，敷之，三日一为，取黑止。

又方　以醋煮大豆烂，去豆，煎冷稠，涂发。

又方　熊脂涂发，梳之，散头，床底伏地一食顷，即出形，尽当黑。用之不过一升。

染发方

石榴三颗，皮叶亦得，针沙如枣核许大，醋六升、水三升和药合煮，得一千沸即熟，灰汁洗，干，染之。

瓜子散

治头发早白，又主虚劳，脑髓空竭，胃气不和，诸藏虚绝，血气不足，故令人发早白，少而筭发及忧愁早白，远视脘脘，得风泪出，手足烦热，恍惚忘误，连年下痢，服之一年后大验。

瓜子_{一升}　白芷_{去皮}　当归　芎䓖　甘草_{炙，各二两}

上五味捣筛为散，食后服方寸匕，日三，酒浆汤饮任性服之。一方有松子二两。

卷第六　妇人二

产后心闷第一方四首

治产后心闷,眼不得开方。

当产妇头顶上取发如指大,令人用力挽之,眼即开。

单行羚羊角散　治产后心闷,是血气上冲心方。

羚羊角一枚,烧成灰

上一味捣筛为散,取东流水服方寸匕。若不瘥,须臾更服,取瘥止。

单行羖羊角散　治产后心闷方。

羖羊角烧作灰

上一味捣筛为散,以温酒服方寸匕。若不瘥,须臾更服,取瘥止。亦治产难。

单行生赤小豆散　主产后心闷方。

赤小豆

上一味捣筛为散,以东流水服方寸匕。不瘥,须臾更服,即愈。

产后虚烦第二方一十三首

薤白汤　治产后胸中烦热逆气方。

薤白切　半夏洗去滑　人参　甘草炙　知母各二两　麦门冬半升,去心　石膏四两,打碎,绵裹　栝楼三两上八味咬咀,以水一斗三升煮取四升,分为五服,日三夜再。热甚者,加石膏、知母各一两。

竹根汤　主产后虚烦方。

竹根_{细切,一斗五升}

上以水二斗煮取七升,去滓,内小麦二升、大枣二十枚,复煮麦熟,又内甘草一两、炙麦门冬一升去心,汤成去滓,温服五合。不瘥,更服取瘥。若短气,亦服之,极佳。

人参当归汤　主产后烦闷不安方。

人参　当归　芍药　麦门冬_{去心}　粳米_{一升}　干地黄　桂心_{各一两}　大枣_{二十枚,去核}　淡竹叶_{切,三升}

上九味咬咀,以水一斗二升先煎竹叶及米,取八升,去滓内药,煮取三升,适寒温,分三服。若烦闷不安者,当取豉一升,以水三升煮取一升,尽服之,甚良。

甘竹茹汤　主产后内虚,烦热短气方。

甘竹茹　人参　茯苓　黄芩　甘草_{炙,各一两}

上五味咬咀,以水六升煮取二升,分三服。

知母汤　主产后乍寒乍热,通身温热,胸心烦闷方。

知母_{三两}　黄芩　芍药_{各二两}　桂心　甘草_{各一两}

上五味咬咀,以水五升煮取二升五合,分为三服。_{一方不用桂心,加生地黄。}

竹叶汤　主产后心烦闷不解方。

生淡竹叶_切　麦门冬_{去心}　小麦_{各一升}　大枣_{十四枚,擘}　茯苓　生姜_{各三两,切}　甘草_{二两,炙}

上七味咬咀,以水一斗先煮竹叶、小麦,取八升,内诸药煮取三升,分为三服。若心中虚悸者,加人参二两;若其人食少,无气力者,可更加白粳米五合;气逆者,加半夏二两。

淡竹茹汤 主产后虚烦头痛,短气欲死,心中闷乱,不起方。

生淡竹茹一升 麦门冬五合,去心 小麦五合 大枣十四枚,一方用石膏。 生姜三两,切。一方用干姜。 甘草炙,一两

上六味㕮咀,以水八升煮竹茹、小麦,减一升,仍内诸药,更煮取二升,分为二服,羸人分为三服。若有人参,内一两;若无人参,内茯苓一两半亦佳。人参、茯苓皆治心烦闷及心惊悸,安定精神,有即为良,无,自依本方服一剂。不瘥,更作服之。若逆气者,加半夏二两,洗去滑。

单行白犬骨散 主产后烦闷不食方。白犬骨烧之,捣筛,以水和服方寸匕。

单行小豆散 治产后烦闷,不能食,虚满方。小豆三七枚,烧作屑,以冷水和,顿服之。

单行蒲黄散 治产后苦烦闷方。

蒲黄

上一味,以东流水和服方寸匕,极良。

治产后虚热往来,心胸中烦满,骨节疼,及头痛壮热,晡时辄甚,又似微疟方

蜀漆叶 黄芩 桂心 甘草炙,各一两 生地黄一斤 黄芪 蟨母各三两 芍药二两

上八味㕮咀,以水一斗先煮地黄,取七升,去滓,下诸药,煮取二升五合,分三服。汤治寒热,不损人。

芍药汤　治产后虚热头痛方。

白芍药　干地黄　牡蛎_{各五两,熬}　桂心_{三两}

上四味㕮咀,以水五升煮取三升半,分三服。汤不损人,无毒。亦治腹中急痛。若通身发热,更加黄芩二两,大热即除。

鹿角屑豉汤　主妇人堕身,血不尽去,苦烦闷方。

鹿角_{屑,一两}　香豉_{一升半}

上二味,以水三升先煮豉三沸,去滓,内鹿角屑,搅令调,顿服,须臾血下。

阴脱第三_{方八首}

石灰坐渍法　主产后阴道不闭方。

石灰一升,熬令能烧草

上一味,以水二斗投灰中,适寒温,入汁中坐渍之,须臾复易如常法。此是神秘方,不传。已治人,有验。

当归散　治妇人阴脱。

当归　黄芩_{各二两}　芍药_{五分}　猬皮_{半两}　牡蛎_{二两半,熬}

上五味捣筛为散,酒服方寸匕,日三服。禁举重,良。

黄芩散　治妇人阴脱。

黄芩　猬皮_{各半两}　芍药_{一两}　当归_{三分}　牡蛎_熬　松皮及实_{百日阴干,烧灰,一方用狐茎}　竹皮_{各二两半}

上七味捣筛为散,饮服方寸匕,日三服。禁劳,勿冷食。

硫黄散　治妇人阴脱。

硫黄_{半两}　乌贼鱼骨_{半两}　五味子_{三铢}

上三味捣下筛,以粉其上,良,日再三粉之。

治妇人阴脱,铁精羊脂敷方

羊脂煎讫,适冷暖涂上,以铁精敷脂上,多少令调,以火炙布,温以熨上,渐推内之,末磁石酒服方寸匕,日三服。亦治脱肛。

治妇人阴痒脱方。

矾石熬

上一味末之,每日空腹酒和服方寸匕,日三服。

又方　取车轵脂敷之,即愈。

当归汤　治妇人产后藏中风,阴肿痛,洗方。

当归　独活各三两　白芷　地榆皮　矾石各二两,熬

上五味咬咀,以水一斗五升煮取一斗二升,以洗浴之。

恶露第四方一十八首

治产后瘕病,烧秤锤酒方。

铁秤锤烧令极赤,投于酒一升中,浸令无声,出锤,顿服之。不瘥,更作。

紫汤　治产后恶露未尽,又兼有风,身中急痛。

取大豆一升,先取新布揩之令光,生熬,令豆不复声才断,以清酒一升投豆中,停三沸,漉去滓,每服一升,日三夜一服。

干地黄汤　治产后恶露不尽,除诸疾,补不足。

干地黄三两　芎䓖　桂心　黄芪　当归各三两　细辛　人参　茯苓　防风　芍药　甘草炙,各一两

上一十一味咬咀,以水一斗煮取三升,分为三服,日再夜一。

桃仁汤　主产后往来寒热,恶血不尽方。

桃仁五两,去皮尖及双仁　吴茱萸二升　黄芪　当归　芍药各二

两　生姜　柴胡去苗　百炼酥各八两

上八味，㕮咀四物，以酒一斗、水二升合煮取三升，绞去滓，适寒温，先食服一升，日三服。

厚朴汤　主产后腹中满痛，恶露不尽方。

厚朴炙　干姜炮　桂心各四两　黄芩　芍药　干地黄　茯苓
大黄各三两　桃仁去尖皮　虻虫熬，去翅足　甘草炙，各二两　芒硝一
两　枳实炙　白术各五两

上一十四味㕮咀，以水一斗、清酒三升合煮取三升，绞去滓，下芒硝令烊，适寒温，服一升，日三。一方用栀子十四枚。

泽兰汤　主妇人产后恶露不尽，腹痛不除，小腹急痛，痛引腰背，少气力方。

泽兰　生地黄　当归各二两　生姜　芍药各两　大枣十枚，擘
甘草一两半，炙

上七味切，以水九升煮取三升，分为三服。堕身欲死者，服之亦瘥。

甘草汤　治产后余血不尽，逆抢心胸，手足冷，唇干，腹胀短气。

甘草炙　芍药　桂心各三两　大黄四两　阿胶三两

上五味㕮咀，以东流水一斗煮取三升，绞去滓，内阿胶令烊，分为三服。一服入腹，面即有颜色，一日一夜尽此三服，即下恶血，将养如新产妇也。

大黄汤　治产后恶露不尽。

大黄　当归　生姜　牡丹去心　芍药　甘草炙，各一两　吴茱萸一升

上七味㕮咀，以水一斗煮取四升，分为四服，一日令尽，极佳。

加人参二两,名人参大黄汤。

当归汤 治产后血留下焦不去。

当归 桂心 甘草炙,各二两 芎䓖 芍药各三两 干地黄四两

上六味㕮咀,以水一斗煮取五升,分为五服。

柴胡汤 治产后往来寒热,恶露不尽。

柴胡去苗 生姜各二两,切 桃仁五十枚,去皮尖 当归 芍药
黄芪各三两 吴茱萸二升

上七味㕮咀,以清酒一斗三升煮取三升,先食服一升,日三服。
《千金》以水煮。

大黄汤 主产后余疾,有积血不去,腹大短气,不得饮食,上冲
心胸,时时烦愦逆满,手足烦疼,胃中结热。

大黄 黄芩 甘草炙,各一两 蒲黄半两 大枣三十枚,擘

上五味㕮咀,以水三升煮取一升,清朝服,至日中当利。若下不
止,进冷粥半升即止。若不下,与少热饮,自下。人羸者半之。《千
金》名蒲黄汤,有芒硝一两。

栀子汤 治产后儿生处空,留血不尽,小腹绞痛。

栀子三十枚,以水一斗煮取六升,内当归、芍药各三两,蜜五
合,生姜五两,羊脂一两于栀子汁中,煎取二升,分为三服。

大黄汤 产后血不流方。

大黄 黄芩 当归 芍药 芒硝 甘草炙,各一两 桃仁 杏
仁各三十枚,去皮尖

上八味㕮咀,以水一斗煮取三升,去滓,内芒硝令烊,分为四服。
法当下利,利若不止,作白粥饮一杯暖服,去一炊久乃再服。

生地黄汤 治产后三日或四五日,腹中余血未尽,绞痛强满,

气息不通。

生地黄五两　生姜三两　大黄　细辛　甘草炙　桂心　黄芩

茯苓　芍药　当归各一两半　大枣二十枚,擘

上一十一味咬咀,以水八升煮取二升五合,分为三服。禁生冷

等,良。

大黄干漆汤　治新产后有血,腹中切痛。

大黄　干漆熬　干地黄　干姜　桂心各一两

上五味咬咀,以水、清酒各五升煮取三升,去滓,温服一升。血

当下,若不下,明日更服一升,满三服,病无不瘥。

麻子酒　治产后血不去。麻子五升捣,以酒一斗渍一宿,明旦

去滓,服一升,先食服。不瘥,复服一升,不吐下。不得与男子交

通,一月将养如初产法。

升麻汤　治产后恶物不尽,或经一月半岁一岁。升麻三两,以

酒五升煮取二升,分再服。当吐下恶物,莫怪之,极良。

大黄苦酒　治产后子血不尽。大黄八铢切,以苦酒二升合煮,

取一升,适寒温服之,即血下,甚良。

心痛第五方四首

羊肉桂心汤　主产后虚冷心痛方。

羊肉三斤　桂心四两　当归　干姜　甘草炙,各三两　吴茱萸

人参　芎䓖　干地黄各二两

上九味咬咀,以水一斗煮肉,取汁五升,去肉内药,煮取二升半,

分为三服。一方有桔梗三两。

蜀椒汤　主产后心痛,此大寒冷所为方。

蜀椒二合,汗,去目闭口者　当归　半夏洗去滑　桂心　甘草炙
茯苓　人参各二两　芍药三两　蜜一升　生姜汁五合

上一十味㕮咀,以水九升煮椒令沸,然后内药,煮取二升半,去
滓,内姜汁及蜜,复煎取一升半,一服五合,渐加至六合尽。勿吃冷
食,佳。

治产后心痛方。一云大岩蜜汤。

干地黄　当归　独活　芍药　细辛　桂心　干姜　小草　甘
草炙,各三两　吴茱萸一升

上一十味㕮咀,以水九升煮取三升,分三服。《千金》用蜜五合。

芍药汤　主产后心痛,此大寒冷所为方。

芍药　桂心各三两　当归　半夏洗去滑　茯苓各二两　蜀椒二
合,汗　生姜汁五合　蜜一升

上八味㕮咀,以水七升煮取二升,去滓,内姜汁及蜜,复煎取二升
五合,一服五合,渐加至六合,其服药每相去一炊久再服。忌冷食。

腹痛第六方一十六首

干地黄汤　主产后两胁满痛,兼除百病。

干地黄　芍药各二两　生姜五两　当归　蒲黄各三两　桂心六
两　大枣二十枚,擘　甘草炙,一两

上八味㕮咀,以水一斗煮取二升半,分三服。

芍药汤　主产后腹痛。

芍药四两　茯苓三两　人参　干地黄　甘草各二两

上五味㕮咀,以清酒兼水各六升煮取三升,分服,日三。

猪肾汤 治产后腹痛。

猪肾一枚 茱萸一升 黄芪 当归 芎䓖 人参 茯苓 干地黄各二两 生姜切 厚朴炙 甘草炙,各三两 桂心四两 半夏五两,洗去滑

上一十三味㕮咀,以水二斗煮猪肾令熟,取一斗,吹去肥腻,内药,又以清酒二升煮取三升,分为四服,日三夜一服。

又方 羊肉一斤半 葱白一斤 干姜 当归 桂心各三两 芍药 芎䓖 干地黄 甘草炙,各二两

上九味㕮咀,先以水二斗煮肉,取一斗,去肉内药,煎取三升,分为四服,一日令尽。

吴茱萸汤 主妇人先有寒冷,胸满痛,或心腹刺痛,或呕吐,或食少,或肿,生后益剧,或寒,或下更剧,气息绵惙欲绝,皆主之。

吴茱萸二两 防风 桔梗 干姜 干地黄 当归 细辛 甘草炙,各半两

上八味㕮咀,以水四升煮取一升五合,分为三服。

缓中葱白汤 主产后腹痛少气。

葱白 当归 人参 半夏洗去滑 细辛各二两 天门冬去心 芍药 干姜 甘草炙,各六两 生地黄取汁 吴茱萸各一升

上一十一味㕮咀,以水七升煮取二升,一服一升,日夜服之令尽。

羊肉当归汤 主产后腹中心下切痛,不能食,往来寒热,若中风,乏气力方。

羊肉三斤,去脂 当归二两 黄芩一方用黄芪 芎䓖 防风各一两,一方用人参 生姜五两 芍药 甘草炙,各三两

上八味㕮咀,以水二斗煮肉,取一斗,出肉,内诸药煎取三升,分

为三服。

蒲黄汤　主产后余疾,胸中少气,腹痛头疼,余血未尽,除腹中胀满欲绝方。

蒲黄　生姜　生地黄各五两　芒硝二两　桃仁二十枚,去皮尖
芎劳　桂心各一两　大枣十五枚,擘

上八味哎咀,以水九升煮取二升五合,去滓,内芒硝,分为三服,良验。

败酱汤　主产后疾痛引腰腹,如锥刀刺方。

败酱三两

上一味切,以水四升、酒二升微火煎取二升,适寒温,服七合,日三,食前服之,大良。《千金》有桂心、芎劳各一两半,当归一两,为四味。

芎劳汤　主产后腹痛。

芎劳二两　女葳五分　黄芩　前胡　桃仁去皮尖　桂心各一两
芍药　大黄各一两半　蒲黄五合　生地黄切,一升半　甘草二两,炙
当归三分

上一十二味哎咀,以水一升、酒三升合煮取三升,分为四服,日三夜一服。《千金》有黄芪,无黄芩。

独活汤　主产后腹痛,引腰脊拘急方。

独活　当归　芍药　生姜　桂心各三两　大枣一十枚,擘　甘草二两,炙

上七味哎咀,以水八升煮取三升,分三服,相去如十里久进之。

芍药黄芪汤　治产后心腹痛方。

芍药四分　黄芪三两　白芷　桂心　生姜　甘草炙,各二两　大枣十枚,擘

上七味㕮咀,以酒并水各五升合煮取三升,空腹服一升,日三服。《千金》有人参、当归、芎䓖、地黄、茯苓,为十二味。

桃仁芍药汤 治产后疾痛方。

桃仁半升,去尖皮 芍药三两 芎䓖 当归 干漆熬 桂心 甘草炙,各二两

上七味㕮咀,以水八升煮取三升,分为三服,服别相去一炊久再服。

单行茱萸酒 治产后腹内疾痛方。吴茱萸一升,以酒三升渍一宿,煎取半升,顿服之,亦可再服之。

单行桂酒 主产后疾痛及卒心腹痛方。桂心三两切,以酒三升煮取二升,分为三服。

单行生牛膝酒 主产后腹中甚痛方。生牛膝根五两切,以酒五升煮取二升,分为二服。若用干牛膝,须以酒渍之,然后可煮。

虚损第七方一十七首

羊肉黄芪汤 主产后虚乏,当补益方。

羊肉三斤 黄芪 麦门冬各三两,去心 大枣三十枚,擘 干地黄 茯苓 当归 芍药 桂心 甘草炙,各二两

上一十味㕮咀,以水二斗煮肉,取一斗,去肉内药,煎取三升,分为三服,大良。

鹿肉汤 主产后虚闷劳损,补之方。

鹿肉四斤 干地黄 芍药 茯苓 黄芪 麦门冬去心 甘草各二两,炙 芎䓖 当归 人参各三两 生姜六两 大枣二十枚,擘 半夏一升,洗去滑

上一十三味㕮咀,以水三斗煮肉,取二斗,去肉内药,煎取三升,分为四服,日三夜一服。

獐骨汤 治产后虚乏,五劳七伤,虚损不足,脏腑冷热不调方。

獐骨一具,剉 远志去心 黄芪 芍药 橘皮 茯神 厚朴炙 芎䓖 甘草炙,各三两 当归 干姜 防风 独活各二两 生姜切 桂心各四两

上一十五味㕮咀,以水三斗煮獐骨,取一斗,去滓内药,煮取三升,分为四服。

羊肉汤 主产后及伤身大虚,上气腹痛,兼微风方。

羊肉二斤,无羊肉,用獐肉代 麦门冬七合,去心 生地黄五两 大枣十二枚,擘 黄芪 人参 独活 桂心 茯苓 甘草炙,各二两

上一十味㕮咀,以水二斗煮肉,取一斗,去肉内药,煮取三升半,分为四服,日三夜一服。《千金》有干姜。

羊肉生地黄汤 主产后三日,补中理脏,强气力,消化血方。

羊肉二斤 芍药三两 生地黄切,二升 当归 芎䓖 人参 桂心 甘草炙,各二两

上八味㕮咀,以水二斗煮肉,取一斗,去肉内药,煎取三升,分为四服,日三夜一服。

羊肉杜仲汤 治产后腰痛咳嗽方。

羊肉四斤 杜仲炙 紫菀 桂心 当归 白术各三两 细辛 五味子 款冬花 厚朴炙 附子炮,去皮 萆薢 人参 芎䓖 黄芪 甘草炙,各二两 生姜八两,切 大枣三十枚,擘

上一十八味㕮咀,以水二斗煮肉,取一斗,去肉内药,煎取三升,分温三服。

当归建中汤　治产后虚羸不足,腹中疼痛不止,吸吸少气,或若小腹拘急挛痛,引腰背,不能饮食,产后一月日得服四五剂为善,令人强壮,内补方。

当归四两　桂心三两　甘草炙,二两　芍药六两　生姜三两　大枣十二枚,擘

上六味㕮咀,以水一斗煮取三升,分为三服,一日令尽。若大虚,内饴糖六两,作汤成内之,于火上暖令饴糖消。若无生姜,则以干姜三两代之。若其人去血过多,崩伤内衄不止,加地黄六两,阿胶二两,合八种,作汤成去滓,内阿胶。若无当归,以芎䓖代之。

内补芎䓖汤　主妇人产后虚羸,及崩伤过多虚竭,腹中疼痛。

芎䓖　干地黄各四两　芍药五两　桂心二两　大枣四十枚,擘干姜

上七味㕮咀,以水一斗二升煮取三升,分为三服。若不差,更作至三剂。若有寒,苦微下,加附子三两炮,主妇人虚羸少气,七伤损绝,腹中拘急痛,崩伤虚竭,面目无色及唾血,甚良。

大补中当归汤　治产后虚损不足,腹中拘急,或溺血,小腹苦痛,或从高坠下犯内,及金疮血多内伤,男子亦宜服之。

当归　干姜　续断　桂心各三两　干地黄六两　芍药四两　芎䓖　麦门冬去心　白芷　甘草炙,各二两　大枣四十枚,擘　吴茱萸一升

上一十二味㕮咀,以酒一斗渍药一宿,明旦以水八升合煮取五升,去滓,分温五服,日三夜二服。有黄芪,入二两为佳。

缓中汤　主妇人产后腹中拘急,及虚满少气,产后诸虚不足,宽中补寒。

吴茱萸一升　干姜　当归　白芷　人参　甘草炙,各二两　麦门冬去心　半夏洗去滑,各三两　芍药六两　细辛一两　生地黄一斤,取汁

上一十一味㕮咀,以水一斗煮取三升,去滓,内地黄汁,更上火合煎三两沸,温服一升,日三服。若无当归,以芎䓖四两代之。

大补汤　治产后虚不足,少气乏力,腹中拘急痛,及诸疾痛,内崩伤绝,虚竭里急,腰及小腹痛。

当归　干地黄　半夏洗去滑　桂心各三两　吴茱萸一升,一本无　人参　麦门冬去心　芎䓖　干姜　甘草炙　白芷各二两　芍药四两　大枣四十枚,擘

上一十三味㕮咀,以水一斗煮取三升,分三服。

当归芍药汤　治产后虚,逆害饮食方。

当归一两半　芍药　人参　桂心　生姜切　甘草炙,各一两　干地黄二两　大枣二十枚,擘

上八味㕮咀,以水七升煮取三升,分为三服。

鲍鱼汤　主产后腹中虚极,水道闭绝,逆胀咽喉,短气方。

鲍鱼一斤半　麻子仁　细辛　茯苓　生姜切　五味子各一两　地黄五两

上七味㕮咀,以水一斗煮鲍鱼如食法,取汁七升,内药煎取三升,分为三服,大有神验。

厚朴汤　主产后四日之中血气虚,口干嘘吸方。

厚朴炙　枳实炙　生姜各三两　芍药　五味子　茯苓　前胡各一两　人参半两　大枣二十枚,擘

上九味㕮咀,以水六升煮取二升五合,分为三服,适寒温服。禁

冷物。

生地黄汤　主产后虚损少气方。

生地黄　人参　知母　桂心　厚朴炙　甘草炙,各二两　赤小豆三升

上七味㕮咀,以水二斗五升煮地黄,取一斗,去滓内药,煎取三升,分为三服。

气贲汤　主妇人贲豚气,积劳,藏气不足,胸中烦躁,关元以下如怀五千钱状方。

厚朴炙　当归　细辛　芍药　桔梗　石膏碎　桂心各三两　大黄五两　干地黄四两　干姜　泽泻　黄芩　甘草炙,各五两

上一十三味㕮咀,以水一斗煮取三升,分温三服,服三剂佳。《千金》有吴茱萸,无大黄。

杏仁汤　治产后虚气方。

杏仁去皮尖双仁者　苏叶各一升　半夏一两,洗　生姜十两　桂心四两　人参　橘皮　麦门冬去心　白前各三两

上九味㕮咀,以水九升煮取二升五合,分三服。

卷第七　妇人三

虚乏第一_{方一十二首}

柏子仁丸　主妇人五劳七伤,羸弱瘦削,面无颜色,饮食减少,貌失光泽,及产后半身枯悴,伤坠断绝,无子,令人肥白,能久服,夫妇不相识,神方。

柏子仁　白石英　钟乳　干姜　黄芪_{各二两}　泽兰_{九分,取叶熬}藁本　芜荑_{各三分}　芎䓖_{二两半}　防风_{五分}　蜀椒_{一两半,去目及闭}_{口者,汗}　人参　紫石英　石斛　赤石脂　干地黄　芍药　五味子秦艽　肉苁蓉　厚朴_炙　龙骨　防葵　细辛　独活　杜仲_炙白芷　茯苓　桔梗　白术　桂心_{各一两}　当归　甘草_{炙,各七分}

上三十三味捣筛为末,炼蜜和,丸如梧子,空肚暖酒服十丸。不知,稍增至三十丸,以知为度。禁食生鱼肥猪肉生冷。《千金》有乌头,无秦艽、龙骨、防葵、茯苓。

小泽兰丸　治妇人产后虚损,补益方。

泽兰_{九分,取叶熬}　芜荑_熬　藁本　厚朴_炙　细辛　人参　柏子仁　白术_{各三分}　蜀椒_{去目闭口者,汗}　白芷　干姜　食茱萸　防风_{各一两}　石膏_{二两}　桂心_{半两}　当归　芎䓖　甘草_{炙,各七分}

一方有芍药一两。

上一十八味捣筛为末,炼蜜和,丸梧子大,温酒服二十丸,渐加三十丸,日三服,忌食生鱼肥猪肉。《千金》无干姜,有茯苓。

大五石泽兰丸　主妇人产后虚损寒中,腹中雷鸣,缓急风,头痛寒热,月经不调,绕脐恻恻痛,或心下石坚,逆害饮食,手足常冷,多梦纷纭,身体痹痛,荣卫不和,虚弱不能动摇方。

泽兰九分,取叶熬　石膏　干姜　白石英　阳起石各二两　芎䓖　当归各七两　人参　石斛　乌头炮,去皮　白术　续断　远志去心　防风各五分　紫石英　禹余粮　厚朴炙　柏子仁　干地黄　五味子　细辛　蜀椒去目闭口者,汗　龙骨　桂心　茯苓各一两半　紫菀　山茱萸各一两　白芷　藁本　芜荑各三两　钟乳　黄芪　甘草炙,各二两半

上三十三味捣筛为末,炼蜜和,丸如梧桐子,酒服二十丸,渐加至三十丸。《千金》无阳起石。

小五石泽兰丸　主妇人劳冷虚损,饮食减少,面失光色,腹中冷痛,月候不调,吸吸少气,无力,补益温中方。

泽兰九分,取叶熬　藁本　柏子仁　厚朴炙　白术各一两　芍药　蜀椒去目闭口者,汗　山茱萸　人参各五分　紫石英　钟乳　白石英　肉苁蓉　矾石烧　龙骨　桂心各一两半　石膏　干姜　阳起石各二两　芜荑三分,熬　赤石脂　当归　甘草各七分,炙

上二十三味捣筛为末,炼蜜和,丸如梧子,酒服二十丸,加至三十丸,日三服。

大补益当归丸　治产后虚羸不足,胸中少气,腹中拘急疼痛,或引腰背痛,或产后所下过多不止,虚竭乏气,腹中痛,昼夜不得眠,及崩中,面目失色,唇口干燥。亦主男子伤绝,或从高堕下,内有所伤之处,或损血吐下,及金疮等方。

当归　芎䓖　续断　干姜　阿胶炙　甘草炙,各四两　附子炮,

去皮　白芷　吴茱萸　白术各三两　干地黄十两　桂心二两　赤芍
药二两

上一十三味捣筛为末,炼蜜和,丸如梧子,酒服二十丸,日三夜
一,渐加至五十丸。若有真蒲黄,可加一升为善。

白芷丸　治妇人产后所下过多,及崩中伤损,虚竭少气,面目
失色,腹中痛方。

白芷　续断　干姜　当归各三两　附子一两,炮,去皮　干地黄
五两　阿胶三两,炙

上七味捣筛为末,炼蜜和,丸如梧子,酒服二十丸,日四五服。无
当归,用芎𫐐代之;亦可加蒲黄一两为善;无续断,用大蓟根代之。

甘草丸　主妇人产后心虚不足,虚悸少气,心神不安,或若恍
恍惚惚,不自觉方。

甘草三两,炙　人参　泽泻　桂心各一两　大枣五枚　远志去心
茯苓　麦门冬去心　菖蒲　干姜各二两

上一十味捣筛为末,炼蜜和,丸如大豆许,酒服二十丸,日四五
服,夜二服。不知,稍增。若无泽泻,用术代之;若胸中冷,增干姜。

大远志丸　主妇人产后心虚不足,心下虚悸,志意不安,时复
愦愦,腹中拘急痛,夜卧不安,胸中吸吸少气,药内补伤损,益气,安
志定心,主诸虚损方。

远志去心　茯苓　桂心　麦门冬去心　泽泻　干姜　人参
当归　独活　阿胶炙　菖蒲　甘草炙　白术各三两　干地黄五两
薯蓣二两

上一十五味捣筛为末,炼蜜和,丸如梧子,空腹温酒服二十丸,
日三服。不知,稍加至三十丸。大虚,身体冷,少津液,加钟乳三两

为善,钟乳益精气,安心镇志,令人颜色美,至良。

人参丸　主产后大虚心悸,志意不安,恍惚不自觉,心中畏恐,夜不得眠,虚烦少气方。

人参　茯苓　麦门冬去心　甘草炙,各三两　桂心一两　大枣五十枚,作膏　菖蒲　泽泻　薯蓣　干姜各二两

上一十味捣筛为末,炼蜜枣膏和,丸如梧子大,空腹酒下二十丸,日三夜一服。不知,稍增至三十丸。若有远志,得二两内之为善。气绝,内当归、独活各三两更善。此方亦治男子虚,心悸不定,至良。

生地黄煎　治妇人产后虚羸短气,胸胁逆满,风寒方。

生地黄八两　茯苓　麦门冬各一斤,去心　桃仁半升,去皮尖　甘草一尺,炙　人参三两　石斛　桂心　紫菀各四两

上九味合捣筛,以生地黄汁八升、淳清酒八升合调,铜器中炭火上内鹿角胶一斤,数搅之,得一升,次内饴三升、白蜜三升,于铜器中釜汤上煎令调,药成,先食服如弹丸一枚,日三。不知,稍加至二丸。

地黄羊脂煎　治产后诸病羸瘦,欲令肥白,食饮平调方。

生地黄汁一斗　生姜汁　白蜜各五升　羊脂二斤

上四味,先煎地黄汁令得五升,次内羊脂煎令减半,内姜汁复煎令减,内蜜著铜器中重汤煎如饴状,取煎如鸡子大一枚,投温酒中饮,日三服。

生饮白草汁　治产后劳复,及肾劳方。

白草一把

上一味捣绞取汁,顿服,瘥。劳复生虫,去滓取汁,洗眼中,虫出。又屋漏水洗,赤虫出。

盗汗第二方四首

鲤鱼汤 主妇人体虚,流汗不止,或眠中盗汗方。

鲤鱼二斤 葱白切,一升 豉一升 干姜 桂心一两

上五味,先以水一斗煮鱼,取六升,去鱼,内诸药,微火煮取二升,分再服,取微汗即愈。

竹皮汤 治妇人汗血吐血,尿血下血。

竹皮三升 干地黄四两 人参半两 芍药 当归 桔梗 桂心各二两 芎䓖 甘草炙,各二两

上九味哎咀,以水七升煮取三升,分三服。

吴茱萸汤 治妇人产后虚羸盗汗,时濇濇恶寒。

吴茱萸三两

上一味,以清酒三升渍之半日所,煮令蚁鼻沸,减得二升,分服一升,日再,间日饮。

猪膏煎 治妇人产后体虚寒热,自汗出。

猪膏 生姜汁 白蜜各一升 清酒五合

上四味合煎令调和,五上五下,膏成,随意以酒服,瘥。当用炭火上煎。

下乳第三方一十六首

钟乳汤 治妇人乳无汁。

钟乳 白石脂 硝石各一分 通草 生桔梗各二分

上五味哎咀,以水五升煮,三上三下,余一升,去滓,内硝石令烊,绞服,无多少。若小儿不能乳,大人嗍之。

漏芦汤　治妇人乳无汁。

漏芦　通草各二两　钟乳一两　黍米一升

上四味㕮咀,黍米宿渍,揩挞取汁三升,煮药三沸,去滓,饮之,日三服。

鲫鱼汤　妇人下乳汁。

鲫鱼长七寸　猪肪半斤　漏芦　钟乳各二两

上四味,㕮咀药,切猪脂鱼,不须洗,清酒一斗二升合煮,鱼熟药成,去滓,适寒温,分五服,即乳下,良。饮其间相去须臾一饮,令药力相及。

又方　通草　钟乳　栝楼实　漏芦各三两

上四味㕮咀,以水一斗煮取三升,去滓,饮一升,日三服。

又方　通草　钟乳各四两

上二味切,以酒五升渍一宿,明旦煮沸,去滓,服一升,日三服。夏冷服,冬温服之。

又方　石膏四两,碎,以水二升煮三沸,稍稍服,一日令尽。

又方　栝楼实一枚,青色大者,无大者用小者两枚,无青色者黄色者亦好

上一味熟捣,以白酒一斗煮取四升,去滓,服一升,日三服。

又方　鬼箭五两

上一味切,以水六升煮取四升,一服八合,日三服。亦可烧灰,水服方寸匕。

鼠肉臛方　治妇人乳无汁。

鼠肉五两　羊肉六两　獐肉半斤

上三味作臛,勿令疾者知之。

鲍鱼大麻子羹 治妇人产后下乳。

鲍鱼肉三斤 麻子仁一升

上二味,与盐豉葱作羹,任意食之。

又方 通草 钟乳

上二味等分,捣筛,作面粥,服方寸匕,日三服。百日后可兼养两儿。通草横心白者是,勿取羊桃根色黄者,无益。

又方 麦门冬去心 钟乳 通草 理石

上四味等分,捣筛,空腹酒服方寸匕,日三服。

又方 漏芦三分 钟乳 栝楼根各五分 蛴螬三合

上四味捣筛,先食糖水服方寸匕,日三服。

又方 栝楼根三两 钟乳四两 漏芦 滑石 通草各二两 白头翁一两

上六味捣筛为散,酒服方寸匕,日再服。

又方 钟乳 通草各五分 云母二两半 屋上败草二把,烧作灰 甘草一两,炙

上五味捣筛为散,食后以温漏芦水服方寸匕,日三服,乳下为度。

又方 麦门冬去心 钟乳 通草 理石 干地黄 土瓜根 蛴螬并等分

上七味捣筛为散,食后酒服方寸匕,日三服。

中风第四方一十一首

甘草汤 治产后在褥中风,背强,不能转动,名曰风痓。

甘草炙 干地黄 麦门冬去心 前胡 黄芩 麻黄去节 栝楼

根各二两　芎蒡一两　葛根半斤　杏仁五十枚,去皮尖双仁

上一十味㕮咀,以水一斗、酒五升合煮葛根,取八升,去滓,内诸药,煮取二升,分再服。一剂不瘥,更作之,大良。《千金》无前胡。

羌活汤　治产后中风,身体痹疼痛。

羌活　防风　乌头炮,去皮　桂心　芍药　干地黄各三两　防己　女葳　麻黄去节,各一两　葛根半斤　生姜各六两　甘草二两,炙

上一十二味㕮咀,以水九升、清酒三升合煮取三升,服五合,日三夜一服,极佳。

治产后中风,时烦方。

知母　石膏碎　芍药　甘草炙,各二两　半夏一升,洗　生姜切　防风　白术各三两　独活四两　桂心四两

上一十味㕮咀,以水一斗、清酒五升合煮取三升,分三服。

独活汤　治产后中风,口噤不得言。

独活五两　防风　秦艽　桂心　当归　附子炮,去皮　白术甘草炙,各二两　木防己一两　葛根　生姜各三两

上一十一味㕮咀,以水一斗二升煮取三升,分三服。

竹叶汤　治产后中风,发热,面正赤,喘气头痛。

淡竹叶　葛根各三两　人参一两　防风二两　大附子一枚,炮,去皮　生姜五两　大枣十五枚,擘　桔梗　桂心　甘草炙,各一两

上一十味㕮咀,以水一斗煮取二升半,分二服,温覆使汗出。颈项强,用大附子煎药,扬去沫;若呕者,加半夏半升,洗。

防风汤　治产后中风,里急短气。

防风　葛根　当归　芍药　人参　干姜　甘草炙,各二两　独活五两

上八味㕮咀，以水九升煮取三升，分为三服。

治产后魇言鬼语，由内虚未定，外客风邪所干方。

羊心一枚　远志去心　芍药　黄芩　牡蛎熬　防风　甘草炙，各二两　干地黄　人参各三两

上九味㕮咀，以水一斗煮羊心，取五升，去心，内诸药煎取三升，分为三服。

鹿肉汤　治产后风虚，头痛壮热，言语邪僻。

鹿肉三斤　半夏一升，洗去滑　干地黄　阿胶炙　芎劳各二两　芍药　独活　生姜切　黄芪　黄芩　人参　甘草炙，各三两　桂心二两　秦艽五两　茯神四两，一云茯苓

上一十五味㕮咀，以水二斗煮肉，得一斗二升，去肉下药，煎取三升，内胶令烊，分四服，日三夜一服。

防风酒　治产后中风。

防风　独活各一斤　女葳　桂心各二两　茵芋一两　石斛五两

上六味㕮咀，以清酒二斗渍三宿，初服一合，稍加至三四合，日三服。

木防己膏　治产后中风。

木防己半斤　茵芋五两

上二味切，以苦酒九升渍一宿，猪膏四升煎，三上三下，膏成，炙手摩之千遍，佳。

独活酒　治产后中风方。

独活一斤　桂心三两　秦艽五两

上三味㕮咀，以酒一斗五升渍三日，饮五合，稍加至一升。不能饮，随性多少。

心悸第五方四首

治产后忽苦心中冲悸，或志意不定，恍恍惚惚，言语错谬，心虚所致方。

人参　茯苓各三两　茯神四两　大枣三十枚，擘　生姜八两　芍药　当归　桂心　甘草各二两

上九味㕮咀，以水一斗煮取三升，分服，日三。

治产后忽苦心中冲悸不定，志意不安，言语误错，惚惚愦愦，不自觉方。

远志去心　人参　麦门冬去心　当归　桂心　甘草炙，各二两　茯苓五两　芍药一两　生姜六两　大枣二十枚，擘

上一十味㕮咀，以水一斗煮取三升，分三服，日三，羸者分四服。产后得此，是心虚所致。无当归，用芎䓖。若其人心胸中逆气，则加半夏三两，洗去滑。

治产后暴苦心悸不定，言语谬误，恍恍惚惚，心中愦愦，此是心虚所致方。

茯苓五两　芍药　桂心　当归　甘草炙，各三两　生姜六两　大枣三十枚，擘　麦门冬去心，一升

上八味㕮咀，以水一斗煮取三升，分三服。无当归，用芎䓖代。若苦心不定，加人参、远志各二两；若苦烦闷短气，加生竹叶一升，先以水一斗三升煮竹叶，取一斗，内药；若有微风，加独活三两，麻黄二两，桂心二两，用水一斗五升；若颈项苦急，背中强者，加独活、葛根、麻黄、桂心各三两，生姜八两，以水一斗五升煮取三升半，分四服，日三夜一服。

治产后心冲,恐悸不定,恍恍惚惚,不自知觉,言语错误,虚烦短气,志意不定,此是心虚所致方。

远志_{去心},二两　人参　茯神　当归　芍药　甘草_{炙,各三两}
大枣_{三十枚,擘}　麦门冬_{一升,去心}

上八味㕮咀,以水一斗煮取三升,分三服。若苦虚烦短气者,加生淡竹叶一升,以水一斗二升煮取一斗,乃用诸药;胸中少气者,益甘草一两为善。

下痢第六_{方一十七首}

阿胶汤　治产后下痢。

阿胶　当归　黄柏　黄连_{各一两}　陈廪米_{一升}　蜡_{如棋子三枚}

上六味㕮咀,以水八升煮米蟹目沸,去米内药,煮取二升,去滓,内胶蜡令烊,分四服,一日令尽。

桂心汤　治产后余寒下痢,便脓血赤白,日数十行,腹痛,时时下血。

桂心　甘草_{各二两}　白蜜_{一升}　干姜_{二两}　当归_{三两}　赤石脂_{十两,绵裹}　附子_{一两,炮,去皮,破}

上七味㕮咀,以水六升煮取三升,内蜜再沸,分三服。

羊脂汤　治产后下痢,诸疗不断。

羊脂_{五两}　当归　干姜　黄柏　黄连_{各三两}

上五味㕮咀,以水九升煮取三升,去滓,内脂令烊,分三服。

治产后下痢,虚乏羸瘦方。

黄雌鸡_{一只,治如食注,去藏,勿中水}　赤小豆_{二升}　吴茱萸　独活　人参　黄连　甘草_{各二两}　黄芪　麦门冬_{去心}　当归_{各三两}

大枣三十枚,擘

上一十一味㕮咀,以水二斗煮鸡、豆,令余一斗,去鸡豆,澄清,内药煮取三升,分三服。鸡买成死者。

治产后寒热下痢方。

鹿肉三斤　葱白一把　人参　当归　黄芩　桂心　甘草各一两　芍药二两　豉一升　生姜切　干地黄各三两

上一十一味㕮咀,以水二斗煮肉,取一斗,内诸药煮取三升,分三服。

当归汤　治产后下痢腹痛。

当归　龙骨各三两　干姜　白术各二两　芎䓖二两半　熟艾　附子炮,去皮　甘草炙,各一两

上八味㕮咀,以水六升煮取三升,分三服,一日令尽。

甘草汤　治产后下痢,兼虚极,白头翁加阿胶。

白头翁二两　黄连　秦皮　黄柏各三两　加阿胶　甘草各二两

上六味㕮咀,以水七升煮取三升,去滓,内胶令烊,分三服。

鳖甲汤　治产后早起,中风冷,泻痢及带下。

鳖甲如手大,炙令黄　白头翁一两　当归　黄连　干姜各二两　黄柏长一尺,广三寸

上六味㕮咀,以水七升煮取三升,分三服。《千金》无白头翁。

干地黄汤　治产后下痢。

干地黄一两　白头翁　干姜　黄连各一两　蜜蜡方寸　阿胶如手掌大一枚

上六味㕮咀,以水五升煮取二升半,去滓,内胶蜡令烊,分三服,相去一炊顷。《千金》无干姜。

生地黄汤　治产后忽著寒热下痢。

生地黄五两　黄连　桂心　甘草各一两　淡竹皮二升　大枣二十枚,擘　赤石脂二两

上七味㕮咀,以水一斗煮竹皮,取七升,去滓内药,煮取二升五合,分为三服。

蓝青丸　治产后下痢。

蓝青熬　鬼臼各一两半　附子炮,一两　蜀椒汗,一两半　黄连五两,去毛　龙骨　当归各三两　黄柏　人参　茯苓各一两　厚朴炙　阿胶炙　艾　甘草炙,各二两

一方用赤石脂四两。

上一十四味捣筛为末,炼蜜和,丸如梧子,空腹以饮服二十丸。

赤石脂丸　治产后下痢。

赤石脂三两　当归　黄连　干姜　秦皮　白术　甘草炙,各二两　蜀椒汗　附子各一两,炮,去皮

上九味捣末,炼蜜和,丸如梧子大,饮服二十丸,日三服。

治产后下痢,赤散方。

赤石脂三两　桂心一两　代赭二两

上三味捣筛为散,酒服方寸匕,日三夜一服,十日当愈。

治产后下痢,黑散方。

麻黄去节　贯众　桂心各一两　干漆熬　细辛各二两　甘草三两,炙

上六味捣筛为散,麦粥服五指撮,日再,五日当愈。

治产后下痢,黄散方。

黄连　大黄各二两　黄芩　䗪虫熬　干地黄各一两

上五味捣筛为散,酒服方寸匕,日三服,十日愈。《千金》无大黄。

治妊娠及产后寒热下痢方。

黄柏一斤　黄连一升　栀子二十枚

上三味㕮咀,以水五升渍一宿,煮三沸,服一升,一日一夜令尽。呕者,加橘皮一把,生姜二两。

治妇人痢,欲痢辄先心痛,腹胀满,日夜五六十行方。

神曲熬　石榴皮各八两　黄柏切　黄连切　乌梅肉　艾叶各一升　防己二两　附子五两,炮　干姜　阿胶各三两,炙

上一十味捣筛为末,炼蜜和,丸如梧桐子大,饮服二十丸,日三,渐加至三十、四十丸。

淋渴第七方一十一首

桑螵蛸汤　治产后小便数。

桑螵蛸三十枚,炙　鹿茸炙　黄芪各三两　生姜四两　人参　牡蛎熬　甘草炙,各二两

上七味㕮咀,以水六升煮取二升半,分三服。

栝楼汤　治产后小便数兼渴。

栝楼根　黄连　麦门冬去心,各二两　桑螵蛸二十枚,炙　人参　生姜切　甘草炙,各三两　大枣十五枚,擘

上八味㕮咀,以水七升煮取二升半,分三服。

鸡肶胵汤　治产后小便数。

鸡肶胵二十具　鸡肠三具,洗　厚朴炙　人参各二两　生姜五两　麻黄四两,去节　大枣二十枚,擘　当归　干地黄　甘草炙,各二两

上一十味㕮咀,以水一斗煮鸡肶胵、肠、枣子七升,去滓内药,煎

取三升半,分三服。

治妇人结气成淋,小便引痛,上至少腹,或时溺血,或如豆汁,或如胶饴,每发欲死,食不生肌,面目萎黄,师所不能疗方。

贝齿四枚,烧　葵子一升　滑石三两　石膏五两

上四味㕮咀,以水七升煮取二升,去滓,内猪肪一合,更煎三沸,适寒温,分三服。病不瘥,更合服。

石韦汤　治产后卒淋,血淋气淋。

石韦去毛　黄芩　通草各一两　榆皮五两　大枣三十枚,擘　葵子二升　生姜切　白术各三两,一方用芍药　甘草一两,炙

上九味㕮咀,以水八升煮取二升半,分三服。

葵根汤　治产后淋涩。

葵根切,一升。一云干者二两　车前子　乱发烧　大黄　桂心　滑石各一两　通草三两　生姜六两,切

上八味㕮咀,以水七升煮取二升半,分为三服。《千金》有冬瓜汁七合.

茅根汤　治产后淋。

白茅根一斤　桃胶　甘草炙,各一两　鲤鱼齿一百枚,擘　生姜三两,切　人参　地麦各二两　瞿麦　茯苓各四两

上九味㕮咀,以水一斗煮取二升半,分三服。

鼠妇散　治产后小便不利。

鼠妇七枚熬黄,酒服之。

滑石散　治产后淋涩。

滑石五分　通草　车前子　葵子各一两

上四味捣筛为散,以醋浆水服方寸匕,稍加至二匕。

竹叶汤　治产后虚弱,少气力。

竹叶　人参　茯苓　甘草_{炙,各一两}　大枣_{十四枚,擘}　麦门冬_{五两,去心}　小麦_{五合}　生姜_切　半夏_{洗,各三两}

上九味㕮咀,以水九升煮竹叶、小麦,取七升,去滓内药,更煮取二升半,服五合,日三夜一服。

栝楼汤　治产后渴不止。

栝楼根_{四两}　人参　麦门冬_{各三两,去心}　大枣_{三十枚,擘}　土瓜根_{五两}　干地黄　甘草_{炙,各二两}

上七味㕮咀,以水八升煮取二升半,分三服。

卷第八　妇人四

崩中第一_{方三十六首}

治妇人五崩，身体羸瘦，咳逆烦满，少气，心下痛，面上生疮，腰大痛，不可俯仰，阴中肿，如有疮之状，毛中痒，时痛，与子脏相通，小便不利，常头眩，颈项急痛，手足热，气逆冲急，烦不得卧，腹中急痛，食不下，吞醋噫苦，肠鸣，漏下赤白黄黑汁，大臭，如胶污衣状，热即下赤，寒即下白，多饮即下黑，多食即下黄，多药即下青，喜怒，心中常恐，一身不可动摇，大恶风寒，**鳖甲散方**。

鳖甲_炙　干姜_{各三分}　芎䓖　云母　代赭_{各一两}　乌贼鱼骨　龙骨　伏龙肝　白垩　猬皮_{炙，各一分}　生鲤鱼头　桂心　白术_{各半两}　白僵蚕_{半分}

上一十四味捣筛为散，以淳酒内少蜜，服方寸匕，日三夜二服。久病者十日瘥，新病者五日瘥。若头风，小腹急，加芎䓖、桂心各一两，佳。忌生冷猪鸡鱼肉。

治妇人崩中，漏下赤白青黑，腐臭不可近，令人面黑，无颜色，皮骨相连，月经失度，往来无常，小腹弦急，或苦绞痛，上至于心，两胁肿胀，令人倚坐，气息乏少，食不生肌肤，腰背疼痛，痛连两脚，不能久立，但欲得卧，神验，**大慎火草散方**。

慎火草　白石脂　鳖甲_炙　黄连　细辛　石斛　芎䓖　干姜　芍药　当归　熟艾　牡蛎_熬　禹余粮_{各二两}　桂心_{一两}　蔷薇根

皮　干地黄各四两

上一十六味捣筛为散,空腹酒服方寸匕,日三服,稍增至二匕。若寒多,加附子及椒,用椒当汗,去目闭口者;热多,加知母、黄芩,加石斛两倍;白多,加干姜、白石脂;赤多一方云青黑,加桂心、代赭各二两。

治妇人崩中及痢,一日夜数十起,大命欲死,多取诸根煎丸,得入腹即活。若诸根难悉得者,第一取蔷薇根,令多多乃合之。遇有酒以酒服,无酒以饮服。其种种根当得二斛为佳。

蔷薇根煎方

蔷薇根　柿根　菝葜　悬钩根各一斛

上四味皆剉,合著釜中,以水淹,使上余四五寸,水煮使三分减一,去滓,无大釜,稍煮如初法,都毕会汁煎如饴,可为丸,如梧桐子大,服十丸,日三服。

治妇人崩中,去赤白,或如豆汁,**伏龙肝汤方**。

伏龙肝如弹丸大七枚　赤石脂　桂心　艾　甘草炙,各二两　生地黄切,四升　生姜二两

上七味㕮咀,以水一斗煮取三升,分四服,日三夜一服。

治妇人崩中,血出不息,逆气虚烦,**熟艾汤方**。

熟艾一升　蟹爪一升　淡竹茹一把　伏龙肝半斤　蒲黄二两　当归一两　干地黄　芍药　桂心　阿胶　茯苓各二两　甘草五寸,炙

上一十二味㕮咀,以水一斗九升煮艾,取一斗,去滓内药,煮取四升,内胶令烊尽,一服一升,一日令尽。赢人以意消息之,可减五六合。

治妇人崩中,漏血不绝,**地榆汤方**。

地榆根　柏叶各八两　蟹爪　竹茹各一升　漏芦三两　茯苓一两　蒲黄三合　伏龙肝半斤　干姜　芍药　当归　桂心　甘草炙,各二两

上一十三味㕮咀,以水一斗五升煮地榆根,减三升,内诸药,更煮取四升,分服,日三夜一服。

治妇人产后崩中去血,逆气荡心胸,生疮烦热,甘草芍药汤方。

甘草炙　芍药　当归　人参　白术各一两　橘皮一把　大黄半两

上七味㕮咀,以水四升煮取二升,分再服,相去一炊顷。

治妇人崩中下血,**槲柳叶汤方**。

槲柳叶三斤　麦门冬去心　干姜各二两　大枣十枚,擘　甘草一两,炙

上五味㕮咀,以水一斗煮槲柳叶,取八升,去滓,内诸药,又煮取三升,分三服。

治妇人暴崩中,去血不止,**蓟根酒方**。

大小蓟根各一斤,切

上二味,以酒一斗渍五宿,服之,随意多少。

治妇人崩中,赤白不绝,困笃,**禹余粮丸方**。

禹余粮五两　乌贼鱼骨三两　白马蹄十两,炙令黄　龙骨三两鹿茸二两,炙

上五味捣筛,炼蜜和,丸如梧子,酒服二十丸,日二服。不知,稍加至三十丸。

治妇人积冷崩中,去血不止,腰背痛,四肢沉重,虚极,**大牛角中仁散方**。

牛角中仁一枚,烧　防风二两　干地黄　桑耳　蒲黄　干姜
赤石脂　禹余粮　续断　附子炮,去皮　白术　龙骨　矾石烧　当
归各三两　人参一两

上一十五味捣筛为散,温酒服方寸匕,日三服。不知,渐加之。

治妇人崩中下血,虚羸少力,调中补虚止血方。

泽兰熬,九分　蜀椒去目闭口者,汗,七分　代赭　藁本　桂心
细辛　干姜　防风各一两　干地黄　牡蛎熬,各一两半　柏子仁　厚
朴炙,各三分　当归　芎䓖　甘草炙,各七分　山茱萸　芜荑各半两

上一十七味捣筛为末,炼蜜和,丸如梧子,空腹酒服十丸,日三
服,渐加至二十丸,神效。一方用白芷、龙骨各三分,人参七分,为二十味。

治妇人崩中下血,切痛不止方。

桑耳赤色　牡蛎熬令变色,各三两　龙骨二两　黄芩　芍药　甘
草炙,各一两

上六味捣筛为散,酒服方寸匕,日三服,稍增,以知为度。

治妇人伤中崩中绝阴,使人怠惰不能动作,胸胁心腹四肢满,
而身寒热甚,溺血,**桑根煎方**。

桑根白皮细切一斗,麻子仁三升,淳清酒三斗煮得一斗,绞去
滓,大枣百枚去皮核,饴五升,阿胶五两,白蜜三升,复煎得九升,下
干姜末,厚朴阔二寸长二尺末,蜀椒末三味各一升,桂心长一尺二
寸,甘草八两,蘖米末一升,干地黄四两,芍药六两,玄参五两,丸如
弹丸,日三枚。

又方　小蓟根叶剉　荠母各剉十斤

上一味,以水五斗合釜中煮烂熟,去滓,内铜器中煎,余四升,
分四服,一日令尽。

治妇人崩中方

白茅根二斤　小蓟根五斤

上二味切，以水五斗合煎取四升，分稍稍服之。

治妇人崩中去血，及产后余病，丹参酒方。

丹参　地黄　忍冬　地榆　艾各五斤

上五味先燥，熟春之，以水渍三宿，去滓，煮取汁，以黍米一斛酿如酒法，熟，初服四合，稍增之，神良。

治妇人崩中，去赤白方。

取倚死竹蛭烧末，饮服半方寸匕，神良。

治妇人崩中漏下方。

取梧桐木长一尺，烧作灰，捣筛为散，以温酒服方寸匕，日三服。

治妇人白崩中方。

芎䓖二两　干地黄　阿胶　赤石脂　桂心　小蓟根各二两

上六味咬咀，以酒六升、水四升合煮取三升，去滓，内胶令烊尽，绞去滓，分三服。《千金》有伏龙肝如鸡子大七枚。

治妇人白崩中，**马通汁方**。

白马通汁二升　干地黄四两　芎䓖　阿胶　小蓟根　白石脂
桂心各二两　伏龙肝如鸡子大七枚

上八味咬咀，以酒七升合马通汁煮取三升，去滓，内胶令烊尽，分三服。

治妇人带下五责，一曰热病下血，二曰寒热下血，三曰月经未断为房室即漏血，四曰经来举重伤妊脉下血，五曰产后藏开经利，五责之病，外实内虚，**小牛角䚡散方**。

小牛角䚡五枚，烧令赤　龙骨一两　禹余粮　干姜　当归各二两

阿胶炙　续断各三两

上七味捣筛为散,空腹酒服方寸匕,日三服。《千金》有赤小豆、鹿茸、乌贼鱼骨,为十味。

治妇人缦下十二病绝产,一曰白带,二曰赤带,三曰经水不利,四曰阴胎,五曰子藏坚,六曰子藏僻,七曰阴阳患痛,八曰腹强一作内强,九曰腹寒,十曰五脏闭,十一曰五脏酸痛,十二曰梦与鬼为夫妇,**龙骨散方**。缦下,《千金》作淳下。

龙骨三两　白僵蚕五枚　乌贼鱼骨　代赭各四两　半夏洗　桂心　伏龙肝　干姜　黄柏各二两　石韦去毛　滑石各一两

上一十一味捣筛为散,温酒服方寸匕,日三服。多白,加乌贼鱼骨、白僵蚕各二两;多赤,加代赭五两;小腹寒,加黄柏二两;子藏坚,加姜、桂各二两。各随疾增之。服药三月有子,住药。药太过多,生两子,当审方取药。寡妇童女不可妄服。

治产后下血不止方。

菖蒲五两,剉

上一味,以清酒五升煮取二升,分二服。

治妇人下血,**阿胶散方**。

阿胶八两,炙　乌贼鱼骨二两　芍药四两　当归一两

上四味捣筛为散,以蜜溲如麦饭,先食以葱羹汁服方寸匕,日三夜一服。一方桑耳一两。

治诸去血蛊方。

鹿茸炙　当归各三两　瓜子五合　蒲黄五两

上四味捣筛为散,酒服方寸匕,日三服。不知,稍增。

治妇人漏血崩中,**鲍鱼汤方**。

鲍鱼　当归各三两,切　阿胶炙,四两　艾如鸡子大三枚

上四味,以酒三升、水二升合煮取二升五合,去滓,内胶烊令尽,一服八合,日三服。

治妇人三十六疾,胞中病,漏下日不绝,白垩丸方。

邯郸白垩　牡蛎熬　禹余粮　白芷　乌贼鱼骨　干姜　龙骨　白石脂　桂心　瞿麦　大黄　石韦去毛　白蔹　细辛　芍药　黄连　附子炮,去皮　钟乳　茯苓　当归　蜀椒汗,去目闭口者　黄芩　甘草炙,各半两

上二十三味捣筛为末,炼蜜和,丸如梧桐子大,酒服五丸,日二。不知,渐加至十丸。

治妇人漏血不止,**大崩中方**。

龙骨　芎䓖　附子炮,去皮　芍药　禹余粮　干姜各三两　赤石脂四两　当归　桂心各一两　甘草五分,炙

上一十味捣筛为散,以温酒服方寸匕,日三服,稍加至二匕。白多,更加赤石脂一两。

治妇人漏血,积月不止,**马通汤方**。

赤马通汁一升,取新马屎绞取汁,干者水浸绞取,无赤马,凡马亦得　当归　阿胶炙　干姜各一两　生艾一把　书墨半弹丸大

上六味㕮咀,以水八升、清酒二升合煮取三升,去滓,内马通汁及胶,微火煎取二升,适寒温,分再服,相去一炊顷饮之。

治妇人白漏不绝,**马蹄屑汤方**。

白马蹄炙令焦,屑　赤石脂各五两　禹余粮　乌贼鱼骨　龙骨　牡蛎熬　干地黄　当归各四两　附子三两,炮,去皮　白僵蚕一两,熬　甘草二两,炙

上一十一味㕮咀,以水一斗六升煮取三升半,分四服,日三夜一服。

治妇人漏血不止方。

干地黄　大黄各六两　芎䓖四两　阿胶五两　人参　当归　甘草炙,各三两

上七味㕮咀,以酒一斗、水五升合煮取六升,去滓,内胶烊令尽,一服一升,日三夜一服。

治妇人白漏不绝,**马蹄丸方**。

白马蹄四两,炙令黄　乌贼鱼骨　白僵蚕　赤石脂各二两　禹余粮　龙骨各三两

上六味捣筛为末,炼蜜和,丸如梧子,酒服十丸。不知,渐加至二十丸。

治妇人漏下,**慎火草散方**。

慎火草十两,熬令黄　当归　鹿茸一作鹿角　阿胶炙,各四两　龙骨二分

上五味捣筛为散,先食酒服方寸匕,日三服。

治妇人漏下不止,**蒲黄散方**。

蒲黄半升　鹿茸炙　当归各二两

上三味捣筛为散,酒服半方寸匕,日三服。不知,渐加至一方寸匕。

治妇人胞落不安,血漏下相连,月水过度,往来或多或少,小腹急痛,上抢心,胁胀,食不生肌方。

蝉甲三两,炙　禹余粮　干地黄各六两　蜂房炙　蛇皮炙,各一两　猬皮一具,炙　干姜　防风　乌贼鱼骨　桑螵蛸炙　蟅虫熬　甘

草炙,各二两

上一十二味捣筛为末,炼蜜和,丸如梧桐子大,空腹酒服十丸,日三服,渐加至二十丸。

月水不利第二方三十四首

治妇人月水不利闭塞,绝产十八年,服此药,二十八日有子,**金城太守白薇丸方**。

白薇　细辛各五分　人参　杜蘅　半夏洗　厚朴炙　白僵蚕 牡蒙各三分　牛膝　沙参　干姜各半两　附子炮,一两半　秦芁半两 当归三分　蜀椒一两半,去目闭口者,汗　紫菀三分　防风一两半

上一十七味捣筛,炼蜜和,为丸如梧桐子,先食酒服三丸。不知,稍增至四五丸。此药不用长服,觉有身则止。崔氏有桔梗、丹参各三分。

治经年月水不利,胞中有风冷,故须下之,**大黄朴硝汤方**。

大黄　牛膝各五两　代赭　干姜　细辛各一两　水蛭熬　虻虫 去翅足,熬　芒硝各二两　桃仁三升,去皮尖双仁者　麻子仁五合　牡 丹皮　紫葳一云紫菀,各三两　甘草炙,三两　朴硝三两

上一十四味㕮咀,以水一斗煮取三升,去滓,内消烊令尽,分三服。五更即服,相去一炊顷自下,之后将息,勿见风。

治妇人月水不利,小腹坚急,大便不通,时时见有物下如鼻涕,或如鸡子白,皆胞中风冷也方。

大黄四两　吴茱萸二升　芍药三两　当归　干地黄　黄芩　干 姜　芎劳　桂心　牡丹皮　芒硝　人参　细辛　甘草炙,各二两 水蛭熬　虻虫各五十枚,去翅足,熬　桃仁五十枚,去皮尖　黄雌鸡一只,

治如食法,勿令中水

上一十八味㕮咀,以清酒五升渍药一炊久,又别以水二斗煮鸡,取一斗,去鸡下药,合煮取三升,绞去滓,内芒硝烊令尽,搅调,适寒温,服一升,日三服。

治月水不利,**小腹痛方**。

牡丹皮　当归　芎䓖　黄芩　大黄　干姜　人参　细辛　硝石　芍药　桂心　甘草炙,各二两　水蛭熬　虻虫去翅足,熬　桃仁各五十枚,去皮尖　蛴螬十三枚,熬　干地黄三两　黄雌鸡一只,治如食法

上一十八味㕮咀,以清酒五升渍一宿,别以水二斗煮鸡,取一斗五升,去鸡内药,煮取三升,去滓,内硝石烊令尽,适寒温,一服一升,日三服。

治久寒月水不利,或多或少方。

吴茱萸三升　生姜一斤　桂心一尺　大枣二十枚,擘　桃仁去皮尖,五十枚　人参　芍药各三两　小麦　半夏洗,各一升　牡丹皮四两　牛膝二两　水蛭熬　䗪虫熬　虻虫去翅足,熬　甘草炙,各一两

上一十五味㕮咀,以清酒三升、水一斗煮取三升,去滓,适寒温,服一升,日三服。不能饮酒者,以水代之。汤临欲成,乃内诸虫。病人不耐药者,则饮七合。

治妇人月水不利,腹中满,时自减,并男子膀胱满急,**抵当汤方**。

大黄二两　桃仁三十枚,去皮尖两仁,炙　水蛭二十枚,熬　虎杖炙,二两。一云虎掌

上四味㕮咀,以水三升煮取一升,顿服之,当即下血。

又方　当归　桂心　干漆熬　大枣擘　虻虫去翅足,熬　水蛭

各二两,熬　芍药　细辛　黄芩　葳蕤　甘草炙,各一两　吴茱萸　桃仁各一升,去皮尖两仁

上一十三味㕮咀,以酒一斗渍一宿,明旦煮之,取三升,分三服。

治妇人月水不利方。

当归　芍药　干姜　芒硝　吴茱萸各二两　大黄四两　桂心三两　甘草炙,一两　桃仁去皮尖,三十枚

上九味㕮咀,以水九升煮取三升,去滓,内芒硝烊令尽,分三服。

治妇人胸胁满,月水不利,时绕脐苦痛,手足烦热,两脚酸,**温经丸方**。

干姜　吴茱萸　附子炮,去皮　大黄　芍药各三两　黄芩　干地黄　当归　桂心　白术各二两　人参　石韦各一两,去毛　蜀椒一合,去目及闭口,汗　桃仁七十枚,去皮尖及双仁,熬　薏苡仁一升

上一十五味捣筛为末,炼蜜和,丸如梧桐子,先食酒服一丸,日三服。不知,稍加之,以知为度。

治妇人月水不利,手足烦热,腹满,不欲寐,心烦,**七熬丸方**。

大黄半两,熬　前胡　芒硝各五分　干姜三分　茯苓二分半　杏仁去皮尖双仁,一分半,熬　蜀椒去目及闭口,汗　葶苈各二分,熬　桃仁二十枚,去皮尖双仁,熬　水蛭半合,熬　虻虫半合,去翅足,熬

上一十一味捣筛为末,炼蜜和,丸如梧桐子,饮服七丸,日三服,渐加至十丸。治寒,先食服之。《千金》有芎䓖三分。

治妇人带下,寒气血积,腰腹痛,月水时复不调,手足厥逆,气上荡心,害饮食方。

茯苓　枳实炙　干姜各半两　芍药　黄芩　桂心　甘草炙,各一两

上七味㕮咀,以水四升煮取二升,分二服,服别相去一炊顷。诸月水不调,皆悉主之。

治妇人月水不调,或月前,或月后,或如豆汁,腰痛如折,两脚疼,胞中风冷,**牡丹大黄汤方**。

牡丹皮三两 大黄 朴硝各四两 桃仁一升,去皮尖双仁者 阳起石 人参 茯苓 水蛭熬 虻虫去翅足,熬 甘草炙,各二两

上一十味㕮咀,以水九升煮取三升,去滓,内朴硝令烊尽,分三服,服别相去如一炊顷。

治妇人月水不调,或在月前,或在月后,或多或少,乍赤乍白,**阳起石汤方**。

阳起石二两 附子一两,炮,去皮 伏龙肝五两 生地黄切,一升 干姜 桂心 人参 甘草炙,各二两 续断 赤石脂各三两

上一十味㕮咀,以水一斗煮取三升二合,分四服,日三夜一服。

治月水不调,或一月再来,或两月三月一来,或月前,或月后,闭塞不通,宜服**杏仁汤方**。

杏仁去皮尖双仁 桃仁去皮尖双仁 虻虫去翅足,熬 水蛭熬,各三十枚 大黄三两

上五味㕮咀,以水六升煮取二升五合,分为三服。一服,其病当随大小便有所下,若下多者止勿服,若少者则尽二服。

治妇人产生余疾,月水时来,腹中绞痛方。

朴硝 当归 薏苡仁 桂心各二两 大黄四两 代赭 牛膝 桃仁去皮尖两仁,熬,各一两

上八味捣筛为末,炼蜜和,丸如梧桐子,先食酒服五丸,日三服。不知,稍增之。

治妇人经水来绕脐痛,上抢心胸,往来寒热如疟状方。

薏苡仁 代赭 牛膝各二两 茯苓一两 大黄八两 䗪虫二十枚,熬 桃仁五十枚,去皮尖双仁,熬 桂心五寸

上八味捣筛为散,宿不食,明朝空腹温酒服一钱匕。

治妇人月事往来,**腰腹痛方**。

䗪虫四枚,熬 女青 芎䓖各一两 蜀椒去目及闭口,汗 干姜 大黄各二两 桂心半两

上七味捣筛为散,先食酒服一刀圭。服之十日,微去下,善养之,佳。

治妇人月事不通,小腹坚痛不得近,**干漆汤方**。

干漆熬 大黄 黄芩 当归 芒硝 桂心各一两 附子一枚,炮,去皮 吴茱萸一升 葳蕤 芍药 细辛 甘草炙,各一两

上一十二味㕮咀,以清酒一斗渍一宿,煮取三升,绞去滓,内芒硝烊令尽,分三服,服别相去一炊顷。

又方 大黄三两 桃仁一升,去皮尖及双仁 芒硝 土瓜根 当归 芍药 丹砂研,各二两

上七味㕮咀,以水九升煮取三升,去滓,内丹砂末及芒硝烊令尽,为三服,服别相去一炊顷。《千金》有水蛭二两。

治月水不通,心腹绞痛欲死,通血止痛,岩蜜汤方。

吴茱萸 大黄 当归 干姜 虻虫去翅足,熬 水蛭熬 干地黄 芎䓖各二两 栀子仁十四枚 桃仁去皮尖,一升,熬 芍药三两 细辛 甘草炙,各一两 桂心一两 牛膝三两 麻仁半升

上一十六味㕮咀,以水九升煮取二升半,分三服,日三服,服相去一炊顷。

治血瘕,月水瘀血不通,下病,**散坚血方**。

大黄　细辛　朴硝各一两　硝石　附子炮,去皮　虻虫去翅足,熬,各三分　黄芩　干姜各一两　芍药　土瓜根　代赭　丹砂各二两,研　牛膝一斤　桃仁二升,去皮尖双仁　蛴螬二枚,炙

上一十五味㕮咀,水、酒各五升渍药一宿,明旦乃煮取四升,去滓,内朴硝、硝石烊令尽,分四服,服别相去如一炊顷。去病后宜食黄鸭羹。

又方　水蛭熬　土瓜根　芒硝　当归各二两　桃仁一升,去皮尖　大黄　桂心　麻子　牛膝各三两

上九味㕮咀,以水九升煮取三升,去滓,内芒硝烊令尽,分三服,服别相去一炊顷。

治月水不通,结成癥坚如石,腹大骨立,宜破血,下癥物方。

大黄　硝石熬令沸定,各六两　蜀椒去目闭口,汗,一两　代赭　干漆熬　芎䓖　茯苓　干姜　虻虫去翅足,熬,各二两　巴豆二十枚,去皮心,熬

上一十味捣筛为末,别治巴豆令如脂,炼蜜丸如梧桐子大,酒服三丸,渐加至五丸,空腹为始,日二服。《千金》有丹砂、柴胡、水蛭、土瓜根,为一十四味。

治产后月水往来,乍多乍少,仍不复通,里急,下引腰,身重,**牛膝丸方**。

牛膝　桂心　大黄　芎䓖各三两　当归　芍药　人参　牡丹皮各二两　水蛭熬　虻虫熬,去翅足　蟅虫熬,各十枚　蛴螬熬　蜚蠊虫各四十枚,一方无

上一十三味捣筛为末,炼蜜和,丸如梧桐子大,空腹温酒下五

丸,日三服。不知,渐增至十丸。

治月水闭不通,洒洒往来寒热方。

虻虫一两,去翅足,熬　桃仁十两,去皮尖双仁,熬　桑螵蛸半两
代赭　水蛭熬　蛴螬熬,各二两　大黄三两

上七味捣筛为末,别捣桃仁如膏,乃合药,炼蜜和,为丸如梧桐子大,酒服五丸,日二服。

治月水不通,手足烦热,腹满,默默不欲寐,心烦方。

芎䓖五两半　芒硝　柴胡各五两　茯苓二两　杏仁五合,去皮尖双仁,熬　大黄一斤　蜀椒去目闭口者,汗　水蛭熬　虻虫去翅足,熬,各半两　桃仁一百枚,去皮尖双仁,熬　䗪虫熬　牡丹皮各二两　干姜六两　葶苈子五合,熬令紫色

上一十四味捣筛为末,别捣桃仁、杏仁如泥,炼蜜和,为丸如梧桐子大,空腹酒服七丸,日三服。不知,稍增之。此方与前七熬丸同,多三味。

治腰腹痛,月水不通利方。

当归四两　芎䓖　人参　牡蛎熬　土瓜根　水蛭熬,各二两　虻虫去翅足,熬　丹砂研　乌头炮,去皮　干漆熬,各一两　桃仁五十枚,去皮尖两仁,熬,别捣如泥

上一十一味捣筛为末,炼蜜和,丸如梧桐子大,空腹酒服三丸,日三服。

治月闭不通,不欲食方。

大黄一斤　柴胡　芒硝各五两　牡蛎熬,一两　葶苈子二两,熬令紫色,别捣　芎䓖二两半　干姜三两　蜀椒汗,一十两,去目及闭口者　茯苓三两半　杏仁五合,熬,别捣如膏　虻虫熬,去翅足　水蛭熬,各半两

桃仁七十枚,去皮尖双仁,熬,别捣如膏

上一十三味捣筛为末,和前件葶苈、桃仁、杏仁等脂,炼蜜和,为丸如梧桐子大,饮服七丸,日再。亦与七熬丸同,多二味。

治月水不通六七年,或肿满气逆,腹胀瘕癖,服此方数有神效,**大虻虫丸方**。

虻虫四百枚,去翅足,熬　水蛭三百枚,熬　蛴螬一升,熬　干地黄

牡丹皮　干漆熬　土瓜根　芍药　牛膝　桂心各四两　黄芩

牡蒙　桃仁熬,去皮尖双仁,各三两　茯苓　海藻各五两　葶苈五合,熬令紫色　吴茱萸二两

上一十七味捣筛为末,别捣桃仁、葶苈如脂,炼蜜和,为丸如梧桐子大,酒服七丸,日三服。《千金》有芒硝、人参。

治月水不通闭塞方。

牛膝一斤　麻子仁三升,蒸之　土瓜三两　桃仁二升,熬,去皮尖双仁

上四味,以酒一斗五升渍五宿,一服五合,渐增至一升,日一服,多饮益佳。

治妇人产后风冷,留血不去停结,月水闭塞方。

菴䕡子　桃仁去皮尖双仁,熬　麻子仁碎,各二升

上三味,以酒三斗合煮至二斗,一服五合,日三服,稍加至一升,佳。

治月水闭不通结瘕,腹大如缸,短气欲死,**虎杖煎方**。

虎杖一百斤,去头脑,洗去土,暴燥,切　土瓜根汁　牛膝汁各二斗

上三味,以水一斛渍虎杖一宿,明旦煎,余二斗,内土瓜牛膝汁,搅令调,于汤器中煎使如饴糖,酒服一合,日二夜一服。宿血当

下,若病去,但令服尽。

治带下,月经闭不通方。

大黄六两　朴硝五两　桃仁去皮尖及双仁　虻虫去翅足,各一升,
并熬

上四味捣筛为末,别捣桃仁如膏,以淳苦酒四升,以铜铛著火
上煎,减一升,内药三校之,又减一升,内朴硝,煎如饧可止,丸如鸡
子,投一升美酒中,当宿不食,服之。至日西下,或如豆汁,或如鸡
肝凝血虾蟆子,或如膏,此是病下也。

治月水不通,阴中肿痛,**菖蒲汤方**。

菖蒲　当归各二两　葱白切小,一升　吴茱萸　阿胶熬,各一两
上五味㕮咀,以水九升煮取三升,内胶烊令尽,分为三服。

损伤第三方七首

治妇人因其夫阴阳过度,玉门疼痛,小便不通,**白玉汤方**。

白玉二两半　白术　泽泻各二两　肉苁蓉　当归各五两

上五味㕮咀,先以水一斗煮玉五十沸,去玉内药,煎取二升,分
三服,每服相去一炊顷。

治妇人伤丈夫,苦头痛欲呕,心闷,**桑白皮汤方**。

桑白皮半两　干姜一累　桂心五寸　大枣二十枚,擘

上四味㕮咀,以水二大升煮取八合,分二服。《千金》云:以酒一斗
煮三四沸,去滓,分温服之,适衣,无令汗出。

治妇人嫁痛,单行方。

大黄三分

上一味切,以好酒一升煮十沸,顿服。

治妇人小户嫁痛连日方。

芍药半两　生姜切　甘草炙,各三分　桂心一分

上四味㕮咀,以酒二升煮三沸,去滓,适寒温,分服。

治妇人小户嫁痛,单行方。

牛膝五两

上一味切,以酒三升煮再沸,去滓,分三服。

治妇人小户嫁痛方。

乌贼鱼骨二枚

上一味烧成屑,以酒服方寸匕,日三服,立差。

治妇人妊身,为夫所动,欲死,**单行竹沥汁方。**

取淡竹,断两头节,留中节,以火烧中央,以器承两头得汁,饮之,立瘥。

卷第九　伤寒上

论曰：伤寒热病，自古有之，名贤濬哲，多所防御。至于仲景，特有神功，寻思旨趣，莫测其致，所以医人未能钻仰。尝见太医疗伤寒，惟大青知母等诸冷物投之，极与仲景本意相反，汤药虽行，百无一效。伤其如此，遂披伤寒大论，鸠集要妙，以为其方，行之以来，未有不验。旧法方证，意义幽隐，乃令近智所迷，览之者造次难悟，中庸之士，绝而不思，故使闾里之中，岁至夭枉之痛，远想令人慨然无已。今以方证同条，比类相附，须有检讨，仓卒易知。夫寻方之大意，不过三种：一则桂枝，二则麻黄，三则青龙。此之三方，凡疗伤寒不出之也。其柴胡等诸方，皆是吐下发汗后不解之事，非是正对之法。术数未深，而天下名贤止而不学，诚可悲夫。又有仆隶卑下，冒犯风寒，天行疫疠，先被其毒，悯之酸心，聊述兹意，为之救法。方虽是旧，弘之惟新，好古君子嘉其博济之利，无嗤诮焉。

太阳病用桂枝汤法第一五十七证方五首

论曰：伤寒与痉病湿病及热暍相滥，故叙而论之。

太阳病，发热无汗而反恶寒，是为刚痉。

太阳病，发热汗出而不恶寒，是为柔痉。一云恶寒。

太阳病，发热，其脉沉细，是为痉。

太阳病，发其汗，因致痉。

病者身热足寒，颈项强，恶寒，时头热面赤，目脉赤，独头动摇，是为痓。

上件痓状。

太阳病而关节疼烦，其脉沉缓，为中湿。

病者一身尽疼烦，日晡即剧，此为风湿，汗出所致也。

湿家之为病，一身尽疼，发热而身色似熏黄也。

湿家之为病，其人但头汗出而背强，欲得被覆，若下之早即哕，或胸满，小便利，舌上如胎，此为丹田有热，胸上有寒，渴欲饮，则不能饮而口燥也。

湿家下之，额上汗出，微喘，小便利者死，下利不止者亦死。

问曰：病风湿相搏，身体疼痛，法当汗出而解。值天阴雨溜下不止，师云此可发汗，而其病不愈者，何故？答曰：发其汗，汗大出者，但风气去，湿气续在，是故不愈。若治风湿者，发其汗，微微似欲出汗者，则风湿俱去也。

病人喘，头痛，鼻窒而烦，其脉大，自能饮食，腹中独和无病，病在头中寒湿，故鼻窒，内药鼻中，即愈。

上件湿状。

太阳中热，暍是也，其人汗出恶寒，身热而渴也。

太阳中暍，身热疼重而脉微弱，此以夏月伤冷水，水行皮肤中也。

太阳中暍，发热恶寒，身重而疼痛，其脉弦细芤迟，小便已洒然，手足逆冷，小有劳热，口前开板齿燥。若发其汗，恶寒则甚；加温针，发热益甚；数下之，淋复甚。

上件暍状。

太阳之为病，头项强痛而恶寒。

太阳病，其脉浮。

太阳病，发热汗出而恶风，其脉缓，为中风。

太阳中风，发热而恶寒。

太阳病三四日，不吐下，见芤乃汗之。

夫病有发热而恶寒者，发于阳也；不热而恶寒者，发于阴也。发于阳者七日愈，发于阴者六日愈，以阳数七、阴数六故也。

太阳病，头痛，至七日以上自愈者，其经竟故也。若欲作再经者，针足阳明，使经不传则愈。

太阳病，欲解时，从巳尽未。

风家，表解而不了了者，十二日愈。

太阳中风，阳浮而阴濡弱，浮者热自发，濡弱者汗自出，啬啬恶寒，淅淅恶风，翕翕发热，鼻鸣干呕者，桂枝汤主之。

太阳病，发热汗出，此为荣弱卫强，故使汗出，以救邪风，桂枝汤主之。

太阳病，头痛发热，汗出恶风，桂枝汤主之。

太阳病，项背强几几，而反汗出恶风，桂枝汤主之。本论云桂枝加葛根汤。

太阳病下之，其气上冲，可与桂枝汤，不冲不可与之。

太阳病三日，已发汗吐下温针而不解，此为坏病，桂枝汤复不中与也。观其脉证，知犯何逆，随证而治之。

桂枝汤本为解肌，其人脉浮紧，发热无汗，不可与也。常识此，勿令误也。

酒客，不可与桂枝汤，得之则呕，酒客不喜甘故也。

喘家，作桂枝汤，加厚朴、杏仁佳。

服桂枝汤吐者，其后必吐脓血。

太阳病,初服桂枝汤而反烦不解者,当先刺风池风府,乃却与桂枝汤,则愈。

太阳病,外证未解,其脉浮弱,当以汗解,宜桂枝汤。

太阳病,下之微喘者,表未解故也,宜桂枝汤。一云麻黄汤。

太阳病,有外证未解,不可下之,下之为逆。解外宜桂枝汤。

太阳病,先发汗不解而下之,其脉浮,不愈。浮为在外而反下之,故令不愈。今脉浮,故在外,当解其外则愈,宜桂枝汤。

病常自汗出,此为荣气和卫气不和故也。荣行脉中,卫行脉外,复发其汗,卫和则愈,宜桂枝汤。

病人脏无他病,时发热,自汗出而不愈,此卫气不和也,先其时发汗愈,宜桂枝汤。

伤寒,不大便六七日,头痛有热,与承气汤,其大便反青,此为不在里,故在表也,当发其汗。头痛者必衄,宜桂枝汤。

伤寒,发汗已解,半日许复烦,其脉浮数,可复发其汗,宜服桂枝汤。

伤寒,医下之后,身体疼痛,清便自调,急当救表,宜桂枝汤。

太阳病未解,其脉阴阳俱停,必先振汗出而解。但阳微者,先汗之而解;宜桂枝汤。

太阳病未解,热结膀胱,其人如狂,其血必自下,下者即愈。其外未解,尚未可攻,当先解其外,宜桂枝汤。

伤寒,大下后,复发汗,心下痞,恶寒者,不可攻痞,当先解表,宜桂枝汤。

桂枝汤方

桂枝　芍药　生姜各二两,切　甘草二两,炙　大枣十二枚,擘上五味，㕮咀三味，以水七升微火煮取三升，去滓，温服一升，须臾饮热粥一升余，以助药力，温覆令汗出一时许，益善。若不汗，再服如前。复不汗，后服小促其间，令半日许三服。病重者，一日一夜乃差。当晬时观之，服一剂汤病证犹在，当复作服之。至有不汗出，当服三剂乃解。

太阳病，发其汗，遂漏而不止，其人恶风，小便难，四肢微急，难以屈伸，桂枝加附子汤主之。桂枝中加附子一枚炮即是。

太阳病，下之，其脉促胸满者，桂枝去芍药汤主之。若微寒者，桂枝去芍药加附子汤主之。桂枝去芍药中加附子一枚即是。

太阳病，得之八九日如疟，发热而恶寒，热多而寒少，其人不呕，清便欲自可，一日再三发，其脉微缓者为欲愈，脉微而恶寒者，此为阴阳俱虚，不可复吐下发汗也，面色反有热者，为未欲解，以其不能得汗出，身必当痒，**桂枝麻黄各半汤**主之。

桂枝一两十六铢　　芍药　　生姜切　　甘草炙　　麻黄去节,各一两
大枣四枚,擘　　杏仁二十四枚,去皮尖两仁者

上七味，以水五升先煮麻黄一二沸，去上沫，内诸药煮取一升八合，去滓，温服六合。本云桂枝汤三合，麻黄汤三合，并为六合，顿服。

服桂枝汤，大汗出，若脉洪大，与桂枝汤，其形如疟，一日再发，汗出便解，**宜桂枝二麻黄一汤方**。

桂枝一两十七铢　　麻黄十六铢　　生姜切　　芍药各一两六铢　　甘草一两二铢,炙　　大枣五枚,擘　　杏仁十六枚,去皮尖两仁者

上七味，以水七升煮麻黄一二沸，去上沫，内诸药煮取二升，去滓，温服一升，日再服。本云桂枝汤二分，麻黄汤一分，合为二升，

分二服,今合为一方。

太阳病,发热恶寒,热多寒少,脉微弱,则无阳也,不可发汗,**桂枝二越婢一汤**主之方。

桂枝　芍药　甘草炙　麻黄去节,各十八铢　生姜一两三铢,切

石膏二十四铢,碎　大枣四枚,擘

上七味,以水五升先煮麻黄一二沸,去上沫,内诸药煮取二升,去滓,温服一升。本云当裁为越婢汤,桂枝合之,饮一升,今合为一方,桂枝汤二分。

服桂枝汤,下之,颈项强痛,翕翕发热,无汗,心下满微痛,小便不利,**桂枝去桂加茯苓白术汤**主之方。

茯苓　白术各三两

上于桂枝汤中惟除去桂枝一味,加此二味,为汤,服一升,小便即利。本云桂枝汤,今去桂枝,加茯苓、白术。

太阳病用麻黄汤法第二十六证　方四首

太阳病,或已发热,或未发热,必恶寒体痛,呕逆,脉阴阳俱紧,为伤寒。

伤寒一日,太阳脉弱,至四日太阴脉大。

伤寒一日,太阳受之。脉若静者为不传,颇欲呕,若躁烦,脉数急者,乃为传。

伤寒,其二阳证不见,此为不传。

太阳病,头痛发热,身体疼,腰痛,骨节疼,恶风,无汗而喘,麻黄汤主之。

太阳与阳明合病,喘而胸满,不可下也,宜麻黄汤。

太阳病十日已去,其脉浮细,嗜卧,此为外解。设胸满胁痛,与小柴胡汤;浮者,麻黄汤主之。

太阳病,脉浮紧,无汗而发热,其身疼痛,八九日不解,其表证仍在,此当发其汗。服药微除,其人发烦目瞑,增剧者必衄,衄乃解。所以然者,阳气重故也,宜麻黄汤。

脉浮而数者,可发其汗,宜麻黄汤。

伤寒,脉浮紧,不发其汗,因致衄,宜麻黄汤。

脉浮而紧,浮则为风,紧则为寒,风则伤卫,寒则伤荣,荣卫俱病,骨节烦疼,可发其汗,宜麻黄汤。

太阳病,下之微喘者,外未解故也,宜麻黄汤。一云桂枝汤。

麻黄汤方

麻黄去节,三两　桂枝二两　甘草一两,炙　杏仁七十枚,去皮尖两仁者

上四味,以水九升煮麻黄,减二升,去上沫,内诸药煮取二升半,去滓,温服八合,覆取微似汗,不须啜粥,余如桂枝法。

太阳病,项背强几几,无汗恶风,**葛根汤**主之方。

葛根四两　麻黄三两,去节　桂枝　芍药　甘草炙,各二两　生姜三两,切　大枣十一枚,擘

上七味,以水一斗煮麻黄、葛根,减二升,去上沫,内诸药煮取三升,去滓,分温三服,不须与粥,取微汗。

太阳与阳明合病而自利,葛根汤主之。用上方。一云用后葛根黄芩黄连汤。

不下利,但呕,葛根加半夏汤主之。葛根汤中加半夏半升洗即是。

太阳病,桂枝证,医反下之,遂利不止,其脉促,表未解,喘而汗出,宜**葛根黄芩黄连汤方**。

葛根半斤　甘草二两,炙　黄芩　黄连各三两

上四味,以水八升先煮葛根,减二升,内诸药煮取二升,去滓,分温再服。

太阳病用青龙汤法第三四证　方二首

太阳中风,脉浮紧,发热恶寒,身体疼痛,不汗出而烦,**大青龙汤**主之。若脉微弱,汗出恶风者,不可服之,服之则厥,筋惕肉瞤,此为逆也方。

麻黄去节,六两　桂枝二两　甘草二两,炙　杏仁四十枚,去皮尖两仁者　生姜三两,切　大枣十枚,擘　石膏如鸡子大,碎,绵裹

上七味,以水九升先煮麻黄,减二升,去上沫,内诸药煮取三升,去滓,温服一升,取微似汗,汗出多者,温粉粉之。一服汗者勿再服,若复服汗出多,亡阳逆虚,恶风,躁不得眠。

伤寒,脉浮缓,其身不疼但重,乍有轻时,无少阴证者,可与大青龙汤发之。用上方。

伤寒,表不解,心下有水气,咳而发热,或渴,或利,或噎,或小便不利,少腹满,或喘者,**小青龙汤**主之方。

麻黄去节,三两　芍药　细辛　干姜　甘草炙　桂枝各三两　五味子　半夏各半升,洗

上八味,以水一斗先煮麻黄,减二升,去上沫,内诸药煮取三升,去滓,温服一升。渴,则去半夏,加栝楼根三两;微利者,去麻黄,加荛花一鸡子大,熬令赤色;噎者,去麻黄,加附子一枚,炮;小便不利,少

腹满,去麻黄,加茯苓四两;喘者,去麻黄,加杏仁半升,去皮。

伤寒,心下有水气,咳而微喘,发热不渴,服汤已而渴者,此为寒去,为欲解,小青龙汤主之。用上方。

太阳病用柴胡汤法第四一十五证　方七首

血弱气尽,腠理开,邪气因入,与正气相搏,在于胁下,正邪分争,往来寒热,休作有时,嘿嘿不欲食饮,藏腑相连,其痛必下,邪高痛下,故使其呕,小柴胡汤主之。服柴胡而渴者,此为属阳明,以法治之。

得病六七日,脉迟浮弱,恶风寒,手足温,医再三下之,不能食,其人胁下满痛,面目及身黄,颈项强,小便难,与柴胡汤,后必下重。本渴,饮水而呕,柴胡复不中与也,食谷者哕。

伤寒四五日,身体热,恶风,颈项强,胁下满,手足温而渴,小柴胡汤主之。

伤寒,阳脉涩,阴脉弦,法当腹中急痛,先与小建中汤,不瘥,与小柴胡汤。小建中汤见杂疗门中。

伤寒中风,有柴胡证,但见一证便是,不必悉具也。凡柴胡汤证而下之,柴胡证不罢,复与柴胡汤解者,必蒸蒸而振,却发热汗出而解。伤寒五六日,中风,往来寒热,胸胁苦满,嘿嘿不欲饮食,心烦喜呕,或胸中烦而不呕,或渴,或腹中痛,或胁下痞坚,或心下悸,小便不利,或不渴,外有微热,或咳,**小柴胡汤**主之

柴胡八两　黄芩　人参　甘草炙　生姜各三两,切　半夏半升,洗　大枣十二枚,擘

上七味,以水一斗二升煮取六升,去滓再煎,温服一升,日三。

若胸中烦,不呕者,去半夏、人参,加栝楼实一枚;渴者,去半夏,加人参合前成四两半;腹中痛者,去黄芩,加芍药三两;胁下痞坚者,去大枣,加牡蛎六两;心下悸,小便不利者,去黄芩,加茯苓四两;不渴,外有微热者,去人参,加桂三两,温覆微发其汗;咳者,去人参、大枣、生姜,加五味子半升,干姜二两。

　　伤寒五六日,头汗出,微恶寒,手足冷,心下满,口不欲食,大便坚,其脉细,此为阳微结,必有表,复有里。沉,则为病在里。汗出,亦为阳微。假令纯阴结,不得有外证,悉入在于里。此为半在外,半在里,脉虽沉紧,不得为少阴。所以然者,阴不得有汗,今头大汗出,故知非少阴也。可与柴胡汤,设不了了者,得屎而解。用上方。

　　伤寒,十三日不解,胸胁满而呕,日晡所发潮热而微利,此本当柴胡,下之不得利,今反利者,故知医以丸药下之,非其治也。潮热者实也,先再服小柴胡汤以解其外,后以**柴胡加芒硝汤**主之方。

　　柴胡二两十六铢　黄芩　人参　甘草炙　生姜各一两,切　半夏一合,洗　大枣四枚,擘　芒硝二两

　　上七味,以水四升煮取二升,去滓,温分再服,以解其外。不解,更作。

柴胡加大黄芒硝桑螵蛸汤方

　　上以前七味,以水七升,下芒硝三合,大黄四分,桑螵蛸五枚,煮取一升半,去滓,温服五合,微下即愈。本云柴胡汤再服,以解其外,余二升,加芒硝、大黄、桑螵蛸也。

　　伤寒八九日,下之,胸满烦惊,小便不利,谵语,一身不可转侧,**柴胡加龙骨牡蛎汤**主之方。

　　柴胡四两　黄芩　人参　生姜切　龙骨　牡蛎熬　桂枝　茯

苓 铅丹各一两半 大黄二两 半夏一合半,洗 大枣六枚,擘

上一十二味,以水八升煮取四升,内大黄切如棋子大,更煮一两沸,去滓,温服一升。本云柴胡汤,今加龙骨等。

伤寒六七日,发热,微恶寒,支节烦疼,微呕,心下支结,外证未去者,宜**柴胡桂枝汤**。

发汗多,亡阳狂语者,不可下,以为可与柴胡桂枝汤和其荣卫,以通津液,后自愈方。

柴胡四两 黄芩 人参 生姜切 桂枝 芍药各一两半 半夏二合半,洗 甘草一两,炙 大枣六枚,擘

上九味,以水六升煮取二升,去滓,温服一升。本云人参汤作如桂枝法,加柴胡、黄芩,复如柴胡法,今用人参,作半剂。

伤寒五六日,其人已发汗而复下之,胸胁满微结,小便不利,渴而不呕,但头汗出,往来寒热而烦,此为未解,**柴胡桂枝干姜汤**主之方。

柴胡八两 桂枝三两 干姜二两 栝楼根四两 黄芩三两 牡蛎二两,熬 甘草二两,炙

上七味,以水一斗二升煮取六升,去滓更煎,温服一升,日二服。初服微烦,汗出愈。

太阳病,过经十余日,反再三下之,后四五日柴胡证续在,先与小柴胡汤,呕止小安,其人郁郁微烦者,为未解,与大柴胡汤,下者止。

伤寒十余日,邪气结在里,欲复,往来寒热,当与大柴胡汤。

伤寒发热,汗出不解,心中痞坚,呕吐下利者,大柴胡汤主之。

病人表里无证,发热七八日,虽脉浮数,可下之,宜**大柴胡汤方**

柴胡八两 枳实四枚,炙 生姜五两,切 黄芩三两 芍药三两 半夏半升,洗 大枣十二枚,擘

上七味,以水一斗二升煮取六升,去滓更煎,温服一升,日三服。一方加大黄二两,若不加,恐不名大柴胡汤。

太阳病用承气汤法第五_{九证} 方四首

发汗后恶寒者,虚故也。不恶寒,但热者,实也,当和其胃气,宜小承气汤。

太阳病未解,其脉阴阳俱停,必先振汗出而解,但阳微者先汗出而解,阴微者先下之而解,宜承气汤。一云大柴胡汤。

伤寒十三日,过经而谵语,内有热也,当以汤下之。小便利者,大便当坚而反利,其脉调和者,知医以丸药下之,非其治也。自利者,其脉当微厥,今反和者,此为内实,宜承气汤。

太阳病过经十余日,心下温温欲吐而胸中痛,大便反溏,其腹微满,郁郁微烦,先时自极吐下者,宜承气汤。

二阳并病,太阳证罢,但发潮热,手足漐漐汗出,大便难,谵语者,下之愈,宜承气汤。

太阳病三日,发其汗不解,蒸蒸发热者,调胃承气汤主之。

伤寒吐后,腹满者,承气汤主之。

太阳病吐下发汗后,微烦,小便数,大便因坚,可与小承气汤和之则愈。

承气汤方

大黄_{四两} 厚朴_{八两,炙} 枳实_{五枚,炙} 芒硝_{三合}

上四味,以水一斗先煮二味,取五升,内大黄更煮取二升,去滓,内芒硝更煎一沸,分再服,得下者止。

又方 大黄_{四两} 厚朴_{二两,炙} 枳实_{大者三枚,炙}

上三味,以水四升煮取一升二合,去滓,温分再服。初服谵语即止,服汤当更衣,不尔尽服之。

又方 大黄四两 甘草二两,炙 芒硝半两

上三味,以水三升煮取一升,去滓,内芒硝更一沸,顿服。

太阳病不解,热结膀胱,其人如狂,血自下,下者即愈。其外不解,尚未可攻,当先解其外。外解,少腹急结者,乃可攻之,宜**桃核承气汤方**。

桃仁五十枚,去皮尖 大黄四两 桂枝二两 甘草二两,炙 芒硝一两

上五味,以水七升煮取二升半,去滓,内芒硝更煎一沸,分温三服。

太阳病用陷胸汤法第六 三十一证 方一十六首

问曰:病有结胸,有藏结,其状何如? 答曰:按之痛,其脉寸口浮,关上自沉,为结胸。何谓藏结? 曰:如结胸状,饮食如故,时下利,阳脉浮,关上细沉而紧,名为藏结。舌上白胎滑者,为难治。藏结者,无阳证,不往来寒热,其人反静,舌上胎滑者,不可攻也。

夫病发于阳而反下之,热入,因作结胸;发于阴而反汗之,因作痞。结胸者,下之早,故令结胸。结胸者,其项亦强,如柔痉状,下之即和,宜大陷胸丸。

结胸证,其脉浮大,不可下之,下之即死。

结胸证悉具,烦躁者死。

太阳病,脉浮而动数,浮则为风,数则为热,动则为痛,数则为虚。头痛发热,微盗汗出而反恶寒,其表未解,医反下之,动数则

迟,头痛即眩,胃中空虚,客气动膈,短气躁烦,心中懊恼,阳气内陷,心下因坚,则为结胸,大陷胸汤主之。若不结胸,但头汗出,其余无汗,齐颈而还,小便不利,身必发黄。

伤寒六七日,结胸热实,脉沉紧,心下痛,按之如石坚,大陷胸汤主之。

但结胸,无大热,此为水结在胸胁,头微汗出,大陷胸汤主之。

太阳病,重发汗而复下之,不大便五六日,舌上燥而渴,日晡如小有潮热,从心下至少腹坚满而痛不可近,大陷胸汤主之。若心下满而坚痛者,此为结胸,大陷胸汤主之。

大陷胸丸方

大黄八两　葶苈子熬　杏仁去皮尖两仁者　芒硝各半升

上四味和捣,取如弹丸一枚,甘遂末一钱匕,白蜜一两,水二升合煮取一升,温顿服,一宿乃下。

大陷胸汤方

大黄六两　甘遂末一钱匕　芒硝一升

上三味,以水六升先煮大黄,取二升,去滓,内芒硝煎一两沸,内甘遂末,分再服。一服得快利,止后服。

小结胸者,正在心下,按之即痛,其脉浮滑,**小陷胸汤**主之。

黄连一两　半夏半升,洗　栝楼实大者一枚

上三味,以水六升先煮栝楼,取三升,去滓,内诸药煮取二升,去滓,分温三服。

太阳病二三日,不能卧,但欲起者,心下必结,其脉微弱者,此本寒也,而反下之,利止者必结胸。未止者,四五日复重下之,此为挟热利。

太阳少阳并病而反下之，结胸，心下坚，下利不复止，水浆不肯下，其人必心烦。

病在阳，当以汗解，而反以水噀之若灌之，其热却不得去，益烦，皮粟起，意欲饮水，反不渴，宜服**文蛤散方**。

文蛤五两

上一味捣为散，以沸汤五合和服一方寸匕。若不瘥，与五苓散。

五苓散方

猪苓十八铢，去黑皮　白术十八铢　泽泻一两六铢　茯苓十八铢　桂枝半两

上五味各为散，更于臼中治之，白饮和服方寸匕，日三服。多饮暖水，汗出愈。

寒实结胸，无热证者，与**三物小白散方**。

桔梗十八铢　巴豆六铢，去皮心，熬赤黑，研如脂　贝母十八铢

上三味捣为散，内巴豆，更于臼中治之，白饮和服，强人半钱匕，羸者减之。病在上则吐，在下则利。不利，进热粥一杯；利不止，进冷粥一杯一云冷水一杯。身热，皮粟不解，欲引衣自覆，若以水噀之洗之，更益令热，却不得出，当汗而不汗，即烦。假令汗出已，腹中痛，与芍药三两，如上法。

太阳与少阳并病，头痛，或眩冒，如结胸，心下痞而坚，当刺肺俞、肝俞、大椎第一间。慎不可发汗，发汗即谵语，谵语则脉弦，五日谵语不止，当刺期门。

心下但满而不痛者，此为痞，**半夏泻心汤**主之。

半夏半升，洗　黄芩　干姜　人参　甘草各三两，炙　黄连一两

大枣十二枚，擘

上七味，以水一斗煮取六升，去滓，温服一升，日三服。

脉浮紧而下之，紧反入里，则作痞，按之自濡，但气痞耳。

太阳中风，吐下呕逆，表解乃可攻之。其人漐漐汗出，发作有时，头痛，心下痞坚满，引胁下，呕即短气，此为表解里未和，**十枣汤**主之方。

芫花_熬　甘遂　大戟_{各等分}

上三味捣为散，以水一升五合先煮大枣十枚，取八合，去枣，强人内药末一钱匕，羸人半钱匕，温服，平旦服。若下少不利者，明旦更服，加半钱，得快下，糜粥自养。

太阳病，发其汗，遂发热恶寒，复下之，则心下痞，此表里俱虚，阴阳气并竭，无阳则阴独，复加烧针，胸烦，面色青黄，肤瞤，此为难治。今色微黄，手足温者，愈。

心下痞，按之自濡，关上脉浮者，**大黄黄连泻心汤**主之方。

大黄_{二两}　黄连_{一两}

上二味，以麻沸汤二升渍之须臾，去滓，分温再服。_{此方必有黄芩。}

心下痞而复恶寒汗出者，**附子泻心汤**主之方。

附子_{一枚，炮，别煮取汁}　大黄_{二两}　黄连　黄芩_{各一两}

上四味，以麻沸汤二升渍之须臾，去滓，内附子汁，分温再服。

本以下之，故心下痞，与之泻心，其痞不解，其人渴而口燥，烦，小便不利者，五苓散主之。一方言忍之一日乃愈。_{用上方。}

伤寒，汗出解之后，胃中不和，心下痞坚，干噫食臭，胁下有水气，腹中雷鸣而利，**生姜泻心汤**主之方。

生姜_{四两，切}　半夏_{半升，洗}　干姜_{一两}　黄连_{一两}　人参　黄

芩 甘草各三两,炙 大枣十二枚,擘

上八味,以水一斗煮取六升,去滓,温服一升,日三服。

伤寒中风,医反下之,其人下利,日数十行,谷不化,腹中雷鸣,心下痞坚而满,干呕而烦,不能得安,医见心下痞,为病不尽,复重下之,其痞益甚,此非结热,但胃中虚,客气上逆,故使之坚,**甘草泻心汤**主之方。

甘草四两,炙 黄芩 干姜各三两 黄连一两 半夏半升,洗 大枣十二枚,擘

一方有人参三两。上六味,以水一斗煮取六升,去滓,温服一升,日三服。

伤寒,服汤药下利不止,心下痞坚,服泻心汤,复以他药下之,利不止,医以理中与之而利益甚,理中治中焦,此利在下焦,**赤石脂禹余粮汤**主之方。

赤石脂一斤,碎 太一禹余粮一斤,碎

上二味,以水六升煮取二升,去滓,分温三服。若不止,当利小便。

伤寒吐下发汗,虚烦,脉甚微,八九日心下痞坚,胁下痛,气上冲喉咽,眩冒,经脉动惕者,久而成痿。

伤寒,发汗吐下解后,心下痞坚,噫气不除者,**旋复代赭汤**主之方。

旋复花三两 人参二两 生姜五两,切 代赭一两,碎 甘草三两,炙 半夏半升,洗 大枣十二枚,擘

上七味,以水一斗煮取六升,去滓,温服一升,日三服。

太阳病,外证未除而数下之,遂挟热而利不止,心下痞坚,表里不解,**桂枝人参汤**主之方。

桂枝四两,别切　甘草四两,炙　白术　人参　干姜各二两

上五味,以水九升先煮四味,取五升,去滓内桂,更煮取三升,去滓,温服一升,日再夜一服。

伤寒大下后,复发其汗,心下痞,恶寒者,表未解也,不可攻其痞,当先解表,表解乃攻其痞,宜大黄黄连泻心汤。用上方。

病如桂枝证,头项不强痛,脉微浮,胸中痞坚,气上冲喉咽,不得息,此为胸有寒,当吐之,宜**瓜蒂散方**。

瓜蒂熬　赤小豆各一分

上二味捣为散,取半钱匕,豉一合,汤七合渍之须臾,去滓,内散汤中和,顿服之。若不吐,稍加之,得快吐止。诸亡血虚家,不可与瓜蒂散。

太阳病杂疗法第七二十证　方一十三首

中风发热,六七日不解而烦,有表里证,渴欲饮水,水入而吐,此为水逆,五苓散主之。方见结胸冈中。

伤寒二三日,心中悸而烦者,**小建中汤**主之方。

桂枝三两　甘草二两,炙　芍药六两　生姜三两,切　大枣十一枚,擘　胶饴一升

上六味,以水七升煮取三升,去滓内饴,温服一升。呕家不可服,以甘故也。

伤寒脉浮,而医以火迫劫之,亡阳惊狂,卧起不安,**桂枝去芍药加蜀漆牡蛎龙骨救逆汤**主之方。

桂枝　生姜切　蜀漆各三两,洗去腥　甘草二两,炙　牡蛎五两,熬　龙骨四两　大枣十二枚,擘

上七味,以水八升先煮蜀漆,减二升,内诸药煮取三升,去滓,温服一升。一法以水一斗二升煮取五升。

烧针令其汗,针处被寒,核起而赤者,必发奔豚,气从少腹上冲者,灸其核上一壮,与**桂枝加桂汤方**。

桂枝五两　芍药　生姜各三两　大枣十二枚,擘　甘草二两,炙

上五味,以水七升煮取三升,去滓,温服一升。本云桂枝汤,今加桂满五两,所以加桂者,以能泄奔豚气也。

火逆下之,因烧针烦躁者,**桂枝甘草龙骨牡蛎汤**主之方。

桂枝一两　甘草　龙骨　牡蛎各二两,熬

上四味,以水五升煮取二升,去滓,温服八合,日三服。

伤寒加温针,必惊。

太阳病六七日出,表证续在,脉微而沉,反不结胸,其人发狂者,以热在下焦。少腹坚满,小便自利者,下血乃愈。所以然者,以太阳随经,瘀热在里故也,宜下之以抵当汤。

太阳病身黄,脉沉结,少腹坚,小便不利者,为无血。小便自利,其人如狂者,血证谛也,抵当汤主之。

伤寒有热,少腹满,应小便不利,今反利者,为有血也,当须下之,不可余药,宜抵当丸。

抵当汤方

大黄二两,破六片　桃仁二十枚,去皮尖,熬　虻虫去足翅,熬　水蛭各三十枚,熬

上四味,以水五升煮取三升,去滓,温服一升,不下更服。

抵当丸方

大黄三两　桃仁二十五枚,去皮尖,熬　虻虫去足翅,熬　水蛭各二

十枚,熬

上四味捣,分为四丸,以水一升煮一丸,取七合服,晬时当下,不下更服。

妇人中风,发热恶寒,经水适来,得七八日热除而脉迟身凉,胸胁下满,如结胸状,谵语,此为热入血室,当刺期门,随其虚实而取之。

妇人中风七八日,续得寒热,发作有时,经水适断者,此为热入血室,其血必结,故使如疟状,发作有时,小柴胡汤主之。方见柴胡汤门。

妇人伤寒发热,经水适来,昼日了了,暮则谵语,如见鬼状,此为热入血室,无犯胃气及上二焦,必当自愈。

伤寒无大热,口燥渴而烦,其背微恶寒,白虎汤主之。

伤寒脉浮,发热无汗,其表不解,不可与白虎汤。渴欲饮水,无表证,白虎汤主之。

伤寒脉浮滑,此以表有热,里有寒,**白虎汤**主之方。

知母六两　石膏一斤,碎　甘草二两,炙　粳米六合

上四味,以水一斗煮米熟,汤成去滓,温服一升,日三服。

又方　知母六两　石膏一斤,碎　甘草二两,炙　人参三两　粳米六合

上五味,以水一斗煮米熟,汤成去滓,温服一升,日三服。立夏后至立秋前得用之,立秋后不可服。春三月病,常苦里冷,白虎汤亦不可与之,与之即呕利而腹痛。诸亡血及虚家,亦不可与白虎汤,得之则腹痛而利,但当温之。

太阳与少阳合病,自下利者,与黄芩汤。若呕者,与黄芩加半夏生姜汤。

黄芩汤方

黄芩三两　芍药　甘草各二两,炙　大枣一十二枚,擘

上四味,以水一斗煮取三升,去滓,温服一升,日再夜一服。

黄芩加半夏生姜汤方

半夏半升,洗　生姜一两半,切

上二味加入前方中即是。

伤寒,胸中有热,胃中有邪气,腹中痛,欲呕吐,**黄连汤**主之方。

黄连　甘草炙　干姜　桂枝　人参各三两　半夏半升,洗　大枣十二枚,擘

上七味,以水一斗煮取六升,去滓,温分五服,昼三夜二服。

伤寒八九日,风湿相搏,身体疼烦,不能自转侧,不呕不渴,下已,脉浮而紧,**桂枝附子汤**主之。若其人大便坚,小便自利,**术附子汤**主之方。

桂枝四两　附子三枚,炮　生姜三两,切　大枣十二枚,擘　甘草二两,炙

上五味,以水六升煮取二升,去滓,分温三服。

术附子汤方,于前方中去桂,加白术四两即是。一服觉身痹,半日许复服之尽,其人如冒状,勿怪,即是附子、术并走皮中,逐水气未得除,故使之耳。法当加桂四两,以大便坚,小便自利,故不加桂也。

风湿相搏,骨节疼烦掣痛,不得屈伸,近之则痛剧,汗出短气,小便不利,恶风,不欲去衣,或身微肿,**甘草附子汤**主之方。

甘草二两,炙　附子二枚,炮　白术三两　桂枝四两

上四味,以水六升煮取三升,去滓,温服一升,日三服。初服得

微汗即止,能食汗止复烦者,将服五合,恐一升多者,后服六七合,愈。

伤寒,脉结代,心动悸,**炙甘草汤**主之方。

甘草四两,炙 桂枝 生姜各三两,切 麦门冬去心,半升 麻子仁半升 人参 阿胶各二两 大枣三十枚,擘 生地黄一斤,切

上九味,以清酒七升、水八升煮取三升,去滓,内胶消烊尽,温服一升,日三服。

阳明病状第八七十五证 方一十一首

阳明之为病,胃中寒是也。

问曰:病有太阳阳明,有正阳阳明,有微阳阳明,何谓也? 答曰:太阳阳明者,脾约是也;正阳阳明者,胃家实是也;微阳阳明者,发其汗若利其小便,胃中燥,便难是也。

问曰:何缘得阳明病? 答曰:太阳病,发其汗若下之,亡其津液,胃中干燥,因为阳明,不更衣而便难,复为阳明病也。

问曰:阳明病外证云何? 答曰:身热汗出而不恶寒,但反恶热。

问曰:病有得之一日发热恶寒者何? 答曰:然。虽二日恶寒自罢,即汗出恶热也。曰:恶寒何故自罢? 答曰:阳明处中主土,万物所归,无所复传,故始虽恶寒,二日自止,是为阳明病。

太阳初得病时,发其汗,汗先出,复不彻,因转属阳明。

病发热无汗,呕不能食,而反汗出濈濈然,是为转在阳明。

伤寒三日,阳明脉大。

病脉浮而缓,手足温,是为系在太阴,太阴当发黄,小便自利者不能发黄,至七八日而坚,为属阳明。

伤寒传系阳明者,其人濈然后汗出。

阳明中风,口苦咽干,腹满微喘,发热恶寒,脉浮若紧,下之则腹满,小便难也。

阳明病,能食为中风,不能食为中寒。

阳明病,中寒,不能食而小便不利,手足濈然汗出,此为欲作坚瘕也,必头坚后溏,所以然者,胃中冷,水谷不别故也。

阳明病,初为欲食之,小便反不数,大便自调,其人骨节疼,翕翕如有热状,奄然发狂,濈然汗出而解,此为水不胜,谷气与汗共并,坚者即愈。

阳明病欲解时,从申尽戌。

阳明病,不能食,下之不解,其人不能食,攻其热必哕,所以然者,胃中虚冷故也,其人本虚,攻其热必哕。

阳明病,脉迟,食难用饱,饱即微烦头眩者,必小便难,此欲作谷疸,虽下之,其腹必满如故耳,所以然者,脉迟故也。

阳明病,久久而坚者,阳明病当多汗而反无汗,其身如虫行皮中之状,此为久虚故也。

冬阳明病,反无汗,但小便利,二三日呕而咳,手足若厥者,其人头必痛。若不呕不咳,手足不厥者,头不痛。

冬阳明病,但头眩,不恶寒,故能食而咳者,其人咽必痛。若不咳者,咽不痛。

阳明病,脉浮而紧,其热必潮,发作有时。但浮者,必盗汗出。

阳明病,无汗,小便不利,心中懊恼,必发黄。

阳明病被火,额上微汗出而小便不利,必发黄。

阳明病,口燥,但欲漱水不欲咽者,必衄。

　　阳明病,本自汗出,医复重发其汗,病已差,其人微烦不了了,此大便坚也,必亡津液,胃中燥,故令其坚。当问小便日几行,若本日三四行,今日再行者,必知大便不久出,今为小便数少,津液当还入胃中,故知必当大便也。

　　夫病阳多者热,下之则坚,汗出多,极发其汗亦坚。

　　伤寒呕多,虽有阳明证,不可攻也。

　　阳明病,当心下坚满,不可攻之,攻之遂利不止者,利止者愈。

　　阳明病,合色赤,不可攻之,必发热,色黄者小便不利也。

　　阳明病,不吐下而烦者,可与承气汤。

　　阳明病,其脉迟,虽汗出,不恶寒,其体必重,短气腹满而喘,有潮热,如此者其外为解,可攻其里。手足濈然汗出,此为已坚,承气汤主之。

　　若汗出多而微恶寒,外为未解,其热不潮,勿与承气汤。若腹大满而不大便者,可与小承气汤微和其胃气,勿令至大下。

　　阳明病,潮热微坚,可与承气汤,不坚勿与之。

　　若不大便六七日,恐有燥屎。欲知之法,可与小承气汤,若腹中转矢气者,此为有燥屎,乃可攻之;若不转矢气者,此但头坚后溏,不可攻之,攻之必腹胀满,不能食,欲饮水者即哕。其后发热者,必复坚,以小承气汤和之。若不转矢气者,慎不可攻之。

　　夫实则谵语,虚则郑声。郑声者,重语是也。直视谵语喘满者死,下利者亦死。

　　阳明病,其人多汗,津液外出,胃中燥,大便必坚,坚者则谵语,承气汤主之。

　　阳明病,谵语妄言,发潮热,其脉滑疾,如此者承气汤主之。因与承气汤一升,腹中转气者复与一升,如不转气者勿与之。明日又不大便,脉反微涩,此为里虚,为难治,不得复与承气汤。

阳明病,谵语,有潮热,反不能食者,必有燥屎五六枚。若能食者,但坚耳,承气汤主之。

阳明病,下血而谵语者,此为热入血室,但头汗出者,当刺期门,随其实而泻之,濈然汗出者则愈。

汗出而谵语者,有燥屎在胃中,此风也,过经乃可下之。下之若早,语言必乱,以表虚里实。下之则愈,宜承气汤。

伤寒四五日,脉沉而喘满,沉为在里,而反发其汗,津液越出,大便为难,表虚里实,久则谵语。

阳明病下之,心中懊𢙍而烦,胃中有燥屎者,可攻。其人腹微满,头坚后溏者,不可下之。有燥屎者,宜承气汤。

病者五六日不大便,绕脐痛,躁烦,发作有时,此为有燥屎,故使不大便也。

病者烦热,汗出即解,复如疟状,日晡所发者属阳明,脉实者当下之,脉浮虚者当发其汗,下之宜承气汤,发汗宜桂枝汤。方见桂枝汤门。

大下后,六七日不大便,烦不解,腹满痛者,此有燥屎,所以然者,本有宿食故也,宜承气汤。

病者小便不利,大便乍难乍易,时有微热,怫郁不能卧,有燥屎故也,宜承气汤。

得病二三日,脉弱,无太阳柴胡证而烦,心下坚,至四日虽能食,以小承气汤少与,微和之令小安,至六日与承气汤一升。不大便六七日,小便少者,虽不大便,但头坚后溏,未定成其坚,攻之必溏,当须小便利,定坚乃可攻之,宜承气汤。

伤寒七八日,目中不了了,睛不和,无表里证,大便难,微热者,此为实,急下之,宜承气汤。

阳明病,发热汗多者,急下之,宜承气汤。

发汗不解,腹满痛者,急下之,宜承气汤。

腹满不减,减不足言,当下之,宜承气汤。

阳明与少阳合病而利,脉不负者为顺,滑而数者有宿食,宜承气汤。方并见承气汤门。

阳明病,脉浮紧,咽干口苦,腹满而喘,发热汗出,不恶寒,反偏恶热,其身体重,发汗即躁,心中愦愦而反谵语,加温针必怵惕,又烦躁不得眠,下之,胃中空虚,客气动膈,心中懊𢙐,舌上胎者,栀子汤主之。

阳明病下之,其外有热,手足温,不结胸,心中懊𢙐,若饥不能食,但头汗出,**栀子汤**主之方。

栀子十四枚,擘　香豉四合,绵裹

上二味,以水四升先煮栀子,取二升半,内豉煮取一升半,去滓,分再服。温进一服,得快吐,止后服。

三阳合病,腹满身重,难以转侧,口不仁,言语向经,谵语遗尿,发汗则谵语,下之则额上生汗,手足厥冷,白虎汤主之。按诸本皆云向经,不敢刊改。

若渴欲饮水,口干舌燥者,白虎汤主之。方见杂疗中。

若脉浮发热,渴欲饮水,小便不利,**猪苓汤**主之方。

猪苓去黑皮　茯苓　泽泻　阿胶　滑石碎,各一两

上五味,以水四升先煮四味,取二升,去滓,内胶烊消,温服七

合,日三服。

阳明病,汗出多而渴者,不可与猪苓汤,以汗多,胃中燥,猪苓汤复利其小便故也。

胃中虚冷,其人不能食者,饮水即哕。

脉浮发热,口干鼻燥,能食者,即衄。

若脉浮迟,表热里寒,下利清谷,**四逆汤**主之方。

甘草二两,炙　干姜一两半　附子一枚,生,去皮,破八片

上三味,以水三升煮取一升二合,去滓,分温再服。强人可大附子一枚,干姜三两。

阳明病,发潮热,大便溏,小便自可而胸胁满不去,小柴胡汤主之。

阳明病,胁下坚满,不大便而呕,舌上胎者,可以小柴胡汤,上焦得通,津液得下,胃气因和,身濈然汗出而解。

阳明中风,脉弦浮大而短气,腹部满,胁下及心痛,久按之气不通,鼻干,不得汗,其人嗜卧,一身及目悉黄,小便难,有潮热,时时哕,耳前后肿,刺之小差,外不解,病过十日,脉续浮,与小柴胡汤。但浮,无余证,与麻黄汤。不溺,腹满加哕,不治。方见柴胡汤门。

阳明病,其脉迟,汗出多而微恶寒,表为未解,可发汗,宜桂枝汤。

阳明病,脉浮无汗,其人必喘,发汗即愈,宜麻黄汤。方并见上。

阳明病,汗出,若发其汗,小便自利,此为内竭,虽坚不可攻,当须自欲大便,宜蜜煎导而通之,若土瓜根、猪胆汁皆可以导方。

蜜七合

上一味,内铜器中,微火煎之稍凝如饴状,搅之勿令焦著,欲可

丸,捻如指许,长二寸,当热时急作,令头锐,以内谷道中,以手急抱,欲大便时乃去之。

又方　大猪胆一枚,泻汁,和少法醋,以灌谷道中,如一食顷,当大便出宿食恶物。已试,甚良。

阳明病,发热而汗出,此为热越,不能发黄也。但头汗出,其身无有,齐颈而还,小便不利,渴引水浆,此为瘀热在里,身必发黄,茵陈汤主之。

伤寒七八日,身黄如橘,小便不利,其腹微满,**茵陈汤**主之方。

茵陈六两　栀子十四枚,擘　大黄二两

上三味,以水一斗二升先煮茵陈,减六升,内二味煮取三升,去滓,分温三服。小便当利,溺如皂荚沫状,色正赤,一宿黄从小便去。

阳明证,其人喜忘,必有畜血,所以然者,本有久瘀血,故令喜忘,虽坚,大便必黑,抵当汤主之。

病者无表里证,发热七八日,虽脉浮数,可下之。假令下已脉数不解而合热,消谷喜饥,至六七日不大便者,有瘀血,抵当汤主之。若数不解而下不止,必挟热便脓血。方见杂疗中。

食谷而呕者,属阳明,**茱萸汤**主之方。

吴茱萸一升　人参三两　生姜六两,切　大枣十二枚,擘

上四味,以水七升煮取二升,去滓,温服七合,日三服。得汤反剧者,属上焦也。

阳明病,寸口缓,关上小浮,尺中弱,其人发热而汗出,复恶寒不呕,但心下痞,此为医下之也。若不下,其人复不恶寒而渴者,为转属阳明。小便数者,大便即坚,不更衣十日无所苦也。渴欲饮水者,但与之,当以法救渴,宜五苓散。方见疗痞门。

脉阳微而汗出少者为自如,汗出多者为太过。太过者,阳绝于内,亡津液,大便因坚。

脉浮而芤,浮为阳,芤为阴,浮芤相搏,胃气则生热,其阳则绝。

趺阳脉浮而涩,浮则胃气强,涩则小便数,浮涩相搏,大便即坚,其脾为约,**麻子仁丸**主之方。

麻子仁二升　芍药　枳实炙,各八两　大黄一斤　厚朴一尺,炙
杏仁一升,去皮尖两仁者,熬,别作脂

上六味蜜和,丸如梧桐子大,饮服十丸,日三服,渐加,以知为度。

伤寒,发其汗则身目为黄,所以然者,寒湿相搏,在里不解故也。伤寒,其人发黄,**栀子蘖皮汤**主之方。

栀子十五枚,擘　甘草　黄柏十五分

上三味,以水四升煮取二升,去滓,分温再服。

伤寒,瘀热在里,身体必黄,**麻黄连翘赤小豆汤**主之方。

麻黄去节　连翘各一两　杏仁三十枚,去皮尖　赤小豆一升　大枣十二枚,擘　生梓白皮切,一斤　甘草二两,炙

一方生姜二两,切。上七味,以水一斗煮麻黄一二沸,去上沫,内诸药煮取三升,去滓,温服一升。

少阳病状第九九证

少阳之为病,口苦,咽干,目眩也。

少阳中风,两耳无所闻,目赤,胸中满而烦,不可吐下,吐下则悸而惊。

伤寒病,脉弦细,头痛而发热,此为属少阳。少阳不可发汗,发汗则谵语,为属胃。胃和即愈,不和,烦而悸。

太阳病不解,转入少阳,胁下坚满,干呕,不能食饮,往来寒热而未吐下,其脉沉紧,可与小柴胡汤。若已吐下发汗温针,谵语,柴胡证罢,此为坏病,知犯何逆,以法治之。

三阳脉浮大,上关上,但欲寐,目合则汗。

伤寒六七日,无大热,其人躁烦,此为阳去入阴故也。

伤寒三日,三阳为尽,三阴当受其邪,其人反能食而不呕,此为三阴不受其邪。

伤寒三日,少阳脉小,欲已。

少阳病欲解时,从寅尽辰。

卷第十　伤寒下

太阴病状第一八证　方二首

太阴之为病,腹满,吐,食不下,下之益甚,时腹自痛,胸下坚结。

太阴病,脉浮,可发其汗。

太阴中风,四肢烦疼,阳微,阴涩而长,为欲愈。

太阴病欲解时,从亥尽丑。

自利不渴者,属太阴,其藏有寒故也,当温之,宜四逆辈。

伤寒,脉浮而缓,手足温,是为系在太阴。太阴当发黄,小便自利,利者不能发黄,至七八日虽烦,暴利十余行,必自止,所以自止者,脾家实,腐秽当去故也。

本太阳病,医反下之,因腹满时痛,为属太阴,**桂枝加芍药汤**主之,其实痛,**加大黄汤**主之方。

桂枝三两　芍药六两　生姜三两,切　甘草二两,炙　大枣十二枚,擘

上五味,以水七升煮取三升,去滓,分温三服。

加大黄汤方

大黄二两

上于前方中加此大黄二两即是。

人无阳证,脉弱,其人续自便利,设当行大黄芍药者减之,其人胃气弱,易动故也。

少阴病状第二四十五证　方一十六首

少阴之为病,脉微细,但欲寐。

少阴病,欲吐而不烦,但欲寐,五六日自利而渴者,属少阴虚,故引水自救。小便白者,少阴病形悉具,其人小便白者,下焦虚寒,不能制溲,故白也。夫病,其脉阴阳俱紧而反汗出,为阳,属少阴,法当咽痛而复吐利。

少阴病,咳而下利,谵语,是为被火气劫故也,小便必难,为强责少阴汗也。

少阴病,脉细沉数,病在里,不可发其汗。

少阴病,脉微,不可发其汗,无阳故也。阳已虚,尺中弱涩者,复不可下之。

少阴病,脉紧者,至七八日下利,其脉暴微,手足反温,其脉紧反去,此为欲解,虽烦下利,必自愈。

少阴病,下利,若利止,恶寒而蜷,手足温者,可治。

少阴病,恶寒而蜷,时自烦,欲去其衣被,不可治。

少阴中风,其脉阳微阴浮,为欲愈。

少阴病欲解时,从子尽寅。

少阴病八九日,而一身手足尽热,热在膀胱,必便血。

少阴病,其人吐利,手足不逆,反发热,不死,脉不足者,灸其少阴七壮。

少阴病,但厥无汗,强发之必动血,未知从何道出,或从口鼻目出,是为下厥上竭,为难治。

少阴病,恶寒,蜷而利,手足逆者,不治。

少阴病,下利止而眩,时时自冒者,死。

少阴病,其人吐利躁逆者,死。

少阴病,四逆,恶寒而蜷,其脉不至,其人不烦而躁者,死。

少阴病六七日,其息高者,死。

少阴病,脉微细沉,但欲卧,汗出不烦,自欲吐,至五六日自利,复烦躁,不得卧寐者,死。

少阴病始得之,反发热,脉反沉者,**麻黄细辛附子汤**主之方。

麻黄二两,去节　细辛二两　附子一枚,炮,去皮,破八片

上三味,以水二斗先煮麻黄,减一升,去上沫,内诸药煮取三升,去滓,温服一升。

少阴病得之二三日,**麻黄附子甘草汤**微发汗,以二三日无证,故微发汗方。

麻黄二两,去节　附子一枚,炮,去皮,破八片　甘草二两,炙

上三味,以水七升先煮麻黄一二沸,去上沫,内诸药煮取二升半,去滓,温服八合。

少阴病得之二三日以上,心中烦,不得卧者,**黄连阿胶汤**主之方。

黄连四两　黄芩一两　芍药二两　鸡子黄二枚　阿胶三挺

上五味,以水六升先煮三味,取二升,去滓,内胶烊尽,内鸡子黄搅令相得,温服七合,日三服。

少阴病得之一二日,口中和,其背恶寒者,当灸之,附子汤主之。

少阴病,身体痛,手足寒,骨节痛,脉沉者,**附子汤**主之方。

附子二枚,炮,去皮,破八片　茯苓三两　人参二两　白术四两　芍药三两

上五味,以水八升煮取三升,去滓,分温三服。

少阴病,下利便脓血,桃花汤主之。

少阴病二三日至四五日,腹痛,小便不利,下利不止而便脓血者,以**桃花汤**主之方。

赤石脂一斤,一半完,一半末　干姜一两　粳米一升

上三味,以水七升煮米熟,汤成去滓,温取七合,内赤石脂末一方寸匕,一服止,余勿服。

少阴病,下利便脓血者,可刺。

少阴病,吐利,手足逆,烦躁欲死者,茱萸汤主之。方见阳明门。

少阴病,下利咽痛,胸满心烦,**猪肤汤**主之方。

猪肤一斤

上一味,以水一斗煮取五升,去滓,内白蜜一升、白粉五合,熬香,和令相得,温分六服。

少阴病二三日,咽痛者,可与**甘草汤**,不瘥,可与桔梗汤方。

甘草二两

上一味,以水三升煮取一升半,去滓,温服七合,日再服。

桔梗汤方

桔梗一大枚　甘草二两

上二味,以水三升煮取一升,去滓,分温再服。

少阴病,咽中伤,生疮,不能语言,声不出,**苦酒汤**主之方。

鸡子一枚,去黄,内好上苦酒于壳中　半夏洗,破如枣核,十四枚

上二味,内半夏著苦酒中,以鸡子壳置刀环中,安火上令三沸,去滓,少少含咽之。不瘥,更作三剂,愈。

少阴病,咽中痛,**半夏散及汤**主之方。

半夏洗　桂枝　甘草炙

上三味等分,各异捣,合治之,白饮和服方寸匕,日三服。若不能散服者,以水一升煎七沸,内散两方寸匕,更煮三沸,下火令小冷,少少含咽之。半夏有毒,不当散服。

少阴病,下利,**白通汤**主之方。

附子一枚,生,去皮,破八片　干姜一两　葱白四茎

上三味,以水三升煮取一升,去滓,分温再服。

少阴病,下利脉微,服白通汤,利不止,厥逆无脉,干呕烦者,**白通加猪胆汁汤**主之方。

猪胆汁一合　人尿五合

上二味,内前汤中,和令相得,温分再服。若无胆亦可用。服汤,脉暴出者死,微续者生。

少阴病二三日不已,至四五日,腹痛,小便不利,四肢沉重疼痛而利,此为有水气,其人或咳,或小便不利,或下利,或呕,**玄武汤**主之方。

茯苓　芍药　生姜各三两,切　白术二两　附子一枚,炮,去皮,破八片

上五味,以水八升煮取三升,去滓,温服七合。咳者,加五味子半升,细辛一两,干姜一两;小便自利者,去茯苓;下利者,去芍药,加干姜二两;呕者,去附子,加生姜足前为半斤。利不止,便脓血者,宜桃花汤。

少阴病,下利清谷,里寒外热,手足厥逆,脉微欲绝,身反恶寒,其人面赤,或腹痛,或干呕,或咽痛,或利止而脉不出,**通脉四逆汤**主之方。

甘草二两,炙　附子大者,一枚,生,去皮,破八片　干姜三两,强人可

四两

上三味，以水三升煮取一升二合，去滓，分温再服。其脉即出者，愈。面赤者，加葱白九茎；腹痛者，去葱，加芍药二两；呕者，加生姜二两；咽痛者，去芍药，加桔梗一两；利止脉不出者，去桔梗，加人参二两。病皆与方相应者，乃加减服之。

少阴病，四逆，其人或咳或悸，或小便不利，或腹中痛，或泄利下重，**四逆散**主之方。

甘草炙　枳实炙　柴胡　芍药各十分

上四味捣为散，白饮和服方寸匕，日三服。咳者，加五味子、干姜各五分，兼主利；悸者，加桂枝五分；小便不利者，加茯苓五分；腹中痛者，加附子一枚，炮；泄利下重者，先以水五升煮薤白三升，取三升，去滓，以散三方寸匕内汤中，煮取一升半，分温再服。

少阴病，不利六七日，咳而呕，渴，心烦不得眠，猪苓汤主之。方见阳明门。

少阴病得之二三日，口燥咽干，急下之，宜承气汤。

少阴病，利清水色青者，心下必痛，口干燥者，可下之，宜承气汤。一云大柴胡。

少阴病六七日，腹满，不大便者，急下之，宜承气汤。方见承气中。

少阴病，其脉沉者，当温之，宜四逆汤。

少阴病，其人饮食入则吐，心中温温欲吐，复不能吐，始得之手足寒，脉弦迟，此胸中实，不可下也，当遂吐之。若膈上有寒饮，干呕者，不可吐，当温之，宜四逆汤。方见阳明门。

少阴病，下利，脉微涩者即呕，汗者必数更衣，反少，当温其上，灸之。一云灸厥阴五十壮。

厥阴病状第三五十六证　方七首

厥阴之为病,消渴,气上撞,心中疼热,饥而不欲食,甚者则欲吐蛔,下之不肯止。

厥阴中风,其脉微浮为欲愈,不浮为未愈。

厥阴病欲解时,从丑尽卯。

厥阴病,渴欲饮水者,与水饮之,即愈。

诸四逆厥者,不可下之,虚家亦然。

伤寒先厥,后发热而利者,必止,见厥复利。

伤寒,始发热六日,厥反九日而下利,厥利当不能食,今反能食,恐为除中。食之黍饼,不发热者,知胃气尚在,必愈,恐暴热来出而复去也。后日脉之,其热续在,期之旦日夜半愈,所以然者,本发热六日,厥反九日,复发热三日,并前六日,亦为九日,与厥相应,故期之旦日夜半愈。后三日脉之数,其热不罢,此为热气有余,必发痈脓。

伤寒,脉迟六七日,而反与黄芩汤彻其热,脉迟为寒,与黄芩汤复除其热,腹中冷,当不能食,今反能食,此为除中,必死。

伤寒,先厥发热,下利必自止,而反汗出,咽中强痛,其喉为痹。发热无汗,而利必自止,便脓血。便脓血者,其喉不痹。

伤寒一二日至四五日厥者,必发热,前厥者后必热,厥深热亦深,厥微热亦微。厥应下之,而发其汗者,口伤烂赤。

凡厥者,阴阳气不相顺接便为厥。厥者,手足逆者是。

伤寒病,厥五日,热亦五日,设六日当复厥,不厥者自愈。厥不过五日,以热五日,故知自愈。

伤寒,脉微而厥,至七八日肤冷,其人躁无安时,此为藏寒,蛔上入其膈。蛔厥者,其人当吐蛔。令病者静而复时烦,此为藏寒。蛔上入其膈,故烦,须臾复止,得食而呕,又烦者,蛔闻食臭必出,其人常自吐蛔。蛔厥者,**乌梅丸**主之方。又主久痢。

乌梅三百枚　细辛六两　干姜十两　黄连十六两　当归四两　蜀椒四两,汗　附子六两,炮　桂枝六两　人参六两　黄柏六两

上一十味异捣,合治之,以苦酒渍乌梅一宿,去核,蒸之五斗米下,捣成泥,和诸药令相得,臼中与蜜杵千下,丸如梧桐子大,先食饮服十丸,日三服,少少加至二十丸。禁生冷滑物臭食等。

伤寒,热少微厥,稍头寒,嘿嘿不欲食,烦躁,数日小便利,色白者热除也,得食,其病为愈。若厥而呕,胸胁烦满,其后必便血。稍头一作指头。

病者手足厥冷,言我不结胸,少腹满,按之痛,此冷结在膀胱关元也。

伤寒,发热四日,厥反三日,复发热四日,厥少热多,其病当愈,四日至六七日不除,必便脓血。

伤寒,厥四日,热反三日,复厥五日,其病为进,寒多热少,阳气退,故为进。

伤寒六七日,其脉数,手足厥,烦躁,阴厥不还者,死。

伤寒,下利厥逆,躁不能卧者,死。

伤寒,发热,下利至甚,厥不止者,死。

伤寒,六七日不利,便发热而利,其人汗出不止者,死,有阴无阳故也。

伤寒五六日,不结胸,腹濡脉虚,复厥者,不可下之,下之亡

血,死。

伤寒,发热而厥,七日下利者,为难治。

伤寒,脉促,手足厥逆者,可灸之。

伤寒,脉滑而厥者,其表有热,白虎汤主之。表热见里。方见杂疗中。

手足厥寒,脉为之细绝,**当归四逆汤**主之方。

当归三两　桂心三两　细辛三两　芍药三两　甘草二两,炙　通草二两　大枣二十五枚,擘

上七味,以水八升煮取三升,去滓,温服一升,日三服。

若其人有寒,**当归四逆加吴茱萸生姜汤**主之方。

吴茱萸二两　生姜八两,切

上前方中加此二味,以水四升、清酒四升和煮取三升,去滓,分温四服。

大汗出,热不去,拘急,四肢疼,若下利,厥而恶寒,四逆汤主之。

大汗出,若火,下利而厥,四逆汤主之。方并见阳明门。

病者手足逆冷,脉乍紧者,邪结在胸中,心下满而烦,饥不能食,病在胸中,当吐之,宜瓜蒂散。方见疗痖中。

伤寒,厥而心下悸,先治其水,当与茯苓甘草汤,却治其厥,不尔其水入胃,必利,**茯苓甘草汤**主之方。

茯苓二两　甘草炙,一两　桂枝二两　生姜三两

上四味,以水四升煮取二升,去滓,分温三服。

伤寒六七日,其人大下后,脉沉迟,手足厥逆,下部脉不至,咽喉不利,唾脓血,泄利不止,为难治,**麻黄升麻汤**主之方。

麻黄去节,二两半　知母十八铢　葳蕤十八铢　黄芩十八铢　升

麻一两六铢　当归一两六铢　芍药　桂枝　石膏碎,绵裹　干姜　白术　茯苓　麦门冬去心　甘草炙,各六铢

上一十四味,以水一斗先煮麻黄二沸,去上沫,内诸药煮取三升,去滓,分温三服,一炊间当汗出,愈。

伤寒四五日,腹中痛,若转气下趣少腹,为欲自利。

伤寒,本自寒下,医复吐之而寒格,更逆吐,食入即出,**干姜黄芩黄连人参汤**主之方。

干姜　黄芩　黄连　人参各三两

上四味,以水六升煮取二升,去滓,分温再服。

下利,有微热,其人渴,脉弱者,自愈。

下利脉数,若微发热汗出者自愈,设脉复紧为未解。

下利,手足厥,无脉,灸之不温,反微喘者,死。少阴负跌阳者为顺。

下利,脉反浮数,尺中自涩,其人必清脓血。

下利清谷,不可攻其表,汗出必胀满。

下利,脉沉弦者下重,其脉大者为未止,脉微弱数者为欲自止,虽发热不死。

下利,脉沉而迟,其人面少赤,身有微热,下利清谷,必郁冒,汗出而解,其人微厥,所以然者,其面戴阳,下虚故也。

下利,脉反数而渴者,今自愈。设不差,必清脓血,有热故也。

下利后脉绝,手足厥,晬时脉还,手足温者生,不还者死。

伤寒下利,日十余行,其人脉反实者,死。

下利清谷,里寒外热,汗出而厥,通脉四逆汤主之。方见少阴门。

热利下重,白头翁汤主之。

下利,欲饮水者,为有热,**白头翁汤**主之方。

白头翁二两　黄柏三两　黄连三两　秦皮三两

上四味,以水七升煮取二升,去滓,温服一升。不瘥,更服。

下利腹满,身体疼痛,先温其里,乃攻其表,温里宜四逆汤,攻表宜桂枝汤。方并见上。

下利而谵语,为有燥屎,小承气汤主之。方见承气门。

下利后更烦,按其心下濡者,为虚烦也,栀子汤主之。方见阳明门。

呕家有痈脓,不可治呕,呕脓尽自愈。

呕而发热,小柴胡汤主之。方见柴胡门。

呕而脉弱,小便复利,身有微热,见厥难治,四逆汤主之。方见上。

干呕,吐涎沫而复头痛,吴茱萸汤主之。方见阳明门。

伤寒,大吐下之,极虚,复极汗者,其人外气怫郁,复与其水,以发其汗,因得哕,所以然者,胃中寒冷故也。

伤寒,哕而满者,视其前后,知何部不利,利之则愈。

伤寒宜忌第四十五章

忌发汗第一

少阴病,脉细沉数,病在里,忌发其汗。

脉浮而紧,法当身体疼痛,当以汗解。假令尺中脉迟者,忌发其汗,何以知然? 此为荣气不足,血气微少故也。

少阴病,脉微,忌发其汗,无阳故也。

咽中闭塞,忌发其汗,发其汗即吐血,气微绝,逆冷。

厥,忌发其汗,发其汗即声乱咽嘶舌萎。

太阳病,发热恶寒,寒多热少,脉微弱,则无阳也,忌复发其汗。

咽喉干燥者,忌发其汗。

亡血家,忌攻其表,汗出则寒栗而振。

衄家,忌攻其表,汗出必额上促急。

汗家,重发其汗,必恍惚心乱,小便已阴疼。

淋家,忌发其汗,发其汗必便血。

疮家,虽身疼痛,忌攻其表,汗出则痓。

冬时,忌发其汗,发其汗必吐利,口中烂生疮,咳而小便利。若失小便,忌攻其表,汗则厥逆冷。

太阳病,发其汗,因致痓。

宜发汗第二

大法春夏宜发汗。

凡发汗,欲令手足皆周,漐漐一时间益佳,不欲流离。若病不解,当重发汗。汗多则亡阳,阳虚,不得重发汗也。

凡服汤药发汗,中病便止,不必尽剂也。

凡云宜发汗而无汤者,丸散亦可用,然不如汤药也。

凡脉浮者,病在外,宜发其汗。

太阳病,脉浮而数者,宜发其汗。

阳明病,脉浮虚者,宜发其汗。

阳明病,其脉迟,汗出多而微恶寒者,表为未解,宜发其汗。

太阴病,脉浮,宜发其汗。

太阳中风,阳浮而阴濡弱,浮者热自发,濡弱者汗自出,啬啬恶寒,淅淅恶风,翕翕发热,鼻鸣干呕,桂枝汤主之。

太阳病,头痛发热,身体疼,腰痛,骨节疼痛,恶风,无汗而喘,麻黄汤主之。

太阳中风,脉浮紧,发热恶寒,身体疼痛,不汗出而烦躁,大青龙汤主之。

少阴病,得之二三日,麻黄附子甘草汤微发汗。

忌吐第三

太阳病,恶寒而发热,今自汗出,反不恶寒而发热,关上脉细而数,此吐之过也。

少阴病,其人饮食入则吐,心中温温欲吐,复不能吐,始得之手足寒,脉弦迟,若膈上有寒饮,干呕,忌吐,当温之。

诸四逆病厥,忌吐,虚家亦然。

宜吐第四

大法春宜吐。

凡服吐汤,中病便止,不必尽剂也。

病如桂枝证,其头项不强痛,寸口脉浮,胸中痞坚,上撞咽喉,不得息,此为有寒,宜吐之。

病胸上诸实,胸中郁郁而痛,不能食,欲使人按之,而反有涎唾,下利日十余行,其脉反迟,寸口微滑,此宜吐之,利即止。

少阴病,其人饮食入则吐,心中温温欲吐,复不能吐,宜吐之。

病者手足逆冷,脉乍紧,邪结在胸中,心下满而烦,饥不能食,病在胸中,宜吐之。

宿食在上管,宜吐之。

忌下第五

咽中闭塞,忌下,下之则上轻下重,水浆不下。诸外实,忌下,下之皆发微热,亡脉则厥。

诸虚,忌下,下之则渴,引水易愈,恶水者剧。

脉数者,忌下,下之必烦,利不止。

尺中弱涩者,复忌下。

脉浮大,医反下之,此为大逆。

太阳证不罢,忌下,下之为逆。

结胸证,其脉浮大,忌下,下之即死。

太阳与阳明合病,喘而胸满者,忌下。

太阳与少阳合病,心下痞坚,颈项强而眩,忌下。

凡四逆病厥者,忌下,虚家亦然。

病欲吐者,忌下。

病有外证未解,忌下,下之为逆。

少阴病,食入即吐,心中温温欲吐,复不能吐,始得之手足寒,脉弦迟,此胸中实,忌下。

伤寒五六日,不结胸,腹濡脉虚,复厥者,忌下,下之亡血则死。

宜下第六

大法秋宜下。

凡宜下,以汤胜丸散。

凡服汤下,中病则止,不必尽三服。

阳明病,发热汗多者,急下之。

少阴病,得之二三日,口燥咽干者,急下之。

少阴病五六日,腹满,不大便者,急下之。

少阴病,下利清水色青者,心下必痛,口干者,宜下之。

下利,三部脉皆浮,按其心下坚者,宜下之。

下利,脉迟而滑者,实也,利未欲止,宜下之。

阳明与少阳合病,利而脉不负者为顺,脉数而滑者有宿食,宜下之。

问曰:人病有宿食,何以别之? 答曰:寸口脉浮大,按之反涩,尺中亦微而涩,故知有宿食,宜下之。

下利,不欲食者,有宿食,宜下之。

下利差,至其时复发,此为病不尽,宜复下之。

凡病腹中满痛者,为寒,宜下之。

腹满不减,减不足言,宜下之。

伤寒六七日,目中不了了,睛不和,无表里证,大便难,微热者,此为实,急下之。

脉双弦而迟,心下坚,脉大而紧者,阳中有阴,宜下之。

伤寒,有热而少腹满,应小便不利,今反利,此为血,宜下之。

病者烦热,汗出即解,复如疟,日晡所发者,属阳明,脉实者,当下之。

宜温第七

大法冬宜服温热药。

师曰:病发热头痛,脉反沉,若不差,身体更疼痛,当救其里,宜温药四逆汤。

下利,腹胀满,身体疼痛,先温其里,宜四逆汤。

下利,脉迟紧,为痛未欲止,宜温之。

下利,脉浮大者,此为虚,以强下之故也,宜温之,与水必哕。

少阴病,下利,脉微涩,呕者,宜温之。

自利不渴者,属太阴,其藏有寒故也,宜温之。

少阴病,其人饮食入则吐,心中温温欲吐,复不能吐,始得之手足寒,脉弦迟,若膈上有寒饮,干呕,宜温之。

少阴病,脉沉者,宜急温之。

下利欲食者,宜就温之。

忌火第八

伤寒,加火针必惊。

伤寒脉浮,而医以火迫劫之,亡阳,必惊狂,卧起不安。

伤寒,其脉不弦紧而弱,弱者必渴,被火必谵语。

太阳病,以火熏之不得汗,其人必躁,到经不解,必清血。

阳明病被火,额上微汗出而小便不利,必发黄。

少阴病,咳而下利,谵语,是为被火气劫故也,小便必难,为强责少阴汗也。

宜火第九

凡下利,谷道中痛,宜炙枳实若熬盐等熨之。

忌灸第十

微数之脉,慎不可灸,因火为邪,则为烦逆。

脉浮,当以汗解而反灸之,邪无从去,因火而盛,病从腰以下必重而痹,此为火逆。

脉浮热甚而反灸之,此为实,实以虚治,因火而动,咽燥,必唾血。

宜灸第十一

少阴病一二日,口中和,其背恶寒,宜灸之。

少阴病,吐利,手足逆而脉不足,灸其少阴七壮。

少阴病,下利,脉微涩者即呕,汗者必数更衣,反少者,宜温其上,灸之。一云灸厥阴五十壮。

下利,手足厥,无脉,灸之主厥,厥阴是也,灸不温,反微喘者,死。

伤寒六七日,其脉微,手足厥,烦躁,灸其厥阴,厥不还者,死。

脉促,手足厥者,宜灸之。

忌刺第十二

大怒无刺,新内无刺,大劳无刺,大醉无刺,大饱无刺,大渴无刺,大惊无刺。

无刺熇熇之热,无刺漉漉之汗,无刺浑浑之脉,无刺病与脉相逆者。

上工刺未生,其次刺未盛,其次刺其衰。工逆此者,是谓伐形。

宜刺第十三

太阳病,头痛,至七日自当愈,其经竟故也。若欲作再经者,宜刺足阳明,使经不传则愈。

太阳病,初服桂枝汤而反烦不解,宜先刺风池、风府,乃却与桂枝汤则愈。

伤寒,腹满而谵语,寸口脉浮而紧者,此为肝乘脾,名曰纵,宜刺期门。

伤寒发热,啬啬恶寒,其人大渴,欲饮酨浆者,其腹必满而自汗出,小便利,其病欲解,此为肝乘肺,名曰横,宜刺期门。

阳明病,下血而谵语,此为热入血室,但头汗出者,刺期门,随其实而泻之。

太阳与少阳合病,心下痞坚,颈项强而眩,宜刺大椎、肺俞、肝俞,勿下之。

妇人伤寒怀身,腹满,不得小便,加从腰以下重,如有水气状,怀身七月,太阴当养不养,此心气实,宜刺泻劳宫及关元,小便利则愈。

伤寒喉痹,刺手少阴,穴在腕当小指后动脉是也,针入三分补之。

少阴病,下利便脓血者,宜刺。

忌水第十四

发汗后饮水多者,必喘,以水灌之亦喘。

下利,其脉浮大,此为虚,以强下之故也。设脉浮革,因尔肠鸣,当温之,与水必哕。

太阳病,小便利者,为水多,心下必悸。

宜水第十五

太阳病,发汗后若大汗出,胃中干燥,烦不得眠,其人欲饮水,当稍饮之,令胃气和则愈。

厥阴病,渴欲饮水,与水饮之即愈。

呕而吐,膈上者必思煮饼,急思水者,与五苓散饮之,水亦得也。

发汗吐下后病状第五三十证 方一十五首

发汗后,水药不得入口为逆。

未持脉时,病人手叉自冒心,师因教试令咳而不即咳者,此必两耳无所闻也,所以然者,重发其汗,虚故也。

发汗后身热,又重发其汗,胃中虚冷,必反吐也。

大下后发汗,其人小便不利,此亡津液,勿治其小便,利必自愈。

病人脉数,数为热,当消谷引食而反吐者,以医发其汗,阳气微,膈气虚,脉则为数,数为客热,不能消谷,胃中虚冷,故吐也。

病者有寒,复发其汗,胃中冷,必吐蚘。一云吐逆。

发汗后重发其汗,亡阳,谵语,其脉反和者,不死。服桂枝汤,汗出,大烦渴不解,若脉洪大,与白虎汤。方见杂疗中。

发汗后,身体疼痛,其脉沉迟,**桂枝加芍药生姜人参汤**主之方。

桂枝三两　芍药四两　生姜四两,切　甘草二两,炙　大枣十二枚,擘　人参三两

上六味,以水一斗二升煮取三升,去滓,温服一升。本云桂枝汤,今加芍药、生姜、人参。

太阳病,发其汗而不解,其人发热,心下悸,头眩,身𥆧而动,振

振欲擗地者,玄武汤主之。方见少阴门。

发汗后,其人齐下悸,欲作奔豚,**茯苓桂枝甘草大枣汤**主之方。

茯苓半斤　桂枝四两　甘草一两,炙　大枣十五枚,擘

上四味,以水一斗先煮茯苓,减二升,内诸药煮取三升,去滓,温服一升,日三服。

发汗过多以后,其人叉手自冒心,心下悸而欲得按之,**桂枝甘草汤**主之方。

桂枝四两　甘草二两,炙

上二味,以水三升煮取一升,去滓,顿服,即愈。

发汗,脉浮而数,复烦者,五苓散主之。方见结胸门中。

发汗后,腹胀满,**厚朴生姜半夏甘草人参汤**主之方。

厚朴半斤,炙　生姜半斤,切　半夏半升,洗　甘草二两,炙　人参一两

上五味,以水一斗煮取三升,去滓,温服一升,日三服。

发其汗不解,而反恶寒者,虚故也,**芍药甘草附子汤**主之方。

芍药　甘草各三两,炙　附子一枚,炮,去皮,破六片

上三味,以水三升煮取一升二合,去滓,分温三服。

不恶寒,但热者,实也,当和其胃气,宜小承气汤。方见承气汤门。一云调胃承气汤。

伤寒脉浮,自汗出,小便数,颇复微恶寒而脚挛急,反与桂枝,欲攻其表,得之便厥,咽干,烦躁吐逆,当作甘草干姜汤以复其阳。厥愈足温,更作芍药甘草汤与之,其脚即伸。而胃气不和,可与承气汤。重发汗,复加烧针者,四逆汤主之。

甘草干姜汤方

甘草四两,炙   干姜二两

上二味,以水三升煮取一升,去滓,分温再服。

芍药甘草汤方

芍药   甘草炙,各四两

上二味,以水三升煮取一升半,去滓,分温再服。

凡病,若发汗,若吐,若下,若亡血,无津液,而阴阳自和者,必自愈。

伤寒吐下发汗后,心下逆满,气上撞胸,起即头眩,其脉沉紧,发汗即动经,身为振摇,**茯苓桂枝白术甘草汤**主之方。

茯苓四两   桂枝三两   白术   甘草炙,各二两

上四味,以水六升煮取三升,去滓,分温三服。

发汗吐下以后不解,烦躁,**茯苓四逆汤**主之方。

茯苓四两   人参一两   甘草二两,炙   干姜一两半   附子一枚,生,去皮,破八片

上五味,以水五升煮取二升,去滓,温服七合,日三服。

发汗吐下后,虚烦不得眠,剧者反覆颠倒,心中懊恼,栀子汤主之。若少气,栀子甘草汤主之。若呕者,栀子生姜汤主之。栀子汤方见阳明门。

栀子甘草汤方

于栀子汤中加甘草二两即是。

栀子生姜汤方

于栀子汤中加生姜五两即是。

伤寒下后,烦而腹满,卧起不安,**栀子厚朴汤**主之方。

栀子十四枚,擘　厚朴四两,炙　枳实四枚,炙

上三味,以水三升半煮取一升半,去滓,分二服。温进一服,快吐,止后服。

下以后发其汗,必振寒,又其脉微细,所以然者,内外俱虚故也。

发汗若下之,烦热,胸中窒者,属栀子汤证。

下以后复发其汗者,则昼日烦躁不眠,夜而安静,不呕不渴,而无表证,其脉沉微,身无大热,属**附子干姜汤方**。

附子一枚,生,去皮,破八片　干姜一两

上二味,以水三升煮取一升,去滓,顿服,即安。

太阳病,先下而不愈,因复发其汗,表里俱虚,其人因冒,冒家当汗出自愈,所以然者,汗出表和故也。表和,故下之。

伤寒,医以丸药大下后,身热不去,微烦,**栀子干姜汤**主之方。

栀子十四枚,擘　干姜二两

上二味,以水三升半煮取一升半,去滓,分二服。温进一服,得快吐,止后服。

脉浮数,法当汗出而愈,而下之,则身体重,心悸者,不可发其汗,当自汗出而解,所以然者,尺中脉微,此里虚,须表里实,津液自和,自汗出愈。

发汗以后,不可行桂枝汤,汗出而喘,无大热,与**麻黄杏子石膏甘草汤**。

麻黄四两,去节　杏仁五十枚,去皮尖　石膏半斤,碎　甘草二两,炙

上四味,以水七升先煮麻黄一二沸,去上沫,内诸药煮取三升,去滓,温服一升。本云黄耳杯。

伤寒吐下后，七八日不解，热结在里，表里俱热，时时恶风，大渴，舌上干燥而烦，欲饮水数升，白虎汤主之。方见杂疗中。

伤寒吐下后未解，不大便五六日至十余日，其人日晡所发潮热，不恶寒，犹如见鬼神之状，剧者发则不识人，循衣妄掇，怵惕不安，微喘直视，脉弦者生，涩者死。微者，但发热谵语，与承气汤。若下者，勿复服。

大下后，口燥者，里虚故也。

霍乱病状第六一十证　方三首

问曰：病有霍乱者，何也？答曰：呕吐而利，此为霍乱。

问曰：病者发热头痛，身体疼痛，恶寒而复吐利，当属何病？答曰：当为霍乱。霍乱吐下利止，复更发热也。

伤寒，其脉微涩，本是霍乱，今是伤寒，却四五日至阴经上，转入阴，当利。本素呕下利者，不治。若其人即欲大便，但反失气而不利者，是为属阳明，必坚，十二日愈，所以然者，经竟故也。

下利后当坚，坚，能食者愈，今反不能食，到后经中颇能食，复一经能食，过之一日当愈。若不愈，不属阳明也。恶寒脉微而复利，利止必亡血，**四逆加人参汤**主之方。

四逆汤中加人参一两即是。

霍乱而头痛发热，身体疼痛，热多欲饮水，五苓散主之，寒多不用水者，**理中汤**主之方。五苓散见结胸门。

人参　干姜　甘草炙　白术各三两

上四味，以水八升煮取三升，去滓，温服一升，日三服。齐上筑者，为肾气动，去术，加桂四两；吐多者，去术，加生姜三两；下利多者,复用术;悸者,加茯苓二两;渴者,加术至四两半;腹中痛者,加人参至四两半;寒者,加干姜至四两半;腹满者,去术,加附子一枚。服药后如食顷,饮热粥一升,微自温暖,勿发揭衣被。一方蜜和,丸如鸡黄许大,以沸汤数合和一丸,研碎,温服,日三夜二。腹中未热,益至三四丸,然不及汤。

吐利止而身体痛不休,当消息和解其外,宜桂枝汤小和之。

吐利汗出,发热恶寒,四肢拘急,手足厥,四逆汤主之。既吐且利,小便复利而大汗出,下利清谷,里寒外热,脉微欲绝,四逆汤主之。

吐已下断,汗出而厥,四肢不解,脉微欲绝,**通脉四逆加猪胆汤主之方**。

于通脉四逆汤中加猪胆汁半合即是。服之,其脉即出。无猪胆,以羊胆代之。

吐利发汗,其人脉平而小烦,此新虚不胜谷气故也。

阴易病已后劳复第七 七证 方四首 附方六首

伤寒阴易之为病,身体重,少气,少腹里急,或引阴中拘挛,热上冲胸,头重不欲举,眼中生花,瘸胞赤,膝胫拘急,烧裈散主之方。

妇人里裈近隐处烧灰

上一味,水和服方寸匕,日三。小便即利,阴头微肿,此为愈。

大病已后劳复,**枳实栀子汤**主之方。

枳实三枚,炙　豉一升,绵裹　栀子十四枚,擘

上三味,以醋浆七升先煎取四升,次内二味,煮取二升,内豉煮五六沸,去滓,分温再服。若有宿食,内大黄如博棋子大五六枚,服之,愈。

伤寒差已后更发热,小柴胡汤主之。脉浮者以汗解之,脉沉实一作紧者以下解之。

大病已后,腰以下有水气,**牡蛎泽泻散**主之方。

牡蛎熬　泽泻　蜀漆洗　商陆　葶苈熬　海藻洗　栝楼根各等分

上七味捣为散,饮服方寸匕,日三服,小便即利。

伤寒解后,虚羸少气,气逆欲吐,**竹叶石膏汤**主之方。

竹叶二把　半夏半升,洗　麦门冬一升,去心　甘草炙　人参各二两　石膏一斤,碎　粳米半升

上七味,以水一斗煮取六升,去滓,内粳米熟,汤成,温服一升,日三服。

大病已后,其人喜唾,久久不了,胸上有寒,当温之,宜理中丸。

病人脉已解,而日暮微烦者,以病新差,人强与谷,脾胃气尚弱,不能消谷,故令微烦,损谷即愈。

杂方附

华佗曰:时病差后七日内,酒肉五辛油面生冷醋滑房室皆断之,永瘥。

书生丁季受杀鬼丸方

虎头骨炙　丹砂　珍珠　雄黄　雌黄　鬼臼　曾青　女青皂荚去皮子,炙　桔梗　芫荑　白芷　芎䓖　白术　鬼箭削取皮羽鬼督邮　藜芦　菖蒲以上各二两

上一十八味捣筛,蜜和如弹丸大,带之,男左女右。

刘次卿弹鬼丸方

雄黄　丹砂各二两　石膏四两　乌头　鼠负各一两

上五味,以正月建除日,执厌日亦得,捣为散,白蜡五两铜器中火上消之,下药搅令凝,丸如楝实,以赤縠裹一丸,男左女右,肘后带之。

度瘴散方

麻黄去节　升麻　附子炮,去皮　白术各一两　细辛　干姜　防己　防风　桂心　乌头炮,去皮　蜀椒汗　桔梗各二分

上一十二味捣筛为散,密贮之,山中所在有瘴气之处,旦空腹饮服一钱匕,覆取汗,病重稍加之。

老君神明白散方

白术　附子炮,去皮,各二两　桔梗　细辛各一两　乌头炮,去皮,四两

上五味粗捣筛,绛囊盛带之,所居闾里皆无病。若有得疫者,温酒服一方寸匕,覆取汗,得吐即差。或经三四日者,以三方寸匕内五升水中,煮令沸,分温三服。

太一流金散方

雄黄三两　雌黄　羖羊角各二两　矾石一两,烧令汁尽　鬼箭削取皮羽,一两半

上五味捣筛为散,以细密帛裹之,作三角绛囊,盛一两,带心前,并挂门阁窗牖上。若逢大疫之年,以朔旦平明时以青布裹一刀圭,中庭烧之,有病者亦烧熏之。若遭毒螫者,以唾和涂之。

务成子萤火丸　主辟疾病,恶气百鬼,虎狼蛇虺,蜂虿诸毒,五兵白刃,盗贼凶害。昔冠军将军武威太守刘子南从尹公受得此方,

以永平十二年于北界与虏战，败绩，士卒略尽，子南被围，矢下如雨，未至子南马数尺，矢辄堕地，虏以为神人，乃解围而去。子南以方教子及诸兄弟为将者，皆未尝被伤，累世秘之。汉末，青牛道士得之，以传安定皇甫隆，隆以传魏武帝，乃稍有人得之，故一名冠军丸，一名武威丸方。

荧火　鬼箭削取皮羽　蒺藜各一两　雄黄　雌黄　矾石各二两，烧汁尽　羖羊角　锻灶灰　铁锤柄入铁处烧焦，各一两半

上九味捣筛为散，以鸡子黄并丹雄鸡冠一具和之如杏仁大，作三角绛囊，盛五丸，带左臂。若从军，系腰中勿离身。若家，挂户上，甚辟盗贼绝止也。